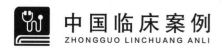

中国临床案例
ZHONGGUO LINCHUANG ANLI

临床实践与教学丛书

泌尿生殖肿瘤病例荟萃

名誉主编　王少刚　胡志全

主　　编　杨春光　王志华　王东文

上海科学技术文献出版社
Shanghai Scientific and Technological Literature Press

图书在版编目（CIP）数据

泌尿生殖肿瘤病例荟萃 / 杨春光，王志华，王东文
主编 . -- 上海：上海科学技术文献出版社，2024
（中国临床案例）
ISBN 978-7-5439-9067-8

Ⅰ . ①泌… Ⅱ . ①杨… ②王… ③王… Ⅲ . ①泌尿生
殖系统—肿瘤—病案—汇编 Ⅳ . ① R737

中国国家版本馆 CIP 数据核字（2024）第 095874 号

策划编辑：张　树
责任编辑：应丽春
封面设计：李　楠

泌尿生殖肿瘤病例荟萃
MINIAO SHENGZHI ZHONGLIU BINGLI HUICUI
主　　编：杨春光　王志华　王东文
出版发行：上海科学技术文献出版社
地　　址：上海市淮海中路 1329 号 4 楼
邮政编码：200031
经　　销：全国新华书店
印　　刷：河北朗祥印刷有限公司
开　　本：787mm×1092mm　1/16
印　　张：16.5
版　　次：2024 年 5 月第 1 版　2024 年 5 月第 1 次印刷
书　　号：ISBN 978-7-5439-9067-8
定　　价：218.00 元

http://www.sstlp.com

《泌尿生殖肿瘤病例荟萃》
编委会

陈博文　武汉市第五医院

陈锦超　浙江省肿瘤医院

林奕伟　浙江大学医学院附属第一医院

赵鹏程　河南省肿瘤医院

袁　璞　郑州大学第一附属医院

徐　路　郑州大学第一附属医院

翁小东　武汉大学人民医院

蒋　焜　武汉大学人民医院

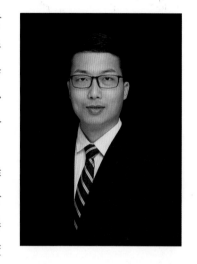

杨春光，博士研究生，华中科技大学同济医学院附属同济医院泌尿外科副教授、副主任医师、硕士研究生导师。兼任中国抗癌协会泌尿生殖肿瘤整合康复专业委员会委员，中国性学会前列腺分会委员，湖北省医学会泌尿外科学分会青年委员，湖北省抗癌协会泌尿男生殖系肿瘤分会委员。

师从中华医学会泌尿外科分会前任主任委员叶章群教授，2013年7月博士毕业留华中科技大学同济医学院附属同济医院工作，擅长泌尿生殖系统肿瘤微创手术中的器官保留和功能保护，探索了以无创诊断、精准手术、策略优化、器械创新为内涵的泌尿系肿瘤保器官综合诊疗体系，提出了"癌症原发灶依赖而非器官依赖"的器官保留理论。是中国抗癌协会泌尿男生殖系肿瘤专业委员会"MDT卓越医师"，人民好医生·金山茶花计划"泌尿肿瘤领域优秀典范，"同济青年五四奖章"获得者。

主持和参与国家自然科学基金多项，主持湖北省重点研发计划项目。以第一作者或通讯作者身份在 *Lancet Oncology*、*Advience Science*、*Journal for ImmunoTherapy of Cancer*、*J Transl Med* 等杂志发表SCI论文20余篇，总影响因子逾百，总被引频次逾千次。

第二主编简介

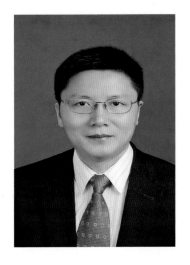

王志华，博士研究生，主任医师，教授，华中科技大学同济医学院附属同济医院泌尿外科副主任。兼任中华医学会泌尿外科学分会青年学组副组长，中国医师协会泌尿外科分会青年委员会副主任委员，中国性学会前列腺疾病专业委员会副主任委员，世界泌尿肿瘤联盟（WUOF）通讯会员，美国泌尿外科学会会员，中国医师协会机器人手术外科学分会全国委员，海峡两岸医药交流协会泌尿外科分会全国委员，中国抗癌协会泌尿男生殖系肿瘤专业委员会青年委员，中国前列腺癌指南编写组秘书，*Oncology and Translational Medicine*编委，*Chinese Medical Journal*编委，《现代泌尿生殖肿瘤杂志》主编助理及编委，*Asian Journal of Urology*青年编委，并担任*Journal of Experimental and Clinical Cancer Research*、*Frontier in Oncology*、*Molecular Biology Reports*、*Oncology Letter*、《中华实验外科杂志》《临床泌尿外科杂志》等16种国内外杂志审稿人。

主持国家自然科学基金、省科技厅等基金项目多项，2022年作为指导教师获全国大学生"互联网+"创新创业大赛国家级金奖。

王东文，博士，主任医师，国家二级教授，中国医学科学院肿瘤医院深圳医院副院长、泌尿外科学科带头人。兼任深圳市抗癌协会泌尿男生殖系肿瘤专业委员会主任委员，国家癌症中心国家肿瘤质控中心膀胱癌质控专业委员会副主任委员，中国医疗保健国际交流促进会泌尿健康促进分会副主任委员，中国医学装备协会泌尿外科分会（CUEA）副会长，中华医学会泌尿外科分会（CUA）激光学组副组长，中国抗癌协会人工智能专业委员会常务委员，《铥激光治疗机团体标准及其临床应用操作指南》主编，《中华腔镜泌尿外科杂志》《现代泌尿生殖肿瘤杂志》副主编。

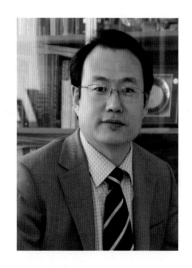

主持国家自然科学基金项目及省部级课题10余项，申请专利及制定标准15项。发表SCI论文20余篇，中文50余篇；主编或参编著作10本，主译《辛曼泌尿外科手术学》。多种手术案例收入《中国当代医学名家手术典藏》。承担本科生、研究生以及国家住院医师规范化培训等多项教学工作，培养博士后5名，与哈佛大学、纽约大学联合培养博士6名。

荣获教育部等十余项科技进步奖，连续5年入选"中国名医百强榜"，荣获"吴阶平泌尿外科医学奖"、首届"白求恩式好医生"提名奖、中国泌尿肿瘤MDT卓越导师、南粤好医生、第三届深圳好医生。获评新世纪"百千万"人才国家级人选、国务院政府特殊津贴专家、卫生部有突出贡献中青年专家，2019年获深圳市高层次人才认定——深圳市国家级领军人才。

　　随着社会经济发展和医学科学不断进步，我国疾病谱也发生了重大变化，泌尿生殖肿瘤的发生率不断升高，对人民群众的生命健康构成了严重威胁。近年来随着科学技术的进步，我们对泌尿生殖系统肿瘤的认识日益深入，治疗方法也日新月异。然而，如何选择合适的诊疗技术应用于临床实践，为广大患者带来更好的治疗效果，仍是我们面临的挑战。基于此，将这些研究热点与前沿问题进行系统性的归纳总结，对泌尿生殖肿瘤的科学研究和临床管理具有重要意义。

　　有鉴于此，主编杨春光教授、王志华教授和王东文教授长期以来致力于泌尿生殖肿瘤的相关研究和医学知识的传播普及，牵头国内多家单位中青年骨干编写了这本《中国临床案例·泌尿生殖肿瘤病例荟萃》。本书收录的临床案例既包括常见泌尿生殖肿瘤的外科手术方式和功能保护，也涵盖了新型药物的应用和综合治疗策略，还涉及多种临床罕见肿瘤的治疗选择，实用性强，覆盖面广。编者通过对经典案例的深入剖析和解读，有助于读者迅速全面了解该领域的诊疗现状，更好地理解疾病的临床特点、诊断治疗方案选择及预后评估。秉承"理论结合实践"的理念，除了经典案例的解析，书中还介绍了相关领域的最新研究进展和前沿动态，有助于读者了解泌尿生殖肿瘤领域的最新发展动态，从而更好地应用于临床实践。

　　总之，本书的出版对于推动泌尿生殖系统肿瘤的诊疗应用具有重要意义。相信本书的面世，将使临床一线医生获得一部有价值的参考书。特别是当他们遇到一些疑难罕见病的时候，读后定会受益匪浅。真诚地向广大读者推荐《中国临床案例·泌尿生殖肿瘤病例荟萃》一书！

中华医学会泌尿外科学分会前任主任委员

序言作者简介

叶章群，中华医学会泌尿外科学分会前任主任委员、中华医学会泌尿外科学分会泌尿系结石学组组长、湖北省泌尿外科研究所所长、武汉同济医院泌尿外科研究所所长、湖北省医学领军人才、国际尿石联盟主席、中意马可波罗泌尿外科学会主席、中国泌尿系结石联盟主席、国务院政府特殊津贴享受者。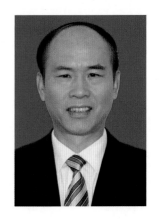获得国家科技进步二等奖、卫生部科技进步三等奖等多项奖项。2006年荣获"吴阶平泌尿外科医学奖"、2008年荣获"全球华人泌尿外科突出贡献奖"、2023年获国际泌尿外科学会（SIU）终身成就奖。

前言

泌尿生殖肿瘤的异质性、阶段性和患者诉求的多样性，决定了其诊断治疗的复杂性。这要求泌尿外科医生既要系统学习泌尿生殖肿瘤诊疗的一般规律，又要根据具体场景制订个体化的诊疗策略。本书《中国临床案例·泌尿生殖肿瘤病例荟萃》正是为了满足这一需求而编撰，它集结了泌尿生殖系统常见肿瘤的经典病例，深入浅出地展示了肿瘤治疗的最新理念和技术手段。

近年来，泌尿外科的新技术、新疗法蓬勃发展，为肿瘤诊疗提供了丰富的选择；同时，泌尿生殖肿瘤患者越来越重视生活质量，对疾病治疗策略提出了更高要求。器官保留和综合治疗成为近年来的发展趋势。泌尿生殖肿瘤的治疗，根治性切除术处于主导地位。随着认识的逐渐深入，泌尿生殖肿瘤治疗的外科切除范围更趋局限、结构保护方法更趋成熟，逐渐形成了一系列以保留器官为核心的功能保护策略。另外，系统治疗的进步以及多学科诊疗理念的推广，泌尿生殖肿瘤逐步完成了单纯外科治疗向综合治疗的转变、向慢性病管理模式的发展。

本书《中国临床案例·泌尿生殖肿瘤病例荟萃》大致分为三个部分，共包含28个各具特色的泌尿生殖系统肿瘤诊治病例，以器官保留和综合诊治为特色，均是依据患者情况制定了有别于常规治疗的个体化方案，不仅延长了患者的生存期，还改善了患者的生活质量。我们希望这本书能够为泌尿生殖肿瘤领域的医生、学者和学生提供有价值的参考和启示。同时，我们也希望这本书能够帮助患者和家属更好地了解泌尿生殖肿瘤的相关知识，从而更好地配合医生进行治疗，获得最佳的治疗效果。

在编撰本书的过程中，我们得到了许多专家、同行的无私帮助，得到了医生和患者的诸多支持。在此，我们对他们表示最诚挚的感谢。本书的成书衷心感谢参与和指导编写的各位专家，你们无私的分享为国内同行提供了宝贵的治疗经验，感谢你们对本书编写工作的大力支持！尤为荣幸的是，中华医学会泌尿外科学分会前任主任委员叶章群教授为本书的编写提供了很多宝贵建议并欣然作序。由于我们学识有限，编撰过程中难免疏漏，祈盼广大读者和同行不吝赐教指正。

编 者

2024年1月11日

目录

病例1　孤立肾肾盂癌综合保肾治疗

一、病历摘要

（一）基本信息

患者女性，55岁，主因"间断肉眼血尿6个月"于2011年8月5日入院。

患者体格检查未见异常，既往史不详。查尿脱落细胞学示：偶见核大可疑癌细胞。行泌尿系CT示左肾盂占位（病例1图1A）。膀胱镜检查见左输尿管口喷血尿，膀胱内未见新生物。诊断为左侧肾盂癌，遂行左肾输尿管全切＋膀胱袖套状切除术，病理检查示：左肾盂高级别浸润性尿路上皮癌。术后血尿消失。

（二）临床诊断

1. 右侧肾盂乳头状尿路上皮癌

2. 左肾切除术后

（三）诊疗经过

左肾盂根治术后1年患者体检发现镜下血尿，无尿频、尿痛、腰疼腹痛等不适，行尿脱落细胞学、泌尿系彩超未见特殊。后患者镜下血尿持续，2014年3月行泌尿系CT示右肾盂占位（病例1图1B）。遂行右侧输尿管镜检＋取活检，病理检查示：右侧肾盂乳头状尿路上皮癌。2014年4月椎管内麻醉下行右侧输尿管镜肾盂肿瘤钬激光剜除术。病理检查示：高级别尿路上皮癌。2014年5月复查泌尿系CT示：右侧肾盂内占位性病变并右肾轻度积水（病例1图1C）。查血生化示：肌酐120μmol/L。2014年6月全身麻醉下行腹膜后右侧肾盂部分切除＋肾造瘘术。术后行经肾盂造瘘管滴注及膀胱灌注羟基喜树碱。2015年1月复查尿脱落细胞学示：镜下见大量中性粒细胞，较多上皮细胞，偶见细胞成团排列，核有增大，可疑（病例1图2A）。查泌尿系CT示：左肾未见显示，右肾盂癌术后改变。膀胱镜检查未见新生物。于全身麻醉下行右侧输尿管镜镜检，镜下见输尿管中段及肾盂多处软组织水肿糜烂。取肾盂及输尿管中段各一处活检。病理检查示：黏膜呈慢性炎症改变（病例1图2B）。遂嘱定期复查。2018年5月起出现间断肉眼血尿，2018年7月查泌尿系CT增强示：右肾盂占位，结合病史考虑肾盂肿瘤可能性大（病例1图1D）。查血生化示：血肌酐156μmol/L。2018年8月行经尿道输尿管镜检＋取活检，病理检查示：右侧肾盂高级别尿路上皮癌（菜花样2cm×2cm）（病例1图2C）。遂于全身麻醉下行右侧肾输尿管全长切除术＋全膀胱切除术。手术过程顺利，术后检查大体标本可见右侧肾盂菜花状肿瘤大小约2cm（病例1图3）。病理检查示：（右）肾盂高级别浸润性尿路上皮癌（肾门、输尿管、膀胱及各切缘均未见癌组织）（病例1图2D）。

　　术后患者每周透析3次，每3个月复查胸腹部CT，术后随访2年未见肿瘤复发证据，体力基本正常，精神状况良好。

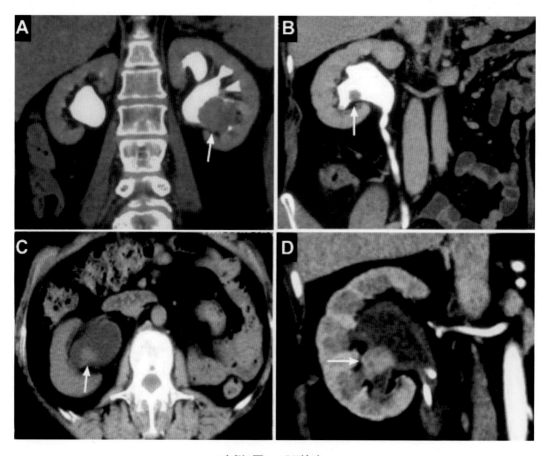

病例1图1　CT检查

A：2011年8月CT；B：2014年3月CT；C：2014年5月CT；D：2018年7月CT。

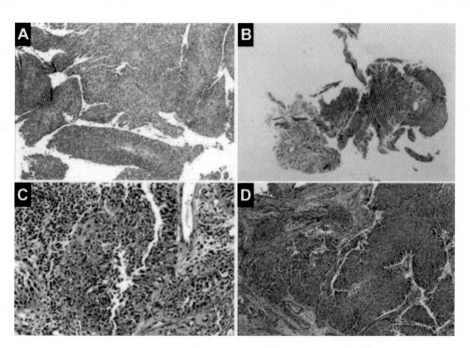

病例1图2 病理所见

A：2014 年 6 月肾盂部分切除术病理；B：2015 年 1 月输尿管镜检查＋取活检病理；C：2018 年 8 月输尿管镜检查＋取活检病理；D：2018 年 8 月肾输尿管切除术＋全膀胱切除病理。

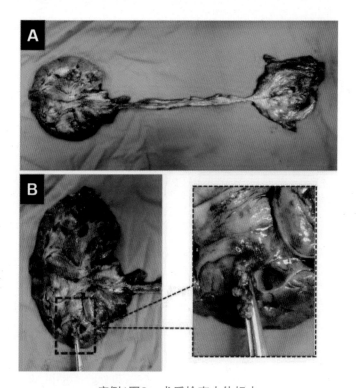

病例1图3 术后检查大体标本

A：肾输尿管膀胱标本；B：肾盂肿瘤。

二、病例分析

双侧上尿路尿路上皮癌（upper tract urothelial carcinom，UTUC）与孤立肾是保肾手术的绝对适应证。保肾手术方式的选择主要取决于肿瘤的大小和位置。内镜、开放和腹腔镜手术均可用于保肾手术。Seisen T等人的研究显示，对于UTUC，使用内镜策略虽复发率较高，但与癌症特异性或整体生存率无关。肾部分切除术也可在特定UTUC人群中进行，这些患者大多可以延迟或避免进行透析或肾脏置换，但必须进行严格的随访。本患者经过肾盂部分切除术后，右侧肾盂肿瘤最终复发，此时我们考虑继续行保肾手术肿瘤进展及短期复发的可能性极大，所以为患者推荐了肾输尿管切除术。这也与泌尿外科疾病国际磋商会（ICUD）和国际泌尿外科学会（SIU）联合治疗局部高危UTUC的意见一致。术后患者依靠透析依然维持了较高的生活质量。

三、疾病介绍

尿路上皮癌分为肾盂癌、输尿管癌及膀胱癌，其中肾盂癌与输尿管癌统称为上尿路尿路上皮癌（upper tract urothelial carcinom，UTUC），欧美人群中UTUC占总尿路上皮癌的5%~10%，而在中国人群中这一比例可能更高。双侧UTUC更为罕见，可以是同时性或异时性，一项瑞典研究表明1.6%的UTUC患者存在双侧肿瘤。女性患者、肾功能不全患者和患有膀胱肿瘤的患者倾向于患有双侧UTUC。

当两个或两个以上器官同时或先后发生尿路上皮肿瘤时，称为尿路上皮多器官肿瘤，双侧UTUC是尿路上皮多器官肿瘤的一种情况。对于多灶性尿路上皮癌的发生机制，目前两种假说，单克隆性假说将多个肿瘤描述为单一类型肿瘤细胞通过尿流种植传播分布在整个尿路上皮中的后代。相反，由尿路上皮的致癌物暴露引起的区域性癌变可能导致在尿路上皮不同部位独立发生同步性或异时性无关肿瘤。已有的研究大多支持单克隆假说，但也有一些重要研究支持后者。

UTUC的诊断主要依靠临床症状、影像学检查、膀胱镜检查、尿细胞学检查及输尿管镜检查。输尿管镜下活检可帮助确诊及评估肿瘤危险级别，有证据表明术前输尿管镜检查对患者生存结局无影响。2015年及2017年欧洲泌尿外科协会上尿路尿道上皮细胞癌指南认为应当进行诊断性输尿管镜检查和活检，尤其是在其结果会影响治疗决策的情况下。本例患者前后历经输尿管镜检查及治疗共4次，至2018年8月行肾输尿管切除术＋全膀胱切除术时，膀胱内并未发现肿瘤组织。

单侧的UTUC标准手术方式为患侧肾输尿管全长切除联合膀胱袖状切除术。而在为双侧UTUC及孤立肾患者制订诊疗方案时，我们在追求更好的控瘤效果同时，也要考虑如何延长患者总生存期及提高患者生活质量。Gadzinski AJ等人的研究表明内镜治疗虽复发率较高，但可在低级别UTUC患者中提供与肾输尿管切除术相同的癌症相关生存和总体生存，应在双侧或孤立肾UTUC病例中应用。明少雄等人的研究发现对于孤立肾或肾功能不全合并高危UTUC患者，输尿管软镜联合钬激光是一种可选择的治疗方式，但术后复发率高。总结以上方式，对于UTUC行保肾手术可达到与肾输尿管切除术相同的生存率，虽然其中许多患者需要频繁再治疗。通过内镜保肾手术及开放保肾手术，使本例患者在肿瘤控制理想的情况下，延迟透析达53个月。

四、专家点评

　　孤立肾肾盂癌患者往往面临肿瘤控制和功能保护的两难选择。该患者接受右侧输尿管镜肾盂肿瘤钬激光剜除术、右侧肾盂部分切除＋肾造瘘术、羟基喜树碱灌注等保肾手段延迟透析53个月，显著提高了该阶段的生活质量；在肿瘤反复发作时接受了肾盂癌根治术，保障了肿瘤控制。取舍之间实现了较好的平衡。

　　输尿管镜检查诊断UTUC安全可行；对于双侧UTUC或孤立肾患者，保肾手术与肾输尿管切除术可提供相似的总生存期。本例患者通过术前输尿管镜检查＋取活检、输尿管镜下激光剜除术、肾盂部分切除术等措施，极大地延迟了患者透析的起始时间，对类似病例有一定借鉴意义。

　　　　　　　　（病例提供者：杨春光　华中科技大学同济医学院附属同济医院）
　　　　　　　　　　（点评专家：胡志全　华中科技大学同济医学院附属同济医院）

参考文献

[1]中国医师协会泌尿外科医师分会肿瘤专业委员会，中国医师协会泌尿外科医师分会上尿路尿路上皮癌（CUDA-UTUC）协作组.上尿路尿路上皮癌诊断与治疗中国专家共识[J].中华泌尿外科杂志，2018，39（7）：485-488.

[2]Holmang S，Johansson SL.Synchronous bilateral ureteral and renal pelvic carcinomas：incidence，etiology，treatment and outcome[J].Cancer，2004，101（4），741-747.

[3]Fang D，Xiong G，Li X，et al.Incidence，characteristics，treatment strategies，and oncologic outcomes of synchronous bilateral upper tract urothelial carcinoma in the Chinese population[J].Urol Oncol，2015，33（2）：1-11.

[4]顾方六.尿路上皮肿瘤的诊断和治疗[M]//吴阶平.吴阶平泌尿外科学.济南：山东科学技

术出版社，2004，961-980.

[5]Hafner C，Knuechel R，Stoehr R，et al.Clonality of multifocal urothelial carcinomas：10 years of molecular geneticstudies[J].International journal of cancer，2002，101（1）：1-6.

[6]Yiqing Du a，Ruoyan Li b，Zhanghua Chen b，et al.Mutagenic Factors and Complex Clonal Relationship of Multifocal Urothelial[J].Cell Carcinoma，2017，71（5）：841-843.

[7]Takahashi T，Kakehi Y，Mitsumori K，et al.Distinct microsatellite alterations in upper urinary tract tumors and subsequent bladder tumors[J].The Journal of urology，2001，165（2）：672-677.

[8]Li M，Cannizzaro LA.Identical clonal origin of synchronous and metachronous low-grade，noninvasivepapillary transitional cell carcinomas of the urinary tract[J].Human pathology，1999，30（10）：1197-1200.

[9]Hartmann A，ROSner U，Schlake G，et al.Clonality and genetic divergence in multifocal low-grade superficial urothelialcarcinoma as determined by chromosome 9 and p53 deletion analysis[J].Laboratory investigation；a journal of technical methods and pathology，2000，80（5）：709-718.

[10]Roupret M，Babjuk M，Compérat E，et al.European Association of Urology Guidelines on Upper Urinary Tract UrothelialCarcinoma：2017 Update[J].European urology，2018，73（1）：111-122.

[11]Liu Z，Wang Y，Liu ZW，et al.Oncologic Outcomes of Patients Undergoing Diagnostic Ureteroscopy Before Radical Nephroureterectomy for Upper Urinary Tract Urothelial Carcinomas：A SystematicReview and Meta-Analysis.Journal of laparoendoscopic & advanced surgical techniques[J].Part A，2018，28（11）：1316-1325.

[12]Guo RQ，Hong P，Xiong GY，et al.Impact of ureteroscopy before radical nephroureterectomy for upper tracturothelial carcinomas on oncological outcomes：a meta-analysis[J].BJU international，2018，121（2）：184-193.

[13]Roupret M，Babjuk M，Compérat E，et al.European Association of Urology Guidelines on Upper Urinary Tract Urothelial CellCarcinoma：2015 Update[J].European urology，2015，68（5）：868-879.

[14]Gakis G，Schubert T，Alemozaffar M，et al.Update of the ICUD-SIU consultation on upper tract urothelial carcinoma 2016：treatment of localized high-risk disease[J].World journal of urology，2017，35（3）：327-335.

[15]Seisen T，Nison L，Remzi M，et al.Oncologic Outcomes of Kidney Sparing Surgery versus

Radical Nephroureterectomyfor the Elective Treatment of Clinically Organ Confined Upper Tract UrothelialCarcinoma of the Distal Ureter[J].The Journal of urology，2016，195（5）：1354-1361.

[16]Gadzinski AJ，Roberts WW，Faerber GJ，et al.Long-term outcomes of nephroureterectomy versus endoscopic management for uppertract urothelial carcinoma[J].Journal of Urology，2010，183（6）：2148-2153.

[17]明少雄，彭泳涵，李凌，等.输尿管软镜联合铥激光治疗上尿路尿路上皮癌的初步经验[J].中华泌尿外科杂志，2019，40（9）：650-653.

[18]Goel MC，Matin SF，Derweesh I，et al.Partial nephrectomy for renal urothelial tumors：clinical update[J].Urology，2006，67（3）：490-495.

病例2　孤立肾T$_{3a}$肾癌行肾部分切除术保肾治疗

一、病历摘要

（一）基本信息

患者女性，68岁，因"右肾切除术后5年，检查发现左侧肾占位3天"入院。

患者5年前因右肾肿瘤外院行右肾切除术，术后未定期复查，于3天前患者外院体检时超声发现左侧肾占位（5.8cm×6.1cm），无发热，无肉眼血尿，无尿频尿急，无腰腹疼痛。患者被当地医院告知必须在切除左肾和放弃外科治疗之间做出选择，无法接受靠血液透析维持生存，抱着一线希望来到我院就诊。我院腹部增强CT显示：右肾及右侧肾上腺术后改变，术区未见异常软组织影；左肾下极见大小约64mm×66mm混杂等/低密度团块影，早期边缘不均匀强化，考虑肿瘤性病变、累及肾周脂肪可能（病例2图1）。

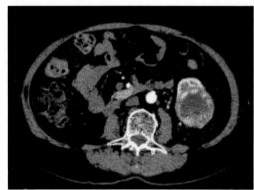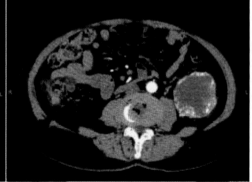

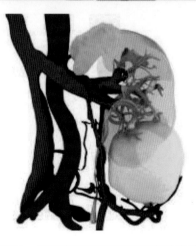

病例2图1　患者腹部增强CT及三维重建结果

（二）临床诊断

1. 左肾肾细胞癌（$T_{3a}N_0M_0$）

2. 孤立肾

（三）诊疗经过

在团队的共同努力下，患者于2022年3月接受了机器人辅助腹腔镜左肾部分切除术（病例2图2）。术后病理示：（左侧）肾透明细胞肾细胞癌（WHO/ISUP 1级）［肿瘤最大径9cm；可见肿瘤性坏死、肾周脂肪侵犯、脉管侵犯（LVI）；未见肉瘤样变、横纹肌样分化；肾门淋巴结未检出；血管断端、肾脏切缘切片中未见癌组织］。术后恢复顺利，近2年来多次随访复查，均显示良好的肿瘤控制效果和基本正常的肾脏功能。

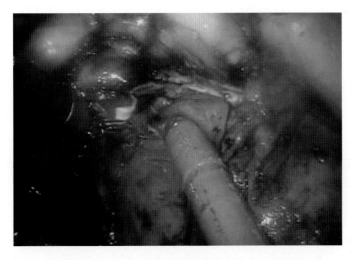

病例2图2　机器人辅助腹腔镜下左肾部分切除术

二、病例分析

患者是一名孤立肾罹患局部进展期肾癌的患者。国内外主流指南均建议行根治性肾切除术以控制肿瘤。文献检索发现，国外有个案报道了pT_{3a}行部分切除术的肿瘤控制效果；同时，在过去的临床实践中，我们发现不少临床诊断为$T_{1/2}$行肾脏部分切除术证实为pT_{3a}肾癌患者预后良好。基于国外公共数据库分析和我院肾癌患者回顾性研究，杨春光教授发现：T_{3a}期肾癌，肾脏部分切除术完整切除病灶时肿瘤控制效果和肾脏整体切除术相同。充分沟通和知情同意之后，患者接受了保肾计划，并取得了满意的肿瘤控制和肾功能保护。

三、疾病介绍

肾细胞癌（RCC）占所有成人恶性肿瘤的2%～3%。近年来，随着影像学检查的广泛应用，早期肾细胞癌的比例逐渐增加，肾部分切除术（PN）因此在肾细胞癌的治疗中发挥了更重要的作用。PN目前是T_1 RCC的标准治疗方法，它提供了与根治性肾切除术（RN）相似的肿瘤控制，同时减少肾功能丧失。目前PN推荐指南仅限于T_1和高度选择的T_2 RCC（如果技术上可行，合并孤立性肾脏或慢性肾脏疾病）。然而，在临床实践中，临床T_1（cT_1）分期为病理性T_{3a}（pT_{3a}）RCC的患者接受PN的患者与接受RN的患者相比，没有表现出不利的肿瘤特异性生存期（CSS）和无复发生存期（RFS），这让我们考虑PN对T_{3a}患者的有效性和安全性。

在过去的10年中，人们一直在探索PN在T_{3a} RCC患者中的应用，越来越多的证据表明PN对某些T_{3a}病例是安全可行的，也有反对的声音表明PN与不良的肿瘤学结局有关。不过，这些研究是小样本和回顾性的。为此，我们选择美国国立癌症研究所监测、流行病学及结局项目（SEER）数据库来比较PN和RN在T_{3a} RCC患者中的表现，并使用倾向评分匹配（PSM）来控制偏倚。此外，我们对我院病理升级至pT_{3a}的cT_1 RCC患者进行了随访分析，为这一争议增添了新的证据。

SEER是美国国立研究所建立的基于人群的癌症数据库，用于收集有关发病率、治疗和死亡率的数据。我们从SEER数据库的18个注册处获得了2004—2015年诊断出的RCC患者数据。采用Kaplan-Meier分析（KMA）评估静脉浸润队列和脂肪浸润队列中RN组和PN组的生存差异。然后采用单因素和多因素Cox回归分析各因素对生存率的影响。多因素Cox回归的变量来源于单因素Cox回归的显著预后因素。筛选获得7 127例$T_{3a}N_0M_0$ RCC病例。中位年龄为62岁（22～87岁）。有1 237例（17.4%）接受了PN。PN组肿瘤最大直径明显小于RN组［40（29.00，53.00）mm vs 74（55.00，95.00）mm，$P < 0.001$］。两组在组织学类型和核分级结构方面也存在显著差异（均$P < 0.001$）。RN组CCRCC和高级别RCC比例较高。中位随访时间为56个月（1～172个月）；末次随访确认死亡2 085例（29.3%），其中因RCC死亡1 205例（60.4%）；1年、3年和5年生存率分别为95.1%、83.4%和73.8%。

研究队列分为3 949例脂肪浸润（包括986例PN和2 963例RN）和3 178例静脉浸润（包括251例PN和2 927例RN）。两个队列中RN组和PN组的人口统计学和临床病理学资料差异有统计学意义。KMA显示，在两个队列中，PN组的总生存期（OS）和CSS均优于RN组（均$P < 0.001$）（病例2图3）。PSM后，两个队列中PN组和RN组的特征无显著差异。静脉浸润队列中PN组和RN组的OS（$P = 0.068$）和CSS（$P = 0.190$）差异无统计学意义。脂肪浸润组的OS在PN组中是有优势的（$P = 0.036$），而CSS在两组中是类似的（$P = 0.075$）。

单因素和多因素回归分析显示，脂肪浸润队列OS的危险因素为年龄较高（HR 1.05，

$P<0.001$）、肿瘤直径较大（HR 1.01，$P=0.007$）、手术方式为RN（HR 1.35，$P=0.040$）、诊断年份较早（HR 1.10，$P=0.032$）；核分级也是一个独立的预后因素（$P=0.016$）。脂肪浸润队列中CSS的危险因素为年龄较高（HR 1.05，$P<0.001$）、肿瘤直径较大（HR 1.02，$P=0.007$）和接受全身治疗（HR 3.75，$P=0.002$）；病理分级也是独立的预后因素（$P<0.001$）。在静脉浸润队列中，较高年龄是OS（HR 1.05，$P<0.001$）和CSS（HR 1.04，$P=0.001$）的危险因素。手术方法对静脉浸润队列的OS（$P=0.069$）和CSS（$P=0.190$）无显著影响，对脂肪浸润队列的CSS（$P=0.078$）无显著影响。

我院进一步的，对接受PN或RN治疗的pT$_{3a}$ RCC患者（2010年1月1日至2020年12月1日）进行回顾性评价（$n=65$）。该队列还进行了KMA以及单因素和多因素Cox回归分析。上述所有分析均由R 4.3版进行。TJH队列的中位年龄为53（26～73）岁；TJH队列包括57例（87.7%）脂肪浸润患者和8例（12.3%）静脉浸润患者，以及25例（38.5%）PN患者和40例（61.5%）RN患者。接受PN的患者术后估计肾小球滤过率（eGFR）更高（$P=0.027$）。中位随访时间为30（1～105）个月，5例患者在最后一次随访中死亡（均死于RCC），9例癌症复发。TJH队列的1年、3年和5年OS（CSS与OS相同）分别为93.6%、91.8%和91.8%；1年、3年和5年RFS率分别为90.2%、85.7%和82.2%。KMA显示RN组和PN组之间的RFS无显著差异（$P=0.170$）（病例2图3）。

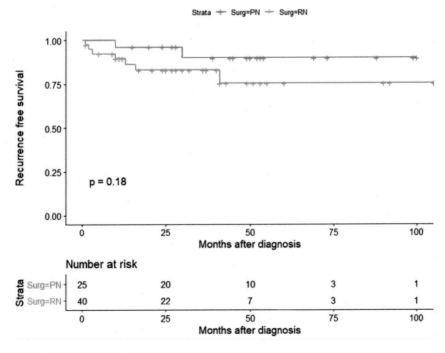

病例2图3　同济医院（TJH）队列肾部分切除术（PN）和根治性肾切除术（RN）组的
无复发生存期（RFS）曲线

随着技术的进步和对RCC的深入了解，PN的适应证逐渐扩大，从最初的T_{1a}到T_{1b}，再到目前选择的T_2。有理由相信，在一些技术先进的机构中，PN将提供给一些合适的T_{3a}患者。

尽管泌尿科医生不会刻意为T_{3a}患者提供PN，但他们会遇到cT_1和cT_2患者在pT_{3a}升期接受PN的情况。约11.35%的cT_1和cT_2患者术后分期；研究表明，与PN相比，RN不会改善分期患者的RFS。Russell等人的研究纳入了1 955例接受PN的cT_1 RCC病例，其中95例升期为pT_{3a}，pT_{3a}患者的PFS和CSS显著差于pT_1患者（均$P<0.01$）。Groin等人的研究纳入了855例接受PN治疗的RCC患者，其中41例（4.8%）升期为pT_{3a}，pT_{3a}患者2年复发率显著高于$pT_{1\sim2}$患者（99.2% vs 91.8%）；这些研究支持当前的T分期，但没有比较PN或RN的T_{3a}患者的预后。Shvero等人比较了48例接受PN的pT_{3a} RCC患者和86例接受RN的患者，发现手术方法与局部复发、远处转移、CSS或OS无显著相关性。Andrade等人和Deng等人的研究也得出了类似的结论，但Shah等人的研究表明，接受PN治疗的pT_{3a}患者与较短的RFS相关（$P=0.001$）。在我们研究的SEER队列和TJH队列中，接受PN的pT_{3a} RCC患者的CSS或RFS并不比接受RN的患者差。

除了升期的pT_{3a}患者外，一些机构还尝试积极为cT_{3a}患者进行PN治疗。Yim等人的研究纳入了159例从多个中心接受机器人辅助PN的cT_{3a} RCC患者，其中64.3%的病例实现了三联胜［手术切缘阴性、热缺血时间（WIT）≤25分钟、无围术期并发症］。5年RFS、CSS和OS分别为82.1%、93.3%和91.3%。缺点是没有RN患者作为对照。与RN相比，PN与手术切缘阳性的风险呈正相关，2%~8%的PN患者的手术切缘呈阳性。Morris等人发现，RN后切缘阳性的T_3 RCC患者表现出较差的OS趋势，但无统计学意义。Petros等人的研究表明，阳性切缘与PN患者的复发、转移和更差的OS相关。然而，Tabayoyong等人、Takagi等人和Kang等人发现，PN患者的阳性切缘并不一定转化为更差的肿瘤学结局。

一些研究发现，接受PN的患者比接受RN的患者具有更好的RFS和CSS，并将其解释为更好的肾功能保留，这可能与更好的肿瘤学结果有关；在我们的研究中，在TJH队列中也观察到了相同的趋势。Palacios等人发现，不利的肿瘤学结果更多地与肿瘤本身的侵袭性特征相关，而不是与肾功能保留的程度相关。在我们的研究中，PSM前队列的PN也与更好的CSS显著相关，但在PSM后不再显著。因此，我们应该谨慎解读研究中PN患者的CSS和RFS优于RN患者的趋势，这可能是由回顾性研究设计和选择偏倚引起的。

四、专家点评

基于公共数据库研判和本院患者回顾性分析，国内外接受手术治疗的肾癌患者数据均显示pT$_{3a}$肾癌行PN和RN未见预后差异，证明PN在局限性T$_{3a}$ RCC患者中是安全可行的。对于cT$_{3a}$ RCC患者是否常规进行PN，需要更高质量的临床研究。特别是孤立肾T$_{3a}$肾癌患者，在完整切除原发灶的前提下，应该勇于尝试新理念、新方法，血液透析不是生活的终点。

（病例提供者：杨春光　华中科技大学同济医学院附属同济医院）

（点评专家：胡志全　华中科技大学同济医学院附属同济医院）

参考文献

[1]Ferlay J，Steliarova-Foucher E，Lortet-Tieulent J，et al.Cancer Incidence and Mortality Patterns in Europe：Estimates for 40 Countries in 2012[J].Eur J Cancer（Oxford England：1990），2013，49（6）：1374-1403.

[2]Znaor A，Lortet-Tieulent J，Laversanne M，et al.International Variations and Trends in Renal Cell Carcinoma Incidence Andmortality[J].Eur Urol，2015，67（3）：519-530.

[3]Mari A，Tellini R，Antonelli A，et al.A Nomogram for the Prediction of Intermediate Significant Renal Function Loss After Robot-Assisted Partial Nephrectomy for Localized Renal Tumors：A Prospective Multicenter Observational Study（RECORd2 Project）[J].Eur Urol Focus，2021，8（4）：980-987.

[4]Carbonara U，Simone G，Capitanio U，et al.Robot-Assisted Partial Nephrectomy：7-Year Outcomes[J].Minerva Urol Nephrol，2021，73（4）：540-543.

[5]Ljungberg B，Albiges L，Abu-Ghanem Y，et al.European Association of Urology Guidelines on Renal Cell Carcinoma：The 2019 Update[J].Eur Urol，2019，75（5）：799-810.

[6]Amparore D，Pecoraro A，Piramide F，et al.Comparison Between Minimally-Invasive Partial and Radical Nephrectomy for the Treatment of Clinical T$_2$ Renal Masses：Results of a 10-Year Study in a Tertiary Care Center[J].Minerva Urol Nephrol，2021，73（4）：509-517.

[7]Stewart SB，Thompson RH，Psutka SP，et al.Evaluation of the National Comprehensive Cancer Network and American Urological Association Renal Cell Carcinoma Surveillance Guidelines[J].J Clin Oncol：off J Am Soc Clin Oncol，2014，32（36）：4059-4065.

[8]Finelli A, Ismaila N, Bro B, et al.Management of Small Renal Masses: American Society of Clinical Oncology Clinical Practice Guideline[J].J Clin Oncol: Off J Am Soc Clin Oncol, 2017, 35（6）: 668-680.

[9]Patel SH, Uzzo RG, Larcher A, et al.Oncologic and Functional Outcomes of Radical and Partial Nephrectomy in Pt3a Pathologically Upstaged Renal Cell Carcinoma: A Multi-Institutional Analysis[J].Clin Genitourin Canc, 2020, 18（6）: e723-729.

[10]Shvero A, Nativ O, Abu-Ghanem Y, et al.Oncologic Outcomes of Partial Nephrectomy for Stage T_{3a} Renal Cell Cancer[J].Clin Genitourin Canc, 2018, 16: e613-617.

[11]Andrade HS, Zargar H, Akca O, et al.Is Robotic Partial Nephrectomy Safe for T_{3a} Renal Cell Carcinoma? Experience of a High-Volume Center[J].J Endourol, 2017, 31（2）: 153-157.

[12]Yim K, Aron M, Rha KH, et al.Outcomes of Robot-Assisted Partial Nephrectomy for Clinical T_{3a} Renal Masses: A Multicenter Analysis[J].Eur Urol Focus, 2020, 7（5）: 1107-1114.

[13]Lee H, Lee M, Lee SE, et al.Outcomes of Pathologic Stage T_{3a} Renal Cell Carcinoma Up-Staged From Small Renal Tumor: Emphasis on Partial Nephrectomy[J].BMC Cancer, 2018, 18（1）: 427.

[14]Shah PH, Moreira DM, Patel VR, et al.Partial Nephrectomy Is Associated With Higher Risk of Relapse Compared With Radical Nephrectomy for Clinical Stage T_1 Renal Cell Carcinoma Pathologically Up Staged to T_{3a}[J].J Urol, 2017, 198（2）: 289-296.

[15]Cronin KA, Ries LAG, Edwards BK.The Surveillance, Epidemiology, and End Results （SEER）Program of the National Cancer Institute[J].Cancer Am Cancer Soc, 2014, 120（Suppl 23）: 3755-3757.

[16]Ljungberg B, Bensalah K, Canfield S, et al.EAU Guidelines on Renal Cell Carcinoma: 2014 Update[J].Eur Urol, 2015, 67（5）: 913-924.

[17]Russell CM, Lebastchi AH, Chipollini J, et al.Multi-Institutional Survival Analysis of Incidental Pathologic T_{3a} Upstaging in Clinical T1 Renal Cell Carcinoma Following Partial Nephrectomy[J].Urology, 2018, 117: 95-100.

[18]Gorin MA, Ball MW, Pierorazio PM, et al.Outcomes and Predictors of Clinical T1 to Pathological T3a Tumor Up-Staging After Robotic Partial Nephrectomy: A Multi-Institutional Analysis[J].J Urol, 2013, 190（5）: 1907-1911.

[19]Deng H, Fan Y, Yuan F, et al.Partial Nephrectomy Provides Equivalent Oncologic

Outcomes and Better Renal Function Preservation Than Radical Nephrectomy for Pathological T$_{3a}$ Renal Cell Carcinoma：A Meta-Analysis[J].Int Braz J Urol：Off J Braz Soc Urol，2021，47（1）：46-60.

[20]Choi JE，You JH，Kim DK，et al.Comparison of Perioperative Outcomes Between Robotic and Laparoscopic Partial Nephrectomy：A Systematic Review and Meta-Analysis[J].Eur Urol，2015，67（5）：891-901.

[21]Morris LK，Altahan A，Gandhi J，et al.Impact of Margin Status on Survival After Radical Nephrectomy for Renal Cell Carcinoma[J].J Surg Oncol，2021，123（2）：687-692.

[22]Petros FG，Metcalfe MJ，Yu K，et al.Oncologic Outcomes of Patients With Positive Surgical Margin After Partial Nephrectomy：A 25-Year Single Institution Experience[J].World J Urol，2018，36（7）：1093-1101.

[23]Tabayoyong W，Abouassaly R，Kiechle JE，et al.Variation in Surgical Margin Status by Surgical Approach Among Patients Undergoing Partial Nephrectomy for Small Renal Masses[J].J Urol，2015，194（6）：1548-1553.

[24]Takagi T，Yoshida K，Wada A，et al.Predictive Factors for Recurrence After Partial Nephrectomy for Clinical T1 Renal Cell Carcinoma：A Retrospective Study of 1227 Cases From a Single Institution[J].Int J Clin Oncol，2020，25（5）：892-898.

[25]Kang HW，Lee SK，Kim WT，et al.Surgical Margin Does Not Influence Recurrence Rate in Pt1 Clear Cell Renal Cell Carcinoma After Partial Nephrectomy：A Multicenter Study[J].J Surg Oncol，2016，114（1）：70-74.

[26]Antonelli A，Minervini A，Sandri M，et al.Below Safety Limits，Every Unit of Glomerular Filtration Rate Counts：Assessing the Relationship Between Renal Function and Cancer-Specific Mortality in Renal Cell Carcinoma[J].Eur Urol，2018，74（5）：661-667.

[27]Antonelli A，Palumbo C，Sandri M，et al.Renal Function Impairment Below Safety Limits Correlates With Cancer-Specific Mortality in Localized Renal Cell Carcinoma：Results From a Single-Center Study[J].Clin Genitourin Canc，2020，18（4）：e360-367.

[28]Palacios DA，Zabor EC，Munoz-Lopez C，et al.Does Reduced Renal Function Predispose to Cancer-Specific Mortality From Renal Cell Carcinoma？[J].Eur Urol，2021，79（6）：774-780.

病例3 T_2期膀胱癌行化免联合新辅助及最大化 TURBT保膀胱

一、病历摘要

（一）基本信息

患者男性，67岁，因"反复肉眼血尿半个月余"收住我科。

患者10年前接受经尿道膀胱肿瘤电切术（TURBT），术后病理评估提示膀胱高级别尿路上皮癌。术后患者接受表柔比星常规膀胱内治疗和膀胱镜检查，未发现肿瘤复发。患者没有其他特异性体征和症状，个人病史、家族史和专科体格检查也无异常。盆腔MRI和CT扫描显示：膀胱左后壁有一个大小约56mm×53mm的肿块，左侧输尿管轻度扩张（病例3图1A）。

（二）临床诊断

肌层浸润性膀胱癌（$T_2N_0M_0$，MIBC）

（三）诊疗经过

患者表达了保留膀胱的愿望。2021年5月8日，患者接受了第一次诊断性TURBT（最大化电切，切除至固有肌层，且将瘤体部分和基底部分单独送病理科病检）。术后病理评估显示膀胱高级别浸润性尿路上皮癌伴局部固有肌层侵犯，部分区域表现为肉瘤样改变。患者MIBC诊断明确，但拒绝行全膀胱切除术。团队决定行新辅助诊疗，并根据诊疗反应和后续病理结果制订下一步诊疗方案。

由于肾功能不全，2021年5月18日患者开始接受吉西他滨（$1\,000\text{mg/m}^2$，第1天）、卡铂（60mg/m^2，第2天）和替雷利珠单抗（200mg，第3天）的新辅助治疗，周期为21天。2021年7月27日，患者完成了全部四个周期诊疗。2021年8月，患者接受了尿细胞学、荧光原位杂交检查、盆腔MRI（病例3图1B）、全腹增强CT和最大限度TURBT（切除首次电切术瘢痕组织下固有肌层至脂肪组织），影像检查、细胞学结果均正常，电切病理未观察到膀胱肿瘤复发。因此，患者经过系统诊疗获得完全缓解率（pCR）。同时，患者接收了膀胱灌注，吉西他滨1 000mg和卡介苗先后各灌注约1年（病例3图1C）。患者在化疗和免疫治疗期间出现轻度皮疹，抗过敏治疗后恢复，整体耐受良好。术后1年患者接受了膀胱镜检、尿FISH和MRI影像学检查，无肿瘤复发迹象（（病例3图1D、病例3图2）。

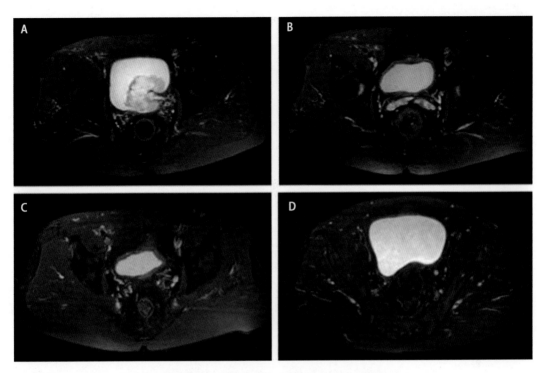

病例3图1　患者在整个治疗过程中的图像

A：治疗前盆腔 MRI 横断面 T_2W 显示膀胱左后壁有肿块，左侧输尿管轻度扩张；B：在第一个最大 TURBT 和四个周期的辅助化疗加替雷利珠单抗后，盆腔 MRI 横断面 T_2W 未见肿瘤；C：第二次最大 TURBT 和吉西他滨膀胱内治疗后，盆腔 MRI 横断面 T_2W 未见肿瘤；D：2022 年 4 月 12 日盆腔 MRI 横断面 T_2W 未见肿瘤。

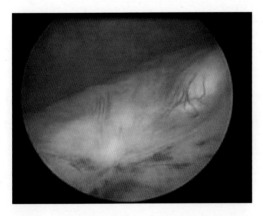

病例3图2　患者电切术后1年行膀胱镜检无肿瘤复发

二、病例分析

全膀胱切除术是肿瘤肌层浸润性膀胱癌的标准治疗方案。因为患者坚决要求保膀胱治疗且肿瘤单发、肿瘤浸润肌层局限，泌尿外科肿瘤团队吸纳国际先进经验，并独立做出一系列研判，讨论了保膀胱的可行性。杨春光教授携团队研究显示，T_{2a}期膀胱癌行最大化电切术、病灶局限的T_2期膀胱癌行膀胱部分切除术，与全膀胱切除术相比，在生存期方面没有差别，保留膀胱生活质量显然更优。膀胱磁共振显示，本病例患者是肌层少量受侵的膀胱癌（T_{2a}期），可以采用新辅助药物联合最大化电切术进行治疗，并加强随访。保膀胱综合治疗2年来，本患者定期赴武汉复查，如愿过上了体面的晚年生活。

三、疾病介绍

就发病率而言，膀胱癌是全球十大恶性肿瘤之一。世界上有50多万例膀胱癌新发病例，其中1/3以上的患者死于膀胱癌。根据组织形态学起源，膀胱癌可分为尿路上皮癌（UC）、鳞状细胞癌、腺癌、小细胞癌和横纹肌肉瘤等，最常见的病理类型是UC（约80%的病例）。大约1/4的新病例被诊断为MIBC，其典型特征是易复发、转移和预后不良。根据指南，新辅助化疗联合根治性全膀胱切除术（RC）加扩大淋巴结清扫术（PLND）是预防MIBC局部复发和远处转移的标准治疗。然而，一些患者无法耐受RC或可能在RC后出现术后并发症，例如肠吻合口瘘、深静脉血栓形成、尿路感染和肾功能恶化。以上所有因素都会严重影响患者的生活质量，因此大多数患者希望接受膀胱保留治疗。因此，找到有效控制肿瘤进展的保留膀胱的治疗方法极为重要。三联膀胱保留治疗（TMT）是一种被广泛接受且有效的膀胱保留治疗，但它有一些缺点。一些在最大TURBT后的患者在局部放疗期间经历了长期的泌尿和胃肠道毒性。此外，在局部放疗期间，由于尿量的变化，患者的膀胱容量不断变化，因此很难准确定位肿瘤进行放射治疗。因此，一直需要寻找新的和替代的膀胱保留疗法，为不同的膀胱癌患者提供真正的个性化治疗。

免疫检查点抑制剂在卵巢癌、肺癌和黑色素瘤等一些实体瘤中显示出巨大的潜力。替雷利珠单抗是一种新型人源化单克隆抗体程序性死亡受体-1（PD-1）抑制剂。在单臂2期试验（NCT04004221/CTR20170071）中，替雷利珠单抗在治疗多例铂类化疗方案失败的转移性UC和PD-L1高表达患者方面显示出临床益处，包括新辅助化疗期间或辅助化疗后12个月内的肿瘤进展。这一例MIBC患者接受了保留膀胱的综合治疗，免疫疗法作为术后同步放化疗的替代方法，包括最大TURBT明确诊断、化疗药物联合替雷利珠单抗新辅助治疗和再次最大化TURBT及膀胱内化疗灌注。

由于免疫疗法广泛用于恶性肿瘤的治疗，因此可有效提高部分肿瘤患者的生存率。然而，一些被定义为PD-L1阳性的患者在接受免疫治疗后获益有限或没有益处。替雷利珠单抗是一种新型人源化IgG4单克隆抗体，于2020年4月10日获得国家药品监督管理局批准，用于治疗铂类化疗失败的局部晚期或转移性联合PD-L1高表达UC，包括新辅助化疗期间或辅助化疗后12个月内的肿瘤进展。先前的研究已使用肿瘤区域中≥25%的肿瘤细胞比例评分或免疫细胞比例评分和＞1%的肿瘤相关免疫细胞染色作为筛选UC患者接受替雷利珠单抗治疗的临界选择。此前，TMT策略主要应用于MIBC患者的膀胱保留治疗。然而，TMT对长期正常膀胱功能有负面影响，约3%的患者出现膀胱容量下降，2%的患者出现膀胱过度活动症。因此，在上述病例中，我们用替雷利珠单抗代替术后同步放化疗，直至随访结束，均未出现MIBC复发。上述结果表明，替雷利珠单抗在治疗复发性MIBC患者方面可能具有潜在益处。最近的研究发现，当治疗前TMB为≥15突变/Mb时，TMB可能预测帕博利珠单抗在MIBC患者中的治疗效果。

四、专家点评

最大TURBT联合化疗加替雷利珠单抗在本T₂期MIBC患者中有效保膀胱超两年，值得借鉴。我们进一步通过公共数据库研究表明，膀胱部分切除术和最大化膀胱电切术，如果能够及时切除唯一的浸润性膀胱癌病灶，对于肿瘤控制和根治性膀胱切除术并无根本性区别。

（病例提供者：杨春光 华中科技大学同济医学院附属同济医院）
（点评专家：胡志全 华中科技大学同济医学院附属同济医院）

参考文献

[1]Antoni S，Ferlay J，Soerjomataram I，et al.Bladder cancer incidence and mortality：a global overview and recent trends[J].Eur Urol，2017，71（1）：96-108.10.1016/j.eururo.2016.06.010.

[2]Teoh JY，Huang J，Ko WY，et al.Global trends of bladder cancer incidence and mortality，and their associations with tobacco use and gross domestic product per capita[J].Eur Urol，2020，78（6）：893-906.10.1016/j.eururo.2020.09.006.

[3]Willis D，Kamat AM.Nonurothelial bladder cancer and rare variant histologies[J].Hematol Oncol Clin North Am，2015，29（2）：237-252.10.1016/j.hoc.2014.10.011.

[4]Balar AV，Milowsky MI.Neoadjuvant therapy in muscle-invasive bladder cancer：a model for rational accelerated drug development[J].Urol Clin North Am，2015，42（2）：217-224.10.1016/j.ucl.2015.02.004.

[5]Tan WS，Lamb BW，Kelly JD.Complications of radical cystectomy and orthotopic reconstruction[J].Adv Urol，2015，2015：323157-323163.10.1155/2015/323157.

[6]Silina L，Maksut F，Bernard-Pierrot I，et al.Review of experimental studies to improve radiotherapy response in bladder cancer：comments and perspectives[J].Cancers，2020，13（1）：87.10.3390/cancers13010087.

[7]Lopez-Beltran A，Cimadamore A，Blanca A，et al.Immune checkpoint inhibitors for the treatment of bladder cancer[J].Cancers，2021，13（1）：131.10.3390/cancers13010131.

[8]Han Y，Liu D，Li L.PD-1/PD-L1 pathway：current researches in cancer[J].Am J Cancer Res，2020，10（3）：727-742.

[9]Wang X，Teng F，Kong L，et al.PD-L1 Expression in human cancers and its association with clinical outcomes[J].Onco Targets Ther，2016，9：5023-5039.10.2147/OTT.S105862.

[10]Ye D，Liu J，Zhou A，et al.Tislelizumab in Asian patients with previously treated locally advanced or metastatic urothelial carcinoma[J].Cancer Sci，2021，112（1）：305-313.10.1111/cas.14681.

[11]Xie C，Yuan X，Chen SH，et al.Successful response to camrelizumab in metastatic bladder cancer：a case report[J].World J Clin Cases，2022，10（001）：254-259.10.12998/wjcc.v10.i1.254

[12]Lee A，Keam SJ.Tislelizumab：first approval[J].Drugs，2020，80（7）：617-624.10.1007/s40265-020-01286-z.

[13]Liu Y，Liu Q，Huang L，et al.A programmed death receptor-1 inhibitor—tislelizumab[J].Clin Medicat J，2022，20：37-42.10.3969/j.issn.1672-3384.2022.01.004.

[14]Desai J，Deva S，Lee JS，et al.Phase ⅠA/ⅠB study of single-agent tislelizumab，an investigational anti-PD-1 antibody，in solid tumors[J].J Immunother Cancer，2020，8（1）：E000453.10.1136/jitc-2019-000453.

[15]Rödel C，Grabenbauer GG，Kühn R，et al.Combined-modality treatment and selective organ preservation in invasive bladder cancer：long-term results[J].J Clin Oncol，2002，20（14）：3061-3071.10.1200/JCO.2002.11.027.

[16]Cao C，Fu Z，Liu Y，et al.A muscle-invasive bladder cancer patient with high tumor mutational burden and RB1 mutation achieved bladder preservation following chemotherapy combined with immunotherapy：a case report[J].Front Immunol，2021，12：684879.10.3389/fimmu.2021.684879.

[17]Necchi A，Raggi D，Gallina A，et al.Updated results of PURE-01 with preliminary activity of neoadjuvant pembrolizumab in patients with muscle-invasive bladder carcinoma with variant histologies[J].Eur Urol，2020，77（4）：439-446.10.1016/j.eururo.2019.10.026.

病例4　前列腺部分切除术治愈前列腺恶性肿瘤

一、病历摘要

（一）基本信息

患者男性，48岁，因"体检发现前列腺肿物3天"入院。

既往史：精索及肛瘘手术史，否认高血压、糖尿病、冠心病、否认乙肝、结核传染病，否认家族遗传疾病史。PSA：0.52ng/ml。前列腺MRI示：①前列腺增生；②前列腺移行带基底部右外侧结节（大小约为18mm×17mm），推移邻近膀胱后壁，边界局部不清，突破前列腺包膜，PI-RADS：4~5分；③前列腺炎；④局部精囊腺炎。

（二）临床诊断

前列腺恶性肿瘤

（三）诊疗经过

患者入院后给予了前列腺融合靶向穿刺。病理报告显示：前列腺副神经节瘤（病例4图1）。患者获悉行根治性前列腺切除术出现勃起功能障碍的可能性较大时，坚决拒绝前列腺全腺体切除。

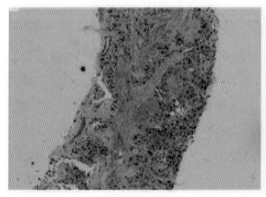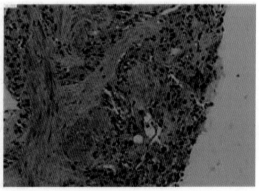

病例4图1　前列腺融合靶向穿刺：前列腺副神经节瘤

PET/CT全身显像（融合＋衰减校正）检查：检查诊断：①膀胱右后方结节，糖代谢可疑增高，不除外肿瘤性病变可能；②双肺散在小、微结节，代谢无增高，建议定期复查；③肝脏小囊肿可能。前列腺钙化灶；④左上颌窦炎。全身麻醉下行机器人辅助腹腔镜下前列腺部分切除术，手术过程顺利，术后给予抗感染、止痛、补液、维持电解质等治疗。术后病理结果：病理诊断：（前列腺肿物）副神经节瘤免疫组化：CgA（＋），

Syn（＋），CD56（＋），S-100（支持细胞+），GATA-3（支持细胞+），PSA（－），NKX3.1（－），HMW（－），P63（－），P504S（－），PCK（－），CK5/6（－），P40（－），CK7（－），CK20（－），Ki-67（LI约2%）。现患者术后恢复顺利，随访2年未见肿瘤复发。

二、病例分析

前列腺恶性肿瘤以前列腺癌（PCa）最常见，副神经节瘤、前列腺肉瘤等恶性肿瘤偶见。源于前列腺的前列腺恶性肿瘤，行根治性前列腺切除术是主流。根治性前列腺切除术在清除局部病灶方面有较为确切的优势，但同时对于尿控和性功能存在一定的影响。对于病灶边界清晰、性质确切的恶性肿瘤，病情是病灶依赖而非器官依赖的，即行器官的部分切除术且保障切缘阴性的情况下，往往可以实现和全器官切除相同的肿瘤控制。因此，在患者强烈要求保器官的情况下，经过严格筛选和有效沟通，严格选择一部分患者行前列腺部分切除术是可行的。所以，本患者行前列腺部分切除术。多篇临床研究进一步显示，在精心挑选的局限性低危和中危前列腺癌患者中，使用前列腺部分切除术是安全可行的，而且各种前列腺位置的前列腺结节均有对应的技术方案。当然，尽管早期围术期和功能结局令人印象深刻，该技术在长期肿瘤学结局上仍需进一步观察。

三、疾病介绍

根据2020年全球癌症统计，PCa是仅次于肺癌的第二大男性常见癌症。这也是一个重大的健康问题，全球有1 414 259例新病例和375 304例死亡。随着PCa管理范围的转变，前列腺特异性抗原（PSA）、多参数磁共振成像（mp-MRI）、前列腺特异性膜抗原（PSMA）正电子发射断层扫描/计算机断层扫描（PET/CT）和靶向穿刺等多模式早期检测方法的应用显著提高了局部PC的早期诊断率。据报道，高达50%的患者初步诊断为临床局限性PCa（中等风险）。这些患者治疗的主要目标是根除具有临床意义的癌，同时最大限度地保留泌尿和性功能。

虽然标准的前列腺局部根治性治疗方法，如根治性前列腺切除术（RP）或放射治疗，可以提供持久的肿瘤控制，但它可能导致与治疗相关的不良事件或并发症，例如尿失禁（5%~20%）、勃起功能障碍（50%~70%）和直肠毒性（5%~20%）。为了避免过度治疗并减少全腺体治疗的不良反应，局灶治疗（FT）已成为具有临床局限性的中低风险PCa患者的替代治疗策略。冷冻疗法、高能聚焦超声、局灶性高剂量率近距离放射治疗、不可逆电穿孔等FT方法可保留正常的前列腺结构，患者术后泌尿控制和性功能恢复良好。

然而，这种治疗策略无法评估癌组织的病理信息，且残留前列腺组织活检阳性率高，40%～60%的患者在治疗后有临床意义的残留前列腺癌，导致36个月内重复手术率高达25%。从理论上讲，这种缺陷可以通过仅切除前列腺组织的癌变部分来避免，同时保持腺体的其余部分完好无损（类似于早期肾癌的部分肾切除术）。部分前列腺切除术的可行性已在侵袭性膀胱颈癌或直肠癌侵入前列腺的研究中得到证实。

此外，随着MP-MRI、PSMA-PET/CT、PET/MR、分子成像等新兴技术引入前列腺成像，大大提高了临床意义前列腺病变的精准成像和定位，为PCa的治疗开辟了新的领域。在这种情况下，许多研究人员开发了一种新型的前列腺部分切除术，用于临床局限性的中危PCa。

因此，我们回顾前列腺部分切除术治疗临床局限性PCa的研究，并探讨该手术的可行性、安全性、适用性和有效性，重点关注肿瘤控制、尿控功能和性功能结局。

我们通过以下检索词对MEDLINE、PubMed和Cochrane数据库中的原始研究进行了系统综述："前列腺癌和（精确前列腺切除术或部分前列腺切除术）"，或"（前列腺癌）和（前列腺切除术或根治性前列腺切除术）和（尿道长度或尿道体积或膜尿道）"。共筛选了15项关于PCa部分切除术的研究。

pPCa指位于前纤维肌基质（AFMS）和移行带（TZ）的前边界，而外周带（PZ）无癌灶，占新PCa的3%～5%。pPCa非常适合局部治疗，但不建议进行FT等高能聚焦超声或不可逆电穿孔，以避免损伤外括约肌或神经血管束。在这种情况下，Villers等人开发了一种机器人辅助前列腺前部切除的技术，即在保留后外侧尿道、PZ和前列腺周围组织的同时，将前列腺的前部（包括TZ、AFMS和PZ的前部）整体切除，肿瘤组织病理评估显示可以有效切除肿瘤，确保术后功能恢复。17例通过mp-MRI和靶向活检诊断为低至中度风险的pPCa患者接受治疗，Villers等人详细描述了该技术的步骤。简要步骤包括背静脉复合体和尿道前端逆行分割；然后膀胱颈向前游离，中叶分离至精阜层面并将PZ横向离断。所有患者均成功完成了手术。术后主要并发症包括尿路感染、短暂性吻合口瘘和一过性肠梗阻。总体阳性切缘率和后外侧切缘率分别为53%和35%。关于肿瘤结局，17例患者中有4例在第2个月、第24个月、第25个月和第30个月被诊断为癌症复发，并接受了保留神经的RP。前pPCa的2年和3年无复发生存率分别为0.86（范围：0.55～0.96）和0.67（范围：0.33～0.87）。在术后功能恢复方面，没有患者在手术后出现尿失禁，而研究报道机器人辅助RP的尿失禁发生率约为16%。此外，83%的患者在手术后6个月维持勃起功能，明显优于RP后12个月时勃起功能障碍发生率的50%～70%。

目前局限性PCa局灶消融技术的基本原理是治疗影像学上可见的指标病变，这无疑使许多学者担心这种疗法的肿瘤疗效。一项针对505例接受局部治疗的中危PCa患者的多中心研究显示，重复活检的再治疗率为27%，阳性活检率为25%。另一项研究同样表明，尽管mp-MRI的分辨率提高了5～10倍，但81%的重新活检患者有残留癌症，25%需要重新治疗。Sood等人认为，FT后肿瘤失败率高可能与残余PCa（直径10mm或体积$0.5cm^3$）的大小低于MRI检测分辨率、肿瘤多灶性以及无法处理尖部肿瘤有关，因此进行了临床前研究。他们分析并定位了100例符合局灶性治疗标准但接受RP的患者标本中的PCa病变。他们发现，96%的患者患有在前列腺包膜内5～10mm存在癌灶。Sood等人详细描述了手术、肿瘤和功能结果。他们纳入了88例符合以下标准的PCa患者：PSA≤15ng/ml；临床分期≤cT_2；单侧病变，格里森评分≤4＋3分；原发性Gleason评分＜对侧病变4分；术前男性性健康量表评分为≥17分。该手术的主要原理是在主要癌变的一侧进行保留神经的RP，对侧进行精确切除，即保留所有Denonvilliers筋膜层，包括勃起神经，然后沿前列腺包膜内5～10mm剥离、保留了部分前列腺组织。肿瘤控制方面，所有患者的中位术后PSA为0.0ng/ml，在12个月和24个月的随访中，2例患者使用Phoenix或Huber标准发生生化复发，25例患者使用更严格的AUA标准发生生化复发。在这25例患者中，10例在残余活检中发现PCa，其中4例接受了RP，2例接受了RP联合放疗，4例接受了主动监测。总而言之，在25个月的中位随访期间，6.6%的男性在残余活检中发现了PCa，9.3%的男性接受了第二次手术。在术后功能恢复方面，所有患者术后均恢复了尿失禁，90%的患者在术后12个月内恢复了勃起功能。

随着前列腺癌成像技术（mp-MRI）、靶向穿刺技术和方法（会阴入路）的发展，具有临床意义的PCa的诊断和定位的准确性不断提高。此外，Kaouk等人最近的一项研究发现，单孔机器人经膀胱前列腺手术方法与较低的总体发病率相关，包括减少阿片类药物使用、缩短手术时间和导管留置时间。他们在2018年报告了一项通过经膀胱方法行单孔机器人部分前列腺切除术的临床前研究，证明了其技术可行性。因此，他们率先对中低危局限性PCa患者（Gleason评分≤7分，单象限阳性结节，无囊膜外浸润，前列腺体积≤100ml，穿刺部位阳性与术前MRI相对应）患者进行机器人单孔前列腺部分切除术。在手术过程中，术前MRI和术中经直肠超声图像需要通过软件融合，以实现病灶（肿瘤位置和体积）的实时精确定位。手术切除的范围取决于病变的具体位置。简而言之，对于前部病变，应切除尿道前的前列腺；对于外侧病变，应沿尿道中线切开前列腺，同时保留前列腺尿道。肿瘤控制方面，术中冰冻切片所有患者均显示阴性切缘，但术后病理显示4例患者局灶切缘阳性，3例患者病理升级。术后功能恢复方面，所有患者均在术后6周内恢复尿失禁和性功能。

四、专家点评

根治性前列腺切除术是前列腺恶性肿瘤的标准治疗方案。本病例及系列文献显示，前列腺部分切除术是一种非常有前途的新手术方式，可以最大限度地提高功能储备，同时最大限度地减少肿瘤治疗不充分。同时，未来的研究需要区分、需要更积极监测和需要确定性治疗的患者群体，并在肿瘤控制方面进行随机化试验和更长时间的随访，以确定前列腺部分切除术在前列腺恶性肿瘤管理中的确切作用。

（病例提供者：杨春光　华中科技大学同济医学院附属同济医院）

（点评专家：王志华　华中科技大学同济医学院附属同济医院）

参考文献

[1]Sung H，Ferlay J，Siegel RL，et al.Global Cancer Statistics 2020：GLOBOCAN Estimates of Incidence and Mortality Worldwide for 36 Cancers in 185 Countries[J].CA Cancer J Clin，2021，71（3）：209-249.

[2]Williams IS，McVey A，Perera S，et al.Modern paradigms for prostate cancer detection and management[J].Med J Aust，2022，217（8）：424-433.

[3]Fletcher SA，von Landenberg N，Cole AP，et al.Contemporary national trends in prostate cancer risk profile at diagnosis[J].Prostate Cancer Prostatic Dis，2020，23（1）：81-87.

[4]Bill-Axelson A，Holmberg L，Garmo H，et al.Radical Prostatectomy or Watchful Waiting in Prostate Cancer-29-Year Follow-up[J].N Engl J Med，2018，379（24）：2319-2329.

[5]Capogrosso P，Vertosick EA，Benfante NE，et al.Are We Improving Erectile Function Recovery After Radical Prostatectomy？Analysis of Patients Treated over the Last Decade[J].Eur Urol，2019，75（2）：221-228.

[6]Capogrosso P，Vertosick EA，Benfante NE，et al.Are We Improving Erectile Function Recovery After Radical Prostatectomy？Analysis of Patients Treated over the Last Decade[J].Eur Urol，2019，75（2）：221-228.

[7]Abreu AL，Peretsman S，Iwata A，et al.High Intensity Focused Ultrasound Hemigland Ablation for Prostate Cancer：Initial Outcomes of a United States Series[J].J Urol，2020，204（4）：741-747.

[8]Woodcock DJ，Riabchenko E，Taavitsainen S，et al.Prostate cancer evolution from multilineage primary to single lineage metastases with implications for liquid biopsy[J].Nat Commun，2020，11（1）：5070.Published 2020 Oct 8.

[9]Fujihara A，Ukimura O.Focal therapy of localized prostate cancer[J].Int J Urol，2022，29

（11）：1254-1263.

[10]Klotz L，Pavlovich CP，Chin J，et al.Magnetic Resonance Imaging-Guided Transurethral Ultrasound Ablation of Prostate Cancer[J].J Urol，2021，205（3）：769-779.

[11]Beer E.TOTAL CYSTECTOMY AND PARTIAL PROSTATECTOMY FOR INFILTRATING CARCINOMA OF THE NECK OF THE BLADDER：REPORT OF EIGHT OPERATED CASES[J].Ann Surg，1929，90（5）：864-885.

[12]Frasson M，Garcia-Granero E，Parajó A，et al.Rectal cancer threatening or affecting the prostatic plane：is partial prostatectomy oncologically adequate？Results of a multicentre retrospective study[J].Colorectal Dis，2015，17（8）：689-697.

[13]Ike H，Shimada H，Fujii S，et al.Extended abdominoperineal resection with partial prostatectomy for T_3 rectal cancer[J].Hepatogastroenterology，2003，50（50）：377-379.

[14]Murakami K，Kimura H，Nakashima M，et al.[A Case of Partial Prostatectomy for Advanced Rectal Cancer Involving the Prostate in the Jack-Knife Position][J].Hinyokika kiyo Acta urologica Japonica，2015，61（9）：365-368.

[15]Wunderlich H，Wolf M，Reichelt O，et al.Radical cystectomy with ultrasound-guided partial prostatectomy for bladder cancer：a complication-preventing concept[J].Urology，2006，68（3）：554-559.

[16]Sivaraman A，Barret E.Focal Therapy for Prostate Cancer：An "À la Carte" Approach[J].Eur Urol，2016，69（6）：973-975.

[17]Villers A，Puech P，Flamand V，et al.Partial Prostatectomy for Anterior Cancer：Short-term Oncologic and Functional Outcomes[J].Eur Urol，2017，72（3）：333-342.

[18]Villers A，Flamand V，Arquimedes RC，et al.Robot-assisted partial prostatectomy for anterior prostate cancer：a step-by-step guide[J].BJU international，2017，119（6）：968-974.

[19]Ficarra V，Novara G，Rosen RC，et al.Systematic review and meta-analysis of studies reporting urinary continence recovery after robot-assisted radical prostatectomy[J].Eur Urol，2012，62（3）：405-417.

[20]Donovan JL，Hamdy FC，Lane JA，et al.Patient-Reported Outcomes after Monitoring，Surgery，or Radiotherapy for Prostate Cancer[published correction appears in N Engl J Med，2023，388（23）：2208][J].N Engl J Med，2016，375（15）：1425-1437.

病例5　晚期肾癌保肾减瘤术综合治疗

一、病历摘要

（一）基本信息

患者男性，57岁，主因"发现右肾占位1个月余"就诊。

患者因"咯血气喘"就诊外院，查胸部CT提示：左上肺门区不规则软组织密度影，边界不清，双肺见多发结节状高密度影，边界清楚，纵隔内多发淋巴结，考虑肺恶性肿瘤。进一步纤维支气管镜检查并活检病理提示：考虑肾透明细胞癌转移，WHO 3级。转诊我院完善PET/CT提示：右肾肿瘤性病变（肾癌？）累及肾包膜，双肺多发转移。门诊拟诊为"右肾恶性肿瘤伴多发肺转移"收住院进一步治疗。

回顾系统病史，无高血压病、糖尿病病史。既往2003年因甲状腺良性肿瘤行甲状腺次全切除术，吸烟史30年，每天1包，无饮酒史，否认肿瘤家族史。近期体重下降约10kg。

（二）临床诊断

1. 右肾肾癌伴多发肺转移

2. 贫血

（三）诊疗经过

患者于2019年6月经PET/CT和纤维支气管镜活检病理诊断为：①右肾透明细胞癌合并肺转移（$cT_{2a}N_xM_1$，Ⅳ期）；②贫血，根据IMDC（international metastatic renal cell carcinoma database consortium，国际转移性肾细胞癌联合数据库评分）分层评为中危（2个危险因素）。开始接受一线靶向药物舒尼替尼治疗，方案为50mg每日1次，治疗4周停用2周为1个疗程，每治疗2个疗程复查影像学检查。初始治疗后患者咯血症状好转，体重增加，影像学表现疾病稳定，但4个疗程后再次复查影像学时肺部出现新发病灶，提示疾病进展（病例5图1初发病灶和病例5图2肺部进展病灶）。

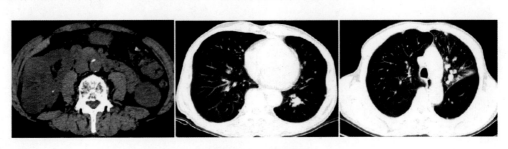

病例5图1　初发病灶

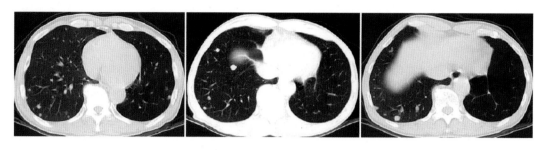

病例5图2　肺部进展病灶

于2020年2月起，改用靶免联合治疗方案：替雷利珠单抗200mg每3周一次，舒尼替尼50mg每天一次4/2。患者使用过程中无明显不良反应，治疗3周期后复查影像学提示右侧肾脏原发灶明显缩小（最大径8.67cm缩小到5.26cm，病例5图3），肺部转移灶完全消失（病例5图4）。患者一般状况良好，体重恢复到发病前，贫血纠正，考虑患者年轻，联合药物治疗后疾病部分缓解，若能进一步行肾癌减瘤手术，可使患者达到临床完全缓解状态。与家属和患者充分沟通后于2020年6月全身麻醉下行达·芬奇机器人辅助下经腹腔镜右肾肿瘤保留肾单位肾部分切除术，术中可见肾门处淋巴管丰富，肿瘤基底包膜明显增厚，但肾周脂肪和肿瘤周围脂肪无明显粘连，手术顺利。术后病理提示：肿瘤大小约52mm×40mm×30mm，可见少量透明细胞癌残余，约占肿瘤负荷10%（病例5图5）。

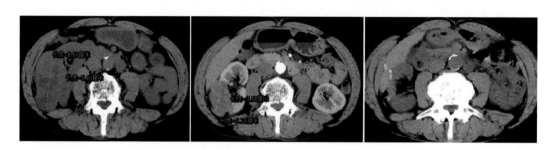

病例5图3　原发灶治疗后状态

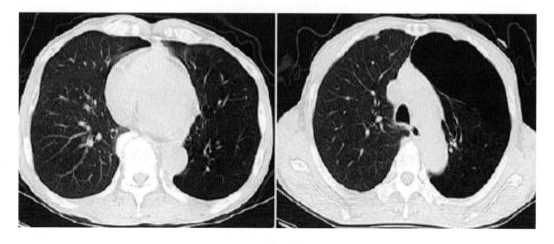

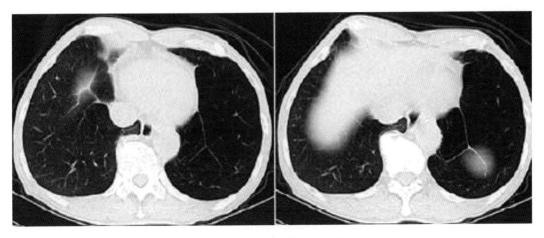

病例5图4　肺部病灶治疗后状态

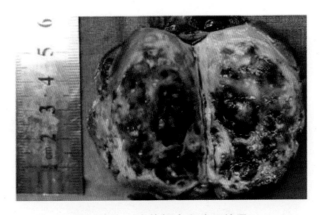

病例5图5　大体标本和病理结果

免疫组化结果：CD10（＋），Vimentin（＋），CD117（－），CK7（－），TFE-3（－），HB-45（－），P504s（＋），SDHB（＋），CK20（－），FH（＋），CA-9（＋），Ki-67（25%＋）。特殊染色结果：胶样铁染色（－）。

病理诊断：（肾透明细胞癌治疗后，右肾肿瘤）送检组织见少量透明细胞癌残留（约占瘤荷10%），周围间质纤维组织增生，伴胶原化，部分区域伴出血及含铁血黄素沉积，间质较多量淋巴细胞、浆细胞及组织细胞浸润。请结合临床。

术后继续予替雷利珠单抗维持治疗半年，患者自行停药，期间多次复查仍为影像学完全缓解状态。但是仅仅停药8个月，于2021年8月6日患者因"右侧肢体无力"就诊我科门诊，复查头颅CT提示：左侧额部混杂密度灶，肿瘤性病变可能，左顶部脑出血，右额部高密度结节，诊断为：脑内出血（转移瘤卒中？），进一步完善颅脑增强磁共振提示：左侧额顶叶占位伴大脑镰下疝形成，结合MRS考虑转移瘤可能大。急诊神经外科予脱水降颅压、激素消肿等治疗后症状改善仍不明显，再次完善PET/CT提示颅内多发转移伴出血可能，建议病理检查除外肾癌转移，并且左肺门区新发高代谢软组织密度灶考虑恶性肿瘤，余未见明显肿瘤表现。遂于2021年8月16日全身麻醉下行显微镜下幕上深部肿物切除术

（左额＋左顶）＋开颅颅内减压术，术后常规病理提示：符合转移性透明细胞肾癌。术后患者神经系统症状较前明显好转，恢复良好无后遗症（病例5图6，脑转移术前术后）。

　　尽管上述全身治疗联合局部减瘤手术治疗方案让患者达到了临床完全缓解状态，但在患者停药一段时间后很快出现了脑转移，考虑仍需重启全身治疗方案，因患者自身经济因素未再启用免疫检测点抑制剂，遂自2021年9月开始予阿昔替尼5mg 2次/日的方案继续治疗。3个月后再次因气喘住院复查胸部CT提示左肺门病变存在进展，纤维支气管镜下见支气管内肿瘤样组织活检病理提示肾透明细胞癌，同时留置支气管支架改善通气。考虑二线治疗方案失败，改用仑伐替尼（国产，因药物不良反应不能耐受，最大16mg每天一次维持剂量）＋依维莫司（10mg每天一次）继续全身药物治疗。但是仅使用3个月，于2022年3月患者就诊神经外科复查颅脑MRI时提示：脑转移灶复发，疾病出现进展。神经外科专科建议其行姑息性放疗，经放疗科评估后，脑部转移灶可行立体定向放

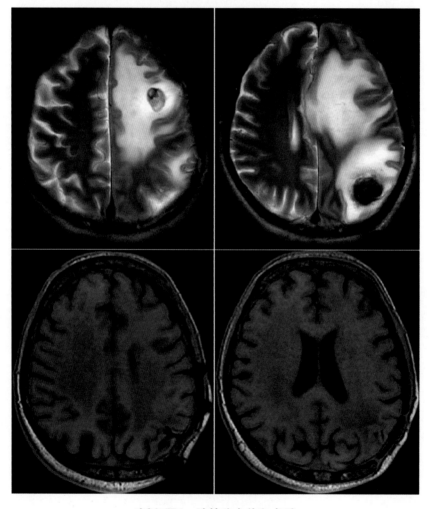

病例5图6　脑转移术前和术后

疗，方案为：40Gy/5fx，TOMO技术（见病例5图7，脑转移复发和放疗前后对比）。

完成放疗疗程，完善血常规、生化全套、心肌酶谱、甲状腺功能、尿常规、胸部CT、脑部MRI等检查，患者一般状况良好，自2022年7月开始，予特瑞普利单抗（240mg，每3周一次）联合仑伐替尼（16mg，每天一次）治疗，随访至今，脑部多发转移灶缩小，余无残留病灶，患者无明显不良反应。

患者经过5次更换全身治疗药物，治疗过程中结合保留肾单位减瘤手术，脑部转移灶切除和立体定向放疗等局部治疗方案，目前治疗已超过4年，肿瘤控制良好，身体状况良好，进一步随访中。

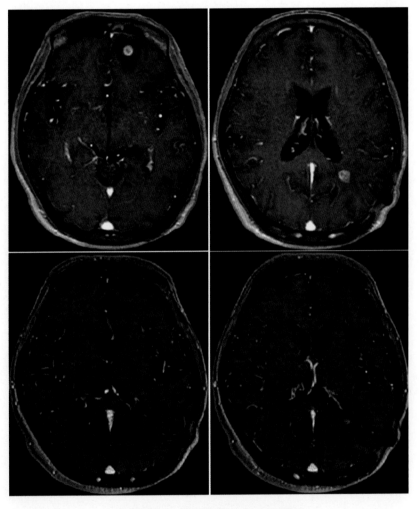

病例5图7 脑部复发灶和放疗前后

二、病例分析

患者就诊时57岁，因气喘、咯血在呼吸科被诊断出肾透明细胞癌伴双肺多发转移再转入我科进一步治疗，并无传统的晚期肾癌三联征。因我国经济发展和人民健康意识提高，城市里晚期肾癌患者减少，常常一些疏于体检的患者因胸痛、咯血、腿痛、骨折等就诊其他科室时发现肾癌伴发肺转移或骨转移，再转诊到泌尿外科诊治，这需引起我们临床医生的关注，同时也体现了肾癌容易转移至肺部和骨头的特点。近些年，晚期肾癌药物治疗效果取得了一定的突破，由靶向治疗时代进入了靶免联合治疗时代，进一步提升了无疾病进展时间（PFS）和总生存时间（OS）。特别是根据肿瘤风险分层和患者个体化因素，基于以全身药物治疗为主，结合原发灶或转移灶的姑息手术或放疗等局部治疗方案，让患者不仅生存时间明显延长，同时生活质量得到了提高。

针对此患者，按照IMDC分层为中危2个危险因素，根据当时最新的NCCN临床实践指南（2020.V2）首选帕博利珠单抗联合阿昔替尼或纳武单抗联合伊匹单抗或卡博替尼，但受限于相关医保政策、药物的地区普及程度及患者个人经济状况等，我们依据国内最新的CSCO指南为患者推荐了一线药物舒尼替尼单药治疗。虽然无明显不良反应，气喘和咯血较前好转，但仅使用18周就出现了肺部新发病灶表示疾病进展。恰逢国产PD-1替雷利珠单抗上市，费用明显低于进口药物，与患者沟通后直接在原有舒尼替尼（前期使用无不良反应）基础上加用了替雷利珠单抗，3个周期后复查的结果让人非常惊讶，双肺多发转移灶消失，肾脏原发灶明显缩小。

这时作为泌尿外科医生需要考量的是这个患者是否需要行减瘤手术，这也是近年争议最大的问题之一。依据患者目前全身治疗情况，已将转移灶负荷明显降低，现最大的肿瘤负荷为原发灶，并且患者年轻，一般状况良好，倘若能够进行减瘤手术切除原发灶，患者的瘤负荷将减小到最低。同时考虑经过全身药物治疗，原发灶肿瘤从原来最大径8.67cm下降到5.26cm，RENAL评分为9分，保留肾单位手术具有可行性，避免根治手术保留患者的肾功能能否为将来药物使用和提高生活质量带来帮助也引起了我们的思考，遂进行了达·芬奇机器人辅助腹腔镜下右肾肿瘤保留肾单位手术。

患者术后一般情况良好，达到了临床影像学完全缓解状态，继续使用全身药物治疗，然而因经济因素在停用免疫药物后8个月左右就出现了肢体症状，并被诊断为肾癌脑转移伴脑出血，经神经外科急诊处理和开颅手术，明显缓解了患者的神经系统症状并且未留下明显的后遗症。这表明晚期肾肿瘤的治疗中全身药物治疗起到了非常重要的作用，但该患者似乎对单纯靶向药物治疗并不敏感，更换二线和三线的单靶药物或者双靶连用都很快出现新发病灶，包括左肺门软组织灶引起气喘加重和再次出现脑部转移瘤（无急性神经症状）。经放疗科评估后采用了TOMO技术进行脑部转移瘤的放疗，并再次启用PD-1免疫检测点抑制剂联合靶向药物进行五线治疗，现左肺门软组织病灶和脑部病灶都较前缩小，疾病稳定已超过13个月，目前患者一般状况好，正常生活。

综上所述，患者目前总治疗时间为50个月，经过了五线全身药物、减瘤性保留肾单位手术、开颅手术、立体定向放疗、支气管支架置入等综合方案的治疗，有效延长了患者的生存时间，并且生活质量也得到了保障，虽然是一个晚期肾癌患者，但疗效已经让患者家属十分满意。

三、疾病介绍

早期肾癌多无症状，许多肾癌发展到晚期仍没有明显的症状，出现经典的所谓"肾癌三联征"（血尿、腰痛、腹部肿块）的患者仅20%左右，并且还在不断减少。既往转移性肾癌经治疗后5年生存率仅为10%左右，中位生存时间小于10个月，预后差生存期短，治疗仍然比较棘手。针对这个患者，经采用多线全身治疗、减瘤手术以及转移灶局部治疗等综合治疗方案，生存时间得到了有效延长，值得我们借鉴和思考。

1. 晚期透明细胞癌（mccRCC）后线药物治疗选择　近几年国际各大指南已将靶向（TT）联合免疫（ICI）的治疗方案作为了晚期肾透明细胞癌的首选治疗方案，无论IMDC分层低危、中危、高危都是一级推荐，但随着临床研究的深入，大部分观点认为对于低危患者，靶免联合治疗并不具有优势，靶向药物仍可作为这部分人群的主要治疗方案，而中高危或肉瘤样分化的患者则能从免疫联合靶向治疗中获益更多。靶免治疗前移一线治疗后晚期肾癌的疗效有了显著提高，但后续治疗仍很重要。很多患者既往接受过免疫联合靶向失败后，后续治疗如何制订？这个问题值得深思。对于二线或更后线治疗，尚无高等级的治疗选择，单独的靶向药物如阿昔替尼、依维莫司都还不足以担此重任。Cabopoint研究显示新型靶向药物卡博替尼在一线双免或靶免治疗进展后初现效果，ORR达到22%，疾病控制率超过90%。双靶联合（如仑伐替尼联合依维莫司、贝组替凡联合卡博替尼）也是非常重要的选择，最大ORR达到31%，中位PFS超过1年。而最近Keynote-124研究结果也显示出免疫治疗失败后继续免疫联合靶向治疗（帕博利珠单抗联合仑伐替尼）仍有空间，12个月ORR达到70%。未来的探索，包括联合治疗如何选择，在一线免疫治疗广泛应用的大背景下，靶向药物是基石，联合免疫后往往能产生1+1大于2的效果，但如何克服长期治疗后免疫耐药是首先需要考虑和解决的问题。基于此就目前最新ASCO的推荐一线TKI单药，则后线推荐O药或卡博替尼；一线双免治疗，后线推荐TKI单药；一线ICI联合TKI，后线推荐更换另一种TKI；一线ICI出现寡转移，后线推荐继续ICI同时局部治疗。但在真实世界应用过程中，临床医生需根据患者病情的不同特征，个性化、分层选择最优策略，同时也需结合我国国情为患者提供更好的临床获益。

2. 靶免联合治疗时代减瘤性肾脏手术的价值　伴随着分子靶向药物和新型免疫检查点抑制剂类药物的出现，转移性肾癌的系统治疗药物和方案越来越多，特别是对于

IMDC分层中高危的晚期肾癌患者，靶免联合治疗后大大改善了预后，减瘤性肾切除术（CN）能否带来额外的生存获益存在争议。2022年10月19日发表于European Urology的一篇回顾性、观察性研究尝试回答了这个问题。该研究肯定了CN在靶向和免疫治疗时代对于转移性肾癌仍然有积极作用。对于合适的转移性肾癌患者，无论是接受ICI还是TT治疗，减瘤性肾切除术均能为患者带来生存获益。于2023年四川华西医院的魏强教授团队也针对这个问题发表了系统评价和Meta分析，结果显示先行减瘤手术再联合系统治疗和先行系统治疗再联合减瘤手术治疗转移性肾癌患者的总体生存期相似，两者差异无统计学意义。亚组分析也显示接受减瘤手术的mccRCC患者总生存期优于未接受减瘤手术mccRCC患者。同时Singla等人基于大型数据库对免疫治疗联合CN的生存结果、时机和安全性进行了验证，结果显示免疫治疗联合CN可以明显延长mRCC患者的OS，且类似于靶向药物联合CN的延迟减瘤模式，在免疫治疗后行CN在病理上存在了更有利的表现。CN所带来获益的具体机制尚不清楚。如何选择CN的施行时机也存在争议，理论上若先行减瘤手术，可以减轻或消除与原发病灶相关的血尿、疼痛等症状，还可以缓解相同原因造成的红细胞增多症、高血压及高钙血症等，为全身治疗提供较好的基础。若先行系统治疗，有效的系统治疗能够改善患者的身体状态，接受减瘤手术，两者可相辅相成。也有研究显示肾癌细胞能持续分泌包括VEGF、PDGF、TGF等可能促进肾癌细胞转移的因子，而且作为一种具有高度免疫原性的肿瘤，可通过抑制抗肿瘤T细胞应答及T细胞耗竭等机制促进远处转移，因此行CN在明显减轻肿瘤负荷的基础上消除了来自原发病灶的、对肿瘤远处转移有利的生长因子，去除了远处转移的肿瘤细胞的来源，这对患者将有所裨益。另在手术术式方面CN可分为减瘤性根治性肾切除术（cRN）以及减瘤性部分肾切除术（cPN），但相关报道极少，有一项研究结果表明，相较于根治性全肾切除，针对原发灶的部分肾切除能为患者带来预后更佳的获益，但这项结论仅限于原发病灶肿瘤直径不超过4cm的情况；另一项来自国内同样基于SEER数据库的分析结果也得到了类似的结论，对于伴远处转移的T_1期肾癌患者，cPN的预后生存优于cRN。因部分肾切除对肾功能的保护更佳，而目前针对mRCC全身治疗的药物大多在长期使用后可能会加重肾功能的损伤，如果可以保留更多的肾单位，则有助于延长患者的生存期和提高生活质量。

3. 晚期肾癌脑转移治疗的选择　晚期肾癌转移常见肺转移、骨转移，脑转移较为少见并且常伴随症状。通常认为，肾癌脑转移的预后差，生存率多小于1年。即使在免疫治疗时代，脑转移仍然是转移性肾细胞癌（mRCC）的不良预后特征。在以前的mRCC研究中，脑转移的发生率为8%～15%。然而，在免疫治疗时代一些临床研究报告显示脑转移的发生率接近30%。手术治疗是治疗肾癌脑转移的主要手段，特别是出现颅内高压、脑出血、水肿、占位效应等急症时，手术能完整把肿瘤切除，去除压迫，缓解颅内高压症状，减轻神经功能损害，为下一步的靶向、免疫等全身治疗争取时间，延长患者生存期。此外，通过手术也能获得脑转移瘤的组织标本，有利于明确诊断病理类型。而对于无症状的小的脑转移，立体定向放疗已成为了标准治疗方案，特别是近年来，国内外学者注意到放疗与基于ICIs及CALT-4抑制剂的免疫治疗会产生协同性的效果，具体表现为局灶放疗敏感性的增加、局部肿瘤控制的改善以及较为罕见的放疗远隔效应的表现程度增加。如Andrew等人于2015年提出放射增敏免疫治疗，免疫系统在辐射场内的肿瘤细胞死亡中发挥关键作用，将放射与免疫疗法相结合可以增加放射增敏性并改善局部肿瘤控制；还有由Mole报道的远隔效应，表现为在患者接受放疗后未接受放射的肿瘤病变消退的现象，这种现象一直较为罕见，文献仅仅只报道了46例，其中7例为肾癌，但随着免疫治疗时代的到来，远隔效应得到了更多的研究，因为免疫治疗可以放大这种效应。在肾癌的相关研究中，Park等人研究就发现，与单独使用SABR或SABR加对照抗体相比，SABR加PD-1阻断的组合诱导受照射的原发肿瘤几乎完全消退，同时，非遗传依赖性地，SABR照射范围以外的未照射转移灶的大小在远隔效应的作用下减少了66%，证明了免疫治疗联合放疗在mRCC的治疗中可以扮演重要角色。

四、专家点评

本例患者初发诊断为右肾肾癌伴多发肺转移，IMDC分层为中危（2个危险因素），一线选择舒尼替尼治疗很快出现了疾病进展，在后续治疗过程中又出现了脑转移，我们通过增加PD-1免疫检测点抑制剂，多线换药并且结合减瘤性保肾手术、脑部转移瘤局部治疗等综合治疗方案，患者取得了令人满意的治疗效果，目前疾病控制良好，无神经系统后遗症，生活自理。晚期肾癌的治疗经历了细胞因子时代、靶向药物时代、免疫治疗时代，同时治疗药物也层出不穷，让PFS和OS得到了明显提升，大大改善了患者的预后。在这种情况下，也出现了一些问题需要我们去思考与解决：①当一线靶免治疗后效果显著提升，但是二线选择面临窘境，如何在后线用药中很好地序贯药物，让患者获益最大？现有的晚期肾癌二线治疗形成"群雄逐鹿"局面，免疫、靶向单药各有优势，免疫联合和靶向联合治疗层出不穷。循证是根基，联合是趋势，临床医生需结合指南推荐、患者病情、药物可及性等，分层选择最优策略，尽量做到个体化治疗选择。另国产PD-1特瑞普利单抗于2023年完成了晚期肾癌的临床研究，若获得适应证纳入医保将大大降低使用风险和费用；②当免疫联合治疗成为晚期肾癌一线治疗的新标准时，大大改善了晚期肾癌患者的预后，减瘤术这时还能发挥多大的价值，免疫联合治疗与减瘤术能否发挥"1＋1＞2"的效果？目前相关研究显示靶向＋免疫治疗时代，减瘤手术依然是降低转移性肾癌患者死亡风险的独立预测因素，且减瘤手术时机对患者结局无明显影响。

在显微外科技术日益进步的今天，尤其是机器人技术的出现，未来进行最大限度的机器人减瘤手术（甚至保肾手术）＋药物治疗的新模式可能为患者带来更大的临床获益；③尽管在免疫治疗时代，转移性肾癌患者的总生存期得到了改善，但脑转移的发生仍然是转移性肾癌的不良预后特征，并且发生率在升高。因此，有必要在mRCC患者开始全身治疗前和治疗过程中监测脑MRI，以在无症状阶段诊断脑转移，以及时阻止颅内疾病进展避免急症，同时更有效地治疗颅外疾病；④放疗和免疫疗法（如ICIs）之间是否具有协同作用也引起了极大的关注，放疗可通过促进效应免疫细胞的募集，诱导肿瘤及其微环境的免疫变化，相互增强治疗的效果。因此，立体定向放疗与同步免疫治疗的协同作用有望预防RCC脑转移的免疫逃逸特征，从而在临床环境中产生更好的治疗反应。随着这些问题被认识和了解，晚期肾癌患者经过系统化综合方案治疗，总生存期得到明显延长，生活质量也得到明显提高。

（病例提供者：王雪刚　张立鉴　厦门大学附属第一医院）

（点评专家：王雪刚　厦门大学附属第一医院）

参考文献

[1]Turajlic S，Swanton C，Boshoff C.Kidney cancer：The next decade[J].J Exp Med.Oct 1，2018，215（10）：2477-2479.doi：10.1084/jem.20181617.

[2]Albiges L，Schmidinger M，Taguieva-Pioger N，et al.CaboPoint：a phase Ⅱ study of cabozantinib as second-line treatment in patients with metastatic renal cell carcinoma[J].Future Oncol，2022，18（8）：915-926.doi：10.2217/fon-2021-1006.

[3]Choueiri TK，McDermott DF，Merchan J，et al.Belzutifan plus cabozantinib for patients with advanced clear cell renal cell carcinoma previously treated with immunotherapy：an open-label，single-arm，phase 2 study[J].Lancet Oncol，2023，24（5）：553-562.doi：10.1016/s1470-2045（23）00097-9.

[4]Taylor MH，Lee CH，Makker V，et al.Phase IB/Ⅱ Trial of Lenvatinib Plus Pembrolizumab in Patients With Advanced Renal Cell Carcinoma，Endometrial Cancer，and Other Selected Advanced Solid Tumors[J].J Clin Oncol，2020，38（11）：1154-1163.doi：10.1200/jco.19.01598.

[5]Bakouny Z，El Zarif T，Dudani S，et al.Upfront Cytoreductive Nephrectomy for Metastatic Renal Cell Carcinoma Treated with Immune Checkpoint Inhibitors or Targeted Therapy：

An Observational Study from the International Metastatic Renal Cell Carcinoma Database Consortium[J].Eur Urol，2023，83（2）：145-151.doi：10.1016/j.eururo.2022.10.004.

[6]Chen B，Li J，Huang Y，et al.The role of cytoreductive nephrectomy in metastatic renal cell carcinoma in the targeted therapy and immunological therapy era：a systematic review and meta-analysis[J].Int J Surg，2023，109（4）：982-994.doi：10.1097/js9.0000000000000314.

[7]Singla N，Hutchinson RC，Ghandour RA，et al.Improved survival after cytoreductive nephrectomy for metastatic renal cell carcinoma in the contemporary immunotherapy era：An analysis of the National Cancer Database[J].Urol Oncol.Jun，2020，38（6）：604.e9-604.e17.doi：10.1016/j.urolonc.2020.02.029.

[8]Russo P.Surgical intervention in patients with metastatic renal cancer：current status of metastasectomy and cytoreductive nephrectomy[J].Nat Clin Pract Urol，2004，1（1）：26-30.doi：10.1038/ncpuro0029.

[9]王涛，谢剑伟，金思励，等.转移性肾癌减瘤手术的临床应用及研究进展[J].临床泌尿外科杂志，2019，34（11）：926-929.doi：10.13201/j.issn.1001-1420.2019.11.019.

[10]Vieweg J，Su Z，Dahm P，et al.Reversal of tumor-mediated immunosuppression[J].Clin Cancer Res，2007，13（2 Pt 2）：727s-732s.doi：10.1158/1078-0432.Ccr-06-1924.

[11]Mortezaee K，Majidpoor J.Mechanisms of CD8（+）T cell exclusion and dysfunction in cancer resistance to anti-PD-（L）1[J].Biomed Pharmacother，2023，163（2）：114824.doi：10.1016/j.biopha.2023.114824.

[12]Granier C，Dariane C，Combe P，et al.Tim-3 Expression on Tumor-Infiltrating PD-1（+）CD8（+）T Cells Correlates with Poor Clinical Outcome in Renal Cell Carcinoma[J].Cancer Res，2017，77（5）：1075-1082.doi：10.1158/0008-5472.Can-16-0274.

[13]Lenis AT，Salmasi AH，Donin NM，et al.Trends in usage of cytoreductive partial nephrectomy and effect on overall survival in patients with metastatic renal cell carcinoma[J].Urol Oncol，2018，36（2）：78.e21-78.e28.doi：10.1016/j.urolonc.2017.09.030.

[14]熊三钞，邵彦翔，胡旭，等.伴远处转移T$_1$期肾癌原发灶行减瘤性肾部分切除术与减瘤性根治性肾切除术的生存分析[J].四川大学学报（医学版），2020，51（04）：546-551.

[15]Ferrel EA，Roehrig AT，Kaya EA，et al.Retrospective Study of Metastatic Melanoma and Renal Cell Carcinoma to the Brain with Multivariate Analysis of Prognostic Pre-Treatment Clinical Factors[J].Int J Mol Sci，2016，17（3）：400.doi：10.3390/ijms17030400.

[16]Dabestani S, Thorstenson A, Lindblad P, et al.Renal cell carcinoma recurrences and metastases in primary non-metastatic patients: a population-based study[J].World J Urol, 2016, 34（8）: 1081-1086.doi: 10.1007/s00345-016-1773-y.

[17]Sharabi AB, Lim M, DeWeese TL, et al.Radiation and checkpoint blockade immunotherapy: radiosensitisation and potential mechanisms of synergy[J].Lancet Oncol, 2015, 16（13）: e498-509.doi: 10.1016/s1470-2045（15）00007-8.

[18]Abuodeh Y, Venkat P, Kim S.Systematic review of case reports on the abscopal effect[J]. Curr Probl Cancer, 2016, 40（1）: 25-37.doi: 10.1016/j.currproblcancer.2015.10.001.

[19]Park SS, Dong H, Liu X, et al.PD-1 Restrains Radiotherapy-Induced Abscopal Effect[J]. Cancer Immunol Res, 2015, 3（6）: 610-619.doi: 10.1158/2326-6066.Cir-14-0138.

病例6　高危输尿管癌保肾的综合治疗

一、病历摘要

（一）基本信息

患者男性，44岁，主因"血尿1周，甲状旁腺素增高4天"入院。

患者1周前健身后出现血尿，无皮下出血。4天前至外院检查，肾功能指标异常，肾脏超声示：①左肾结石；②左肾窦分离。肝、胆、胰、脾、膀胱、前列腺超声示：①前列腺结石；②脂肪肝。查甲状旁腺素增高，甲状旁腺激素示248.5pg/ml。血钙2.99mmol/L，注射降钙素，血钙降至2.8mmol/L。肾脏ECT示：甲状腺左叶下极后方软组织影，摄取^{99m}Tc-MIBI轻度增高，考虑甲状旁腺增生或腺瘤，请结合临床。我院甲状腺外科初步诊断为"①原发性甲状旁腺功能亢进症；②肾结石；③前列腺结石；④脂肪肝"。于2021年9月23日行"甲状旁腺肿瘤切除术＋左侧喉返神经探查术＋筋膜组织瓣成形术"。术后病理示：非典型甲状旁腺腺瘤。因左肾多发结石，需要手术转入泌尿外科。术前肾功能检查提示：肌酐200μmol/L（参考值：20～115μmol/L），尿素氮12.4mmol/L（参考值：2.2～8.2mmol/L）。转入我科后，于2021年9月29日行"经尿道输尿管软镜左肾结石钬激光碎石取石术"。术中软镜见左肾盂输尿管连接处3个"菜花样"肿物，最大约5mm×5mm，管腔狭窄，软镜能通过。检查肾盂及各肾盏未见肿物。待软镜碎石手术完成后将新生物处取活检并送快速冰冻，术中冰冻病理提示：形态学考虑乳头状尿路上皮癌，待常规进一步明确。并与患者家属沟通，因患者肾功能不全，患者家属要求结束本次手术，商议后再行下一步治疗。后通过追问病史，患者既往存在马兜铃服用史，马兜铃为含马兜铃酸的中草药，中国泌尿外科和男科疾病诊断治疗指南（2022版）提到有含马兜铃酸药物用药史的人群为患上尿路尿路上皮癌的高危人群。

（二）临床诊断

1. 左侧输尿管癌（$T_1M_0N_0$）
2. 左肾结石并积水
3. 肾功能不全
4. 甲状旁腺瘤

（三）诊疗经过

患者从甲状腺外科转入我科后，为明确手术指征，遂于2021年9月27日补充彩超检查，结果回示：左肾内可及数个团状强回声，后伴声影，较大者位于下极，大小约10.9mm×5.8mm；左肾盂与输尿管移行处可及大小约8mm×4.5mm强回声，后伴声影，集合系统分离，内呈液性暗区，肾盂前后径约12mm（病例6图1）。患者"左肾结石"诊断明确，择期安排"经尿道输尿管软镜左肾结石钬激光碎石取石术"。

患者于2021年9月29日行"经尿道输尿管软镜左肾结石钬激光碎石取石术"。术中可见左输尿管腔上段有多发新生物，呈菜花状，最大约5mm×5mm，表面充血（病例6图2）。继续进镜，可见肾盂有一结石阻塞管腔，大小约0.7cm×0.6cm，但肾盂及各肾盏未见新生物。接钬激光碎石器械，将其击碎至直径在3mm以下，部分取出体外。新生物处取活检并送快速冰冻，术中冰冻病理提示：形态学考虑乳头状尿路上皮癌，待常规进一步明确。和患者家属沟通后，患者家属要求结束手术。术后病理组织提示：高级别乳头状尿路上皮癌。

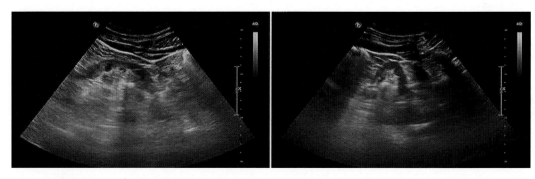

病例6图1　彩超检查提示左肾多发结石、左肾盂与输尿管移行处结石并左肾积水

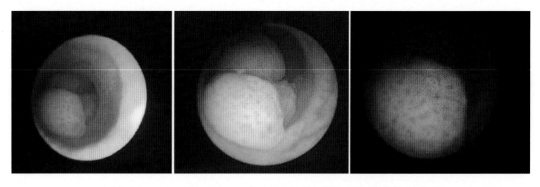

病例6图2　2021年9月29日术中输尿管镜所见"菜花状"新生物

患者于2021年10月1日行MRU提示：左侧输尿管与肾盂移行处见充盈缺损影（病例6图3）。于2021年10月3日行肾脏ECT提示：校正后GFR为双侧37.25ml/min，左侧20.64ml/min，右侧16.61ml/min，检查结论为双肾血流灌注减低，功能受损，右肾稍著。考虑到患者肾功能减退严重（右肾较重），患者及家属强烈要求保肾手术，于2021年

10月4日行"腹腔镜下左侧输尿管狭窄段切除再吻合术"。术中完全切除带肿瘤段输尿管，长约2cm，观察待吻合两断端输尿管管腔无异常新生物，将切缘送至冰冻病理，待结果回示阴性后再行输尿管端端吻合，并将术中切除输尿管肿瘤段送常规病理。术后常规病理回示：高级别乳头状尿路上皮癌，不排除固有层浸润。患者于2021年10月13日复查肌酐为184μmol/L，尿素氮9.1mmol/L，并于当日出院。

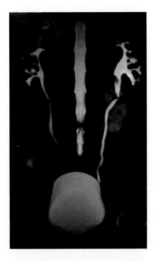

病例6图3　MRU提示左侧肾盂输尿管移行处异常信号，考虑占位性病变

患者于2021年12月21日返院复查，肾功能示：肌酐152μmol/L，尿素氮8.4mmol/L，行CT及MRU未见明显异常，于2021年12月24日复查输尿管镜并拔除DJ管时发现左输尿管开口处黏膜水肿，距离其1cm处左后方膀胱内可见一"菜花样"肿物，大小约0.5cm×0.5cm，基底宽（病例6图4）。右侧输尿管开口及余膀胱壁未见明显异常。活检钳拔除DJ管后，继续进镜至左输尿管中下段通畅，至肾盂输尿管连接部，发现吻合部位略狭窄，进镜至肾盂顺利。随后活检钳夹取膀胱内"菜花样"肿物，送活检病理。病理回示：黏膜中见小灶尿路上皮原位癌。

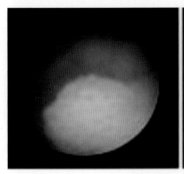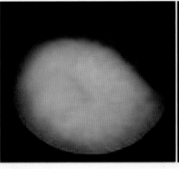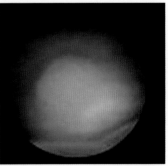

病例6图4　膀胱镜提示膀胱内可见一"菜花样"肿物

基于病理结果，遂于2021年12月29日行"经尿道膀胱镜膀胱肿瘤电切术"，术中见原取活检后充血残破黏膜，范围约5mm×8mm，将病变部位予以电灼，术区彻底止血，留置F5输尿管导管至左肾盂备红色诺卡菌制剂灌注冲洗，并留置18F三腔导尿管，两管外部绑定以防F5导管滑脱。术后给予患者红色诺卡菌制剂左侧肾盂灌注冲洗。

患者于2022年1月25日门诊复查彩超，2022年1月30日门诊复查膀胱镜，结果均未见异常。患者于2022年3月30日再次入院复查，肾功能示肌酐160μmol/L，尿素氮6.2mmol/L。遂于2022年4月2日行"经尿道膀胱镜检术+经尿道左侧输尿管镜检术"。术中于膀胱右顶壁可见一大小约5mm×5mm "菜花样"肿物。进镜至左侧输尿管，全程未见狭窄、肿瘤及新生物，继续进镜至左肾盂，左肾盂内可见3个肾小盏，均有"菜花样"肿物，大小不等，其中一肿物较大，约2cm×2cm。考虑左侧输尿管癌复发，于膀胱内及左肾盂内多发转移，与患者家属沟通，患者家属要求结束手术，待商定治疗方案后择期治疗。术后复查肾脏ECT提示：校正后GFR为双侧47.22ml/min，左侧22.30ml/min，右侧24.92ml/min，检查结论为双肾血流灌注减低，功能受损。考虑到患者肾功能较差，患者及家属仍保肾手术，遂于2022年4月6日行"经尿道膀胱肿瘤电切+经尿道左侧输尿管软镜检查+肿物活检+肿物灼烧+输尿管支架管置入术"。术中通过电切镜将膀胱肿物彻底切除，创面止血，后更换为输尿管镜，直视下进镜左侧输尿管内未见异常及狭窄，进镜至肾盂，留置超滑导丝于肾盂，顺利置入输尿管软镜鞘，置入输尿管软镜，于3个肾小盏均可见"菜花样"肿物，肾盂处有一处黏膜异常，应用活检钳取肿物4块送病理学检查，接科医人激光光纤，选择肿瘤消融模式，逐一消融肿物至黏膜下层，充分消融后创面止血，满意后，化疗药物冲洗肾盂内，后置入输尿管支架管，膀胱内灌注化疗药物（注射用吉西他滨1.0g），保留30分钟，留置三腔尿管。术后病理回示：左侧肾盂高级别乳头状尿路上皮癌，未见明确浸润；膀胱慢性炎。术后给予替雷利珠单抗注射液，每50ml 0.9%氯化钠溶液中加入200mg替雷利珠单抗注射液进行静脉注射，每3周静脉注射一次。

后患者定期返院进行膀胱灌注卡介苗及免疫药物静脉注射，具体情况归纳于病例6表1。此次术后2周行卡介苗膀胱灌注，术后1个月后拔除DJ管。此外，每3个月复查一次膀胱镜。

病例6表1　患者定期住院膀胱灌注及靶向治疗的相关情况

入院日期	复查肌酐（μmol/L）	复查尿素氮（mmol/L）	膀胱灌注药物剂量及用法	免疫药物及剂量用法
2022年5月5日	148	7.22	无	替雷利珠单抗注射液200mg + 0.9%氯化钠溶液100ml静脉滴注（单次应用）

续表

入院日期	复查肌酐（μmol/L）	复查尿素氮（mmol/L）	膀胱灌注药物剂量及用法	免疫药物及剂量用法
2022 年 5 月 30 日	141	7.18	无	替雷利珠单抗注射液 200mg + 0.9% 氯化钠溶液 100ml 静脉滴注（单次应用）
2022 年 6 月 28 日	140	7.20	卡介苗 120mg + 0.9% 氯化钠溶液 50ml 膀胱灌注	替雷利珠单抗注射液 200mg + 0.9% 氯化钠溶液 100ml 静脉滴注（单次应用）
2022 年 7 月 21 日	129	6.02	卡介苗 120mg + 0.9% 氯化钠溶液 50ml 膀胱灌注	替雷利珠单抗注射液 200mg + 0.9% 氯化钠溶液 100ml 静脉滴注（单次应用）
2022 年 8 月 22 日	137	9.37	无	替雷利珠单抗注射液 200mg + 0.9% 氯化钠溶液 100ml 静脉滴注（单次应用）
2022 年 9 月 20 日	131	7.09	卡介苗 120mg + 0.9% 氯化钠溶液 50ml 膀胱灌注	替雷利珠单抗注射液 200mg + 0.9% 氯化钠溶液 100ml 静脉滴注（单次应用）
2022 年 11 月 14 日	138	8.10	卡介苗 120mg + 0.9% 氯化钠溶液 50ml 膀胱灌注	替雷利珠单抗注射液 200mg + 0.9% 氯化钠溶液 100ml 静脉滴注（单次应用）
2023 年 2 月 27 日	154	8.10	无	替雷利珠单抗注射液 200mg + 0.9% 氯化钠溶液 100ml 静脉滴注（单次应用）

注：患者除住院时间膀胱灌注卡介苗外，余均在门诊规律膀胱灌注。按开始每周灌注 1 次，共 6 次；后每周 2 次，共 3 次；以后每月 1 次至今。替雷利珠单抗注射液应用大约每 3 周 1 次（新冠疫情原因，间隔偶有延长）。

此外，患者于2022年7月1日、2022年11月18日、2023年3月1日3次行"经尿道膀胱镜检查＋左侧输尿管镜检查＋左肾盂镜检查术"，膀胱、肾盂及输尿管均为术后改变，未发现新生物（补充：术前沟通，讲明利弊，患者拒绝留取上尿路尿液细胞学检查）。住院复查内镜的同时，患者也复查CT，结果显示腹盆腔及胸部未出现转移灶，仅2022年11月16日复查胸部CT时结果提示：双肺下叶胸膜下轻度炎症。肺部胸膜下炎症考虑为替雷利珠单抗的不良反应。

二、病例分析

本病例中通过追问患者病史发现，患者既往存在服用含有马兜铃中药的用药史，患者的用药史为输尿管癌的高危因素。马兜铃酸作为一种化学物质，主要存在于一些中药当中。服用马兜铃无疑增加了患者患上尿路尿路上皮癌的风险。此外，服用含有马兜铃酸的药物也可以导致患者肾功能不全，通过患者多次就诊的肾功能检查以及肾脏ECT结果提示，患者肾功能也已受损，达到CKD 3期（GFR为30~59ml/min）。目前世界卫生组织国际癌症研究机构公布的致癌物清单初步整理参考，马兜铃酸、含马兜铃酸的植物在一类致癌物清单中。

患者在整个就诊过程中多次进行了影像学检查，但是并非所有的影像学检查都成功提示了输尿管癌的存在及复发，但在内镜直视下可以达到"查打一体"的效果。从甲状腺外科转入我科后，2021年9月27日患者便接受了双侧肾脏、双侧输尿管、膀胱及前列腺的检查，彩超并未提示左侧肾盂输尿管连接处存在占位性病变。因患者持有外院近期腹盆腔CT图像，我科便在初次发现"菜花样"新生物之前未再行CT检查，CT亦未提示肾盂输尿管连接处存在占位。直到进行"经尿道输尿管软镜左肾结石钬激光碎石取石术"的过程中，我们才在输尿管软镜的直视下发现输尿管内的新生物，并通过病理确诊。在术后行MRU后，才有相关的图像及报告能够明显看出左侧肾盂输尿管连接处有明显的充盈缺损影。患者于2021年12月21日复查CT及MRU再次未见异常，但通过泌尿内镜却能够直观的发现膀胱内的复发病灶。2022年3月30日患者再次入院复查，此时通过膀胱镜和输尿管软镜可以直观发现复发病灶。尤其是对于输尿管癌保肾手术的患者，在术后应定期复查泌尿系内镜以明确是否复发，以免耽误治疗时机而无法达到保肾的目的。此外，泌尿系内镜还具备"查打一体"的功能，在镜检的同时，一样可以对可疑病灶进行活检，从而能够直接明确病灶的细胞来源，并初步对上尿路尿路上皮癌进行分级，并且在条件允许、准备充分的情况下，可以直接对病灶进行射频消融，尤其是对于麻醉风险较高的患者可以在一次麻醉内完成，间接降低了手术风险。

本病例根据上尿路尿路上皮癌分级（2020版）为高危病例，但因肾功能不全而选择保肾治疗，术后复发的风险相对较高。一般情况下，低危患者可以考虑保肾手术，但术后仍存在一定的复发概率，但复发率低于高危患者。而对于肾功能不全的患者，保肾手术依然是相对理想的选择，因为保肾手术能够有效地保护患者的肾功能。但当患者为高危患者，同时合并肾功能不全，此时便面临一个进退两难的选择，保护肾功能更重要还是复发率更低更重要。截至目前，国内外少有文献报道上尿路尿路上皮癌高危患者保肾手术的复发率，但有观点认为有肾功能损害且不能进行根治性肾、输尿管切除术的患者，保肾手术是一种必要的替代方案，但当肿瘤复发进展或危及生命时，也可能需要通过根治性手术来挽救患者的生命。本病例虽然存在复发，但截至目前规律的应用膀胱灌注卡介苗及替雷利珠单抗综合治疗，定期复查泌尿系内镜，已有1年余未在左侧肾盂、左侧输尿管及膀胱发现肿瘤的复发，为高危患者保肾手术预后良好的案例之一。

患者联合卡介苗膀胱灌注及替雷利珠单抗进行综合治疗，有着良好的预防上尿路尿路上皮癌复发的效果。替雷利珠单抗是一款人源化IgG4抗PD-1单克隆抗体，通过抑制PD-1与PD-L1的结合来抑制肿瘤生长，目前已广泛应用于霍奇金淋巴瘤、尿路上皮癌、癌症、胃癌和食管癌症、癌症、鼻咽癌、结直肠癌等肿瘤的靶向治疗。患者肾功能不全，未能实行GC化疗方案。基于此，替雷利珠单抗可以用于治疗接受含铂化疗失败，包括新辅助或辅助化疗12个月内进展的局部晚期或转移性PD-L1高表达的尿路上皮癌患者。截至目前，有关替雷利珠单抗治疗尿路上皮癌的文献均只阐述了替雷利珠单抗与膀胱癌治疗的联系，而本病例也填补了替雷利珠单抗有效治疗上尿路尿路上皮癌的这一空白。此外，因患者2次在膀胱出现"菜花样"新生物，卡介苗膀胱灌注能够起到预防复发的作用，膀胱镜复查结果也证明在运用卡介苗膀胱灌注将近1年的时间里，膀胱再未发现新生物。

三、疾病介绍

尿路上皮癌（urothelial carcinoma）可分为上尿路尿路上皮癌（upper tract urothelial carcinoma，UTUC）及下尿路尿路上皮癌（lower tract urothelial carcinoma，LTUC），以下尿路尿路上皮癌为主，上尿路尿路上皮癌仅占尿路上皮癌的5%~10%。上尿路尿路上皮癌指肾盏到输尿管末端的所有恶性肿瘤，分为肾盂癌和输尿管癌，肾盂癌的发病率约为输尿管癌的2倍，且有约20%的上尿路尿路上皮癌的病例伴发膀胱癌。

上尿路尿路上皮癌的发病率约为2/100 000，其危险因素包括吸烟、非那西丁、芳香族化合物、地方性巴尔干肾病、马兜铃酸、黑脚病等[5]。马兜铃酸（aristolochic acid，AA）是一类具有肾毒性和致癌性的植物化学物质，常见于细辛属和马兜铃属植物中。在过去，多种富含马兜铃酸的马兜铃属植物曾被用于治疗性传播疾病、消化系统疾病、蛇咬伤、湿疹、真菌性皮肤病等疾病，但马兜铃酸亦被证明是1993年比利时马兜铃酸性肾病大规模爆发的罪魁祸首。其致癌性也不容忽视，一项荟萃分析表明，马兜铃酸的暴露能够显著增加患上尿路尿路上皮癌的风险（OR=5.97）。在另一项在我国台湾进行的研究表明，禁用马兜铃酸后，患上尿路尿路上皮癌的风险显著降低。相关分子研究表明，马兜铃酸可以通过增强金属蛋白酶活性来促进肿瘤细胞的转移和侵犯，并且通过p38和细胞外信号调节激酶（extracellular signal-regulated kinase，ERK）通路促进上尿路尿路上皮癌的进展。另外一项分子研究表明，Has-miR-4795-5p、Hsa-miR-488、Hsa-miR-4784、Hsa-miR-330、Hsa-miR-3916、Hsa-miR-4274、Hsa-miR-181c等miRNA在马兜铃酸导致的上尿路尿路上皮癌和非马兜铃酸导致的上尿路尿路上皮癌组织中差异表达，并且这些miRNA的靶基因通过FGFR3和Akt通路促进上尿路尿路上皮癌的进展。

在2020版的欧洲泌尿外科协会上尿路尿路上皮癌指南中提到，输尿管软镜可以用来用于显示输尿管、肾盂和集合系统，并用于可疑病变的活检，以此确定肿瘤的存在、外观、大小。此外，无论样本大小如何，输尿管镜活检都可以确定90%病例的肿瘤分级，但使用输尿管镜活检进行分期评估是不准确的（病例6表2、病例6表3）。输尿管镜活检分级、影像学检查结果、尿液细胞学检查结果相结合有助于在根治性肾、输尿管切除术（radical nephroureterectomy，RNU）和保肾手术之间做出抉择。

病例6表2　上尿路尿路上皮癌分级（2020版）

低危 （满足所有条件）	单发性肿瘤
	肿瘤直径＜2cm
	细胞学检查提示低级别肿瘤
	输尿管镜活检提示低级别肿瘤
	CT尿路造影未发现肿瘤浸润生长
高危（满足任一条件）	肾积水
	肿瘤直径≥2cm
	细胞学检查提示高级别肿瘤
	输尿管镜活检提示高级别肿瘤
	多发性肿瘤
	高级别膀胱癌根治性膀胱切除史
	多种组织学类型

病例6表3　上尿路尿路上皮癌TNM分期（2020版）

T- 原发肿瘤	
T_x	原发肿瘤无法评估
T_0	无原发肿瘤证据
T_a	非浸润性乳头状癌
T_{is}	原位癌
T_1	肿瘤侵犯黏膜下结缔组织
T_2	肿瘤侵犯肌层
T_3	肾盂：肿瘤浸润超过肌层，侵及肾盂周围脂肪或肾实质 输尿管：肿瘤浸润超过肌层，侵及输尿管旁脂肪
T_4	肿瘤侵及邻近器官或穿透肾脏侵及肾周脂肪
N- 区域淋巴结	
N_x	区域淋巴结无法评估
N_0	无区域淋巴结转移
N_1	单个淋巴结转移，最大直径≤2cm

续表

N₂	单个淋巴结转移，直径＞2cm，或多个淋巴结转移
M- 远处转移	
M₀	无远处转移
M₁	有远处转移

基于上尿路尿路上皮癌具有多发、局部复发、转移浸润的倾向，其治疗仍然是一个有争论的话题。根治性肾、输尿管切除术同时切除同侧部分膀胱壁的方式仍然是对于对侧肾功能正常的患者的治疗"金标准"，并且通过腹腔镜或机器人微创手术的方式也已得到普及。低危的上尿路尿路上皮癌则可以选择保肾手术，但是其复发和进展的风险相对较高。此外，保肾手术也常用于孤立肾和患者无法耐受根治性手术的情况。保肾手术的方式包括输尿管镜逆行肿瘤射频消融术、经皮顺行肿瘤射频消融术、输尿管节段切除再吻合术。输尿管镜逆行肿瘤射频消融术和经皮顺行肿瘤射频消融术的选择主要取决于肿瘤的大小和位置。肾盂中的较大肿瘤最好采用经皮顺行肿瘤射频消融术，而输尿管肿瘤则可以通过输尿管镜逆行肿瘤射频消融术。集合系统中的小肿瘤则可以采用顺行或逆行的方式进行射频消融。输尿管节段切除再吻合术也需根据肿瘤位置决定手术方式，对于输尿管中、上段的肿瘤可以行输尿管节段切除并行输尿管端端吻合，对于输尿管远端的肿瘤则需行输尿管远端切除术、膀胱袖带切除术、输尿管膀胱再植。此外，输尿管节段切除再吻合术加区域性淋巴结清扫对于部分高危上尿路尿路上皮癌患者也可以是一种选择。一项回顾性队列研究的结果显示，426例上尿路尿路上皮癌的患者中，293例患者进行了根治性肾、输尿管切除术，而133例患者进行了保肾手术。术前两组队列肾小球滤过率（estimated glomerular filtration rate，eGFR）的中位数相似。术后保肾手术队列内晚期慢性肾脏病（chronic kidney disease，CKD）的发病率显著降低（$P=0.009$），并且术后两组中急性肾损伤（acute kidney injury，AKI）的发生率差异具有统计学意义（$P=0.001$）。由此可见，保肾手术能够让上尿路尿路上皮癌患者的肾功能得到保护。

虽然保肾手术能够有效地保护患者的肾功能，但是保肾手术仍然存在一定复发的风险。一项回顾性研究对168例上尿路尿路上皮癌通过输尿管镜逆行肿瘤射频消融术进行保肾的患者进行了分析，其初次切除时的平均肿瘤大小为16.8mm，平均随访时间为5.53年。术后5年总生存率为80.9%，但癌症特异生存率（cancer specific survival，CSS）为92.6%，无进展生存率为75%，肾脏保留率为71.4%。对部分患者而言，输尿管镜逆行肿瘤射频消融术是根治性肾、输尿管切除术的成功替代方案，但术后必须严格监测来预防复发，以达到较高的肾脏保留率。另有一篇综述汇总了不同保肾治疗方式术后复发率的情况，汇总发现不同研究之间的复发率差异很大，19%～90.5%的输尿管镜逆行肿瘤射频消融术患者、29%～98%的经皮顺行肿瘤射频消融术患者、10.2%～31.4%的输尿管节段切除再吻合术患者发生复发。这篇综述认为，对于有严重并发症或肾功能损害且不能进行根治性肾、输尿管切除术的患者，保肾手术是一种必要的替代方案，但有时肿瘤复发进展或危及生命时，也可能需要通过根治性手术来挽救患者的生命。

上尿路尿路上皮癌的患者在术后常会继续给予化疗或者靶向治疗来预防肿瘤的术后复发。一篇综述总结了14项有关上尿路尿路上皮癌新辅助化疗和辅助化疗的回顾性研究，共有694例患者在根治手术后接受基于顺铂或非基于顺铂的辅助化疗，1 437例患者仅仅只接受根治手术。该综述认为辅助化疗能够提升癌症特异生存率，并且对患者有着许多益处，尤其是新辅助化疗作为前沿药物，其病理反应率高达14%。关于保肾手术术后的辅助治疗目前仍然存在争议，有观点认为上尿路尿路上皮癌保肾的系统疗法正处于研究阶段，其效果并不确定。也有观点认为，局部灌注化疗在上尿路尿路上皮癌中的作用是降低保肾手术后复发和进展的风险，并可以治疗原位癌。与膀胱癌类似，常用的药物包括卡介苗和丝裂霉素C，但与膀胱癌不同，目前的欧洲泌尿外科学会指南认为没有足够的证据使其成为推荐的治疗方法。五种程序性死亡受体1（PD-1）/程序性死亡配体1（PD-L1）抑制剂目前已被批准用于治疗局部晚期或转移性上尿路尿路上皮癌。根据美国食品药品监督管理局和欧洲药品管理局的规定，对不适用铂类药物的患者，阿替利珠单抗和Pembrolizumab作为一线药物的使用仍然受到限制，靶向治疗前的免疫组织化学PD-L1检测仍是有必要的。

四、专家点评

本病例中患者为44岁男性，在进行内镜碎石的过程中意外发现肾盂输尿管连接处的"菜花样"肿瘤。因上尿路尿路上皮癌的高发年龄为70～90岁，考虑有长期致癌因素的暴露史，后通过追问病史发现其长期服用含马兜铃酸的药物。目前含马兜铃酸的药物已很难在市面上见到，但仍可通过一些私人途径获取，长期服用后便有较高患上尿路尿路上皮癌的风险。

因患者仍处于中青年阶段并合并肾功能不全，且患侧肾功能相对较好，患者及家属强烈要求进行输尿管癌的保肾治疗。通过初次活检术后的病理结果可以断定，患者的输尿管癌分级为"高危"，而高危患者一般均采取根治性的肾、输尿管切除术，但考虑多方面因素后，保肾治疗势在必行。但目前国内外少有报道对上尿路尿路上皮癌高危患者进行保肾手术，本病例虽然术后存在复发，但通过联合卡介苗膀胱灌注及替雷利珠单抗进行综合治疗，定期复查内镜已1年有余，未在左侧肾盂、左侧输尿管及膀胱发现肿瘤的复发，为上尿路尿路上皮癌高危患者保肾手术预后良好的案例之一。

本例中运用到的替雷利珠单抗注射液为人源化IgG4抗PD-1单克隆抗体，为2019年年底国家药品监督管理局批准上市的抗肿瘤药物。考虑到肾盂输尿管局部直接灌注药物的难度较高，药物停留时间较短。本病例通过联合应用替雷利珠单抗注射液，患者术后并未出现肾盂及输尿管内的复发。虽然替雷利珠单抗被批准用于治疗尿路上皮癌的患者，但现有的文献报道仅停留于替雷利珠单抗用于治疗膀胱癌，而未提及上尿路尿路上皮癌，本病例也为替雷利珠单抗治疗上尿路尿路上皮癌提供了成功的经验。

通过本病例的展示，希望能够对于服用含马兜铃酸的药物的患者以及私下交易含马兜铃酸的药物的商家进行警示，并展示输尿管癌高危患者成功保肾综合治疗的经验，为更多泌尿外科医生提供高危输尿管癌保肾综合治疗的一个新思路。

（病例提供者：袁　璞　郑州大学第一附属医院）

（点评专家：徐培元　郑州大学第一附属医院）

参考文献

[1]Zhang L，Geng Z，Hao B，et al.Tislelizumab：A Modified Anti-tumor Programmed Death Receptor 1 Antibody[J].Cancer Control，2022，29：10732748221111296.

[2]Miyazaki J，Nishiyama H.Epidemiology of urothelial carcinoma[J].Int J Urol，2017，24（10）：730-734.

[3]Freifeld Y，Krabbe LM，Clinton TN，et al.Therapeutic strategies for upper tract urothelial carcinoma[J].Expert Rev Anticancer Ther，2018，18（8）：765-774.

[4]Soria F，Shariat SF，Lerner SP，et al.Epidemiology, diagnosis, preoperative evaluation and prognostic assessment of upper-tract urothelial carcinoma（UTUC）[J].World J Urol，2017，35（3）：379-387.

[5]Szarvas T，Módos O，Horváth A，et al.Why are upper tract urothelial carcinoma two different diseases？[J].Transl Androl Urol，2016，5（5）：636-647.

[6]Fan Y，Li Z，Xi J.Recent developments in detoxication techniques for aristolochic acid-containing traditional Chinese medicines[J].RSC Adv，2020，10（3）：1410-1425.

[7]Wu F，Wang T.Risk assessment of upper tract urothelial carcinoma related to aristolochic acid[J].Cancer Epidemiol Biomarkers Prev，2013，22（5）：812-820.

[8]Jhuang JR，Chiu PC，Hsieh TC，et al.Latency period of aristolochic acid-induced upper

urinary tract urothelial carcinoma[J].Front Public Health，2023，11：1072864.

[9]Chen IH，Luo HL，Su YL，et al.Aristolochic Acid Affects Upper Tract Urothelial Cancer Behavior through the MAPK Pathway[J].Molecules，2019，24（20）：3707.

[10]Tao L，Zeng Y，Wang J，et al.Differential microRNA expression in aristolochic acid-induced upper urothelial tract cancers ex vivo[J].Mol Med Rep，2015，12（5）：6533-6546.

[11]Rouprêt M，Babjuk M，Burger M，et al.European Association of Urology Guidelines on Upper Urinary Tract Urothelial Carcinoma：2020 Update[J].Eur Urol，2021，79（1）：62-79.

[12]Cai G，Liu X，Wu B.Treatment of upper urinary tract urothelial carcinoma[J].Surg Oncol，2011，20（1）：43-55.

[13]Schuettfort VM，Pradere B，Quhal F，et al.Diagnostic challenges and treatment strategies in the management of upper-tract urothelial carcinoma[J].Turk J Urol，2021，47（Supp.1）：S33-S44.

[14]Fiuk JV，Schwartz BF.Upper tract urothelial carcinoma：Paradigm shift towards nephron sparing management[J].World J Nephrol，2016，5（2）：158-165.

[15]Ham WS，Park JS，Jang WS，et al.Nephron-Sparing Approaches in Upper Tract Urothelial Carcinoma：Current and Future Strategies[J].Biomedicines，2022，10（9）：2223.

[16]Dudinec JV，Ortiz-Melo DI，Lipkin ME，et al.Advanced chronic kidney disease；A comparison between nephroureterectomy and nephron-sparing surgery for upper tract urothelial carcinoma[J].Urol Oncol，2023，41（6）：295.e19-295.e25.

[17]Scotland KB，Hubbard L，Cason D，et al.Long term outcomes of ureteroscopic management of upper tract urothelial carcinoma[J].Urol Oncol，2020，38（11）：850.e17-850.e26.

[18]Nandurkar R，Basto M，Sengupta S.Nephron-sparing surgery for the management of upper tract urothelial carcinoma：an outline of surgical technique and review of outcomes[J].Transl Androl Urol，2020，9（6）：3160-3167.

[19]Aziz A，Dobruch J，Hendricksen K，et al.Perioperative chemotherapy in upper tract urothelial carcinoma：a comprehensive review[J].World J Urol，2017，35（9）：1401-1407.

[20]Farrow JM，Kern SQ，Gryzinski GM，et al.Nephron-sparing management of upper tract

urothelial carcinoma[J].Investig Clin Urol，2021，62（4）：389-398.

[21]Leow JJ，Liu Z，Tan TW，et al.Optimal Management of Upper Tract Urothelial Carcinoma：Current Perspectives[J].Onco Targets Ther，2020，13：1-15.

[22]Gevaert T，Cimadamore A，Montironi R，et al.PD-L1 Testing for Urothelial Carcinoma：Interchangeability，Reliability and Future Perspectives[J].Curr Drug Targets，2021，22（2）：162-170.

病例7 肌层浸润性膀胱憩室癌的综合治疗

一、病历摘要

（一）基本信息

患者男性，55岁，因"间歇性全程无痛肉眼血尿4个月，发现膀胱憩室癌半个月"入院。

患者于2022年1月无明显诱因出现全程无痛肉眼血尿，自行口服中药后缓解。2022年5月再发肉眼血尿至当地医院就诊，外院完善CTU检查提示膀胱憩室癌，右侧输尿管末端受侵；2022年5月16日行诊断性电切，病理：高级别尿路上皮乳头状癌。门诊拟诊为"膀胱憩室癌"，转至我院进一步诊疗。

（二）临床诊断

1. 膀胱恶性肿瘤（憩室癌，高级别乳头状尿路上皮癌，T_3？）
2. 膀胱多发憩室
3. 右侧输尿管积水

（三）诊疗经过

2022年5月23日我院行PET/CT检查示：①膀胱憩室；膀胱右侧壁、后侧壁及大憩室壁多处增厚、局部结节形成，伴代谢增高，结合病理符合膀胱癌（病例7图1）；②左肺上叶结节及支气管旁软组织影，高度警惕转移瘤（病例7图2），建议结合病理。

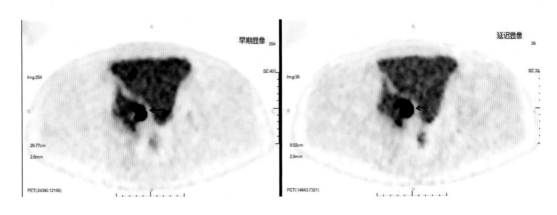

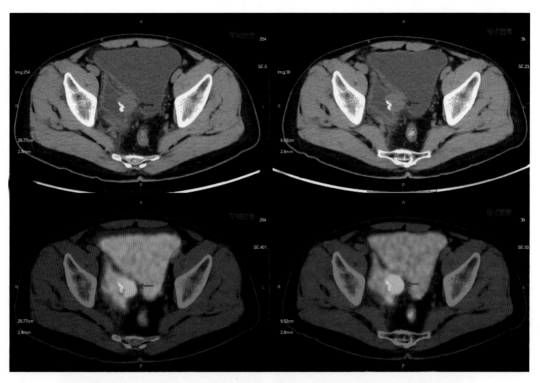

病例7图1　术前PET/CT示膀胱右侧壁较大憩室内肿物，符合膀胱癌

2022年6月6日完善盆腔磁共振平扫＋增强＋磁共振水成像：膀胱右后壁见两处外凸憩室影，憩室大者大小约6.5cm×3.2cm，憩室内壁见不规则肿块影，大小约2.9cm×2.5cm，T_1WI呈低信号，T_2WI呈稍高信号，DWI呈高信号，增强后不均匀明显强化，病灶浸透膀胱壁，累及壁外脂肪及右侧输尿管下段，致使右侧输尿管截断及其上方输尿管、肾盂积水扩张（病例7图3）。诊断意见：膀胱右后壁憩室内侧壁结节，考虑膀胱癌（T_3），累及右侧输尿管下段，伴其上方梗阻积水。

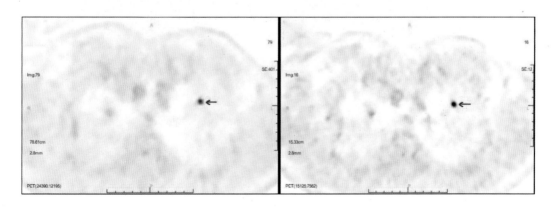

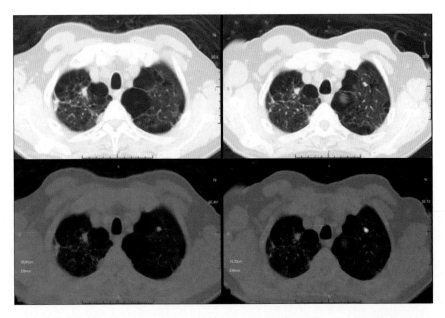

病例7图2　术前PET/CT示左肺上叶结节及支气管旁软组织影，高度警惕转移瘤

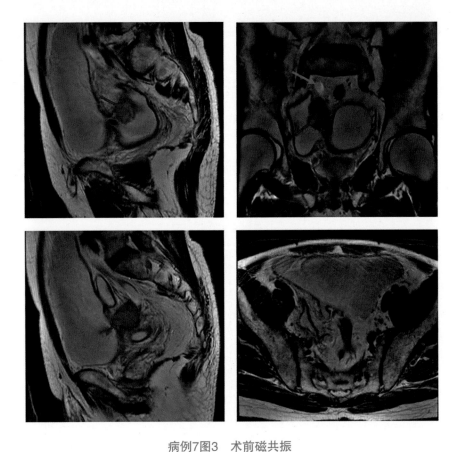

病例7图3　术前磁共振

提示膀胱右侧壁2处憩室，大憩室内肿物形成（红色箭头）并压迫右侧输尿管致积水（蓝色箭头）。

2022年6月17日行气管镜见：左肺固有上叶前段支气管开口处黏膜充血、隆起，隆起表面略粗糙且可见毛细血管扩张，活检病理：（左肺固有上叶前段）鳞状细胞癌。

2022年6月23日开始新辅助化疗（吉西他滨第1天1.6g/第8天1.6g＋顺铂第1～第3天30mg静脉滴注1次/21天）＋替雷利珠（200mg静脉滴注1次/21天）新辅助免疫治疗。2周期后评效PR，胸部CT提示原左肺上叶近段支气管旁实性小结节及左肺下叶胸膜下实性微结节，较前消失。

4周期新辅助化疗＋免疫治疗后评效PR（病例7图4）。

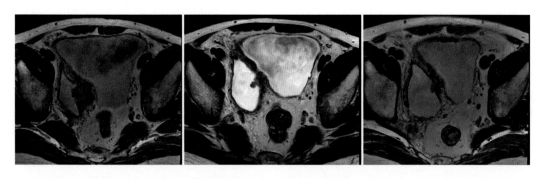

病例7图4　术前（左）、新辅助2周期后（中），新辅助4周期后（右）磁共振憩室内肿物变化

2022年10月26日行膀胱扩大部分切除术＋右侧闭孔、髂血管、骶前淋巴结清扫术＋右输尿管膀胱再植术。

取下腹正中纵形切口，逐层切开皮肤、皮下组织及腹直肌前鞘，拉开腹直肌，打开腹膜，沿髂血管表面找到右侧输尿管，分离右侧输尿管中下段，见输尿管下段质硬，距离质硬输尿管上方1cm离断输尿管，输尿管切缘送快速病理，切缘未见癌。

分离膀胱前壁及顶壁，空针注射器证实为膀胱后，打开膀胱前壁，找到右侧壁两个较大憩室开口。沿憩室颈边缘2cm环形切开膀胱黏膜及膀胱肌层（一并切除右输尿管口及残端），结扎右侧膀胱上动脉，沿憩室外侧完整分离切除两个憩室。

清扫右侧髂血管旁和闭孔、右侧骶前淋巴结。将右输尿管远端膀胱无张力吻合，留置双J管一根，2-0倒刺线缝合膀胱前壁，关闭膀胱，留置三腔尿管，膀胱测漏，确切止血、留置引流管后关腹。

术后病理：（膀胱肿瘤、膀胱憩室及部分膀胱）膀胱固有肌（逼尿肌）至肌壁外纤维脂肪组织见少量浸润性高级别尿路上皮癌，伴坏死及退变，膀胱壁部分黏膜糜烂，全层充血伴炎细胞浸润，纤维组织增生，符合治疗后改变。未见明确脉管瘤栓及神经侵犯。（右侧输尿管下段）及（右侧输尿管切缘）均未见癌。淋巴结未见转移性癌（0/17）：（右侧髂外淋巴结）0/3；（右侧闭孔淋巴结及部分憩室壁）0/7，另见少量憩室壁组织；（骶前淋巴结）0/7。pTNM：ypT_3N_0。免疫组化结果显示：CK20（－），CK7（3+），P53（突变型），Ki-67（热点区约80%+），GATA3（3+），HER2（0），P63（+）。

随访：2023年1月5日拔除右输尿管支架，复查增强CT，右侧输尿管排泄通畅。2023年2月开始予以吡柔比星40mg标准膀胱灌注，同时予以替雷利珠单抗200mg静脉滴注1次/21天辅助免疫治疗。术后每3个月规律复查膀胱镜及影像学检查，2023年10月12日复查胸腹增强CT未见明确复发证据，肺部病灶未可见。

二、病例分析

该例患者为中老年男性，以膀胱憩室癌入院。在完善影像学及病理性评估后，考虑诊断为肌层浸润性膀胱憩室癌，同时合并肺鳞癌。对于肌层浸润性膀胱癌，新辅助化疗联合膀胱根治性切除是标准的治疗方案，同时该患者为壮年男性，行新辅助化疗的指征明确。化疗方案上，采用的是经典的吉西他滨联合顺铂方案，同时该方案也是肺鳞癌的一线治疗方案之一，可同时兼顾两组肿瘤的治疗，避免治疗期间肺鳞癌的进展。

此外，免疫治疗在尿路上皮癌中也具有良好的治疗效果，近期相关研究也显示，新辅助化疗联合免疫治疗具有更好的降期效果。因此在充分知情下，该患者选用了GC方案联合替雷利珠免疫治疗的方案。在2周期新辅助治疗后，膀胱病灶明显缩小，治疗评效PR。同时肺部病灶消失，治疗评效CR。继续2周期治疗后，膀胱病灶未能达到CR，决定采用手术治疗方案。

考虑患者新辅助治疗后，组织层次消失，粘连严重，同时肿瘤位于膀胱憩室中，因此采用了开放手术方式进行肿瘤切除。

手术步骤上，先寻找右侧输尿管并在受压节段上方进行离断，同时送术中冰冻，确保切缘阴性。同时由于该患者膀胱有2处较大憩室，从外侧分离辨认较为困难，因此打开了膀胱前壁，从膀胱内寻找憩室开口，确定切除的边界，将两处憩室进行了完整切除。膀胱癌标准手术治疗中，淋巴结清扫是重要且必要的步骤，能够显著提高患者的远期生存率。在该案例中，尽管组织粘连明显，我们仍进行了双侧淋巴结清扫，以达到最佳的肿瘤控制效果。

患者术后病理中，膀胱固有肌至肌壁外纤维脂肪组织仍有少量浸润性高级别尿路上皮癌，病理分期ypT_3。患者淋巴结未见阳性，切缘无肿瘤，达到了肿瘤根治的效果。

对于该患者的后续治疗，我们主要参考膀胱根治术后辅助治疗方案。对于高风险的膀胱根治术后患者，仍推荐使用术后辅助免疫治疗。该患者病理分期ypT_3N_0，属于根治术后高风险人群，具有术后辅助治疗指征，因此推荐其进行了术后的维持辅助免疫治疗。同时患者保留了部分膀胱，为了进一步降低膀胱内复发的风险，患者术后按照标准方案进行了膀胱灌注化疗。

患者随访至今，膀胱未见原位复发，且右侧输尿管无明显狭窄，在控制肿瘤的同时保留了膀胱。同时肺鳞癌依旧维持无瘤状态，取得了令人满意的治疗效果。

三、疾病介绍

膀胱癌是泌尿系统最主要的肿瘤性疾病之一，具有易复发和易进展等特点。在我国，膀胱癌是最常见的泌尿系统肿瘤，新发病例、死亡病例数均居泌尿系肿瘤首位。同时由于其易复发的特点，患者需要反复就诊，也是目前医疗资源负担最重的泌尿系统肿瘤。

根据肿瘤浸润深度，膀胱癌可以分为肌层浸润性膀胱癌及非肌层浸润性膀胱癌。对于非肌层浸润性膀胱癌，经尿道膀胱肿瘤电切术可以将表浅的肿瘤切除，有较好的肿瘤控制效果。但是当肿瘤浸润至固有肌层，发展至肌层浸润阶段，患者的生存率显著下降，此时新辅助化疗联合膀胱根治性切除（radical cystectomy，RC）则是标准的治疗方案。

RC是泌尿外科最复杂的手术之一，手术风险较大，其中一半左右患者会出现并发症，1%~4%的患者会在围术期（90天）死亡。同时患者没有了膀胱，需要进行尿流改道，其生活质量严重受损。尿流改道同时也会带来反复感染、肾功能受损等并发症，对患者健康也有重大影响。较高的手术风险及生活质量的降低使得部分患者不适于或拒绝接受RC手术。

近些年来，随着膀胱癌疾病谱的变化以及膀胱癌治疗手段的更新，争取保留膀胱逐渐成为了肌层浸润性膀胱癌治疗的重要发展方向，综合保膀胱治疗模式逐渐得到发展。中国膀胱癌保膀胱治疗多学科诊治协作共识指出，在部分肌层浸润性患者中，保膀胱治疗可明显提高患者生活质量，并获得与根治性膀胱切除相似的远期预后，是重要的补充治疗。

目前临床实践上，保膀胱治疗主要有两种路径。第一种模式是基于最大化经尿道膀胱肿瘤电切、全身化疗和局部放疗的保膀胱三联治疗（trimodality therapy，TMT），是现阶段循证医学证据最充分的保膀胱治疗方案。多个中心报道及大型荟萃分析的结果提示，TMT治疗模式与根治性膀胱切除相比，长期生存无显著差别。

另一种模式则是建立在新辅助治疗基础上。数据表明，10%~40%的患者在新辅助化疗后可以达到完全缓解（complete response，CR），即二次经尿道膀胱肿瘤电切病理显示无肿瘤且CT或MRI显示无局部肿瘤、无淋巴结或远处转移证据。这些CR患者行RC

后5年生存率可超过90%。这类患者中，部分患者拒绝按原计划行RC手术，转而选择了保膀胱治疗。Mazza等发现，新辅助化疗后的CR患者后续即使只行密切随访，5年生存率仍可达86%，无复发生存期也超过60%。这类患者后续还可结合放化疗及免疫治疗等辅助治疗，其肿瘤控制较为满意。在这些探索的基础上，基于新辅助治疗的保膀胱模式开始建立。在这一模式中，患者先行2~4周期新辅助治疗后评效，组织多学科会诊评估疗效，对于显著降期的患者，采用经尿道膀胱肿瘤电切等手术消灭主要病灶，后续再辅助放疗、化疗、免疫治疗、靶向治疗等手段，在有效控制肿瘤的同时保留膀胱功能。

膀胱癌系统治疗中，化疗是最为经典且标准的方案。而IMvigor211和KEYNOTE-045等临床试验则确立了免疫治疗在尿路上皮癌中良好的安全性和有效性，使得免疫治疗成为了膀胱癌全身治疗的重要方式。因此，免疫治疗也被尝试用于新辅助治疗中，ABACUS、PURE-01等临床试验显示，新辅助免疫治疗可使约1/3的患者达到临床完全缓解，具有良好的反应性。新辅助化疗及新辅助免疫治疗联合也是一种有效的方案，中国开展的一项多中心回顾性研究显示，联合新辅助化疗及新辅助免疫治疗的CR率可达31.6%，客观缓解率达60.2%。本例患者也采用了联合新辅助化疗及新辅助免疫治疗的方案，膀胱癌病灶评效PR，同时肺鳞癌病灶完全消失，取得了较好的治疗效果。

值得注意的是，本例患者在4周期新辅助化疗联合免疫后，肿瘤退缩明显，但是病灶仍存在。同时由于肿瘤位于膀胱憩室，因此选择了膀胱部分切除术来切除病灶。膀胱部分切除术在膀胱肿瘤的治疗中应用程度有效，因其对肿瘤的位置、大小、性质等均有一定要求。根据纪念斯隆-凯特琳癌症中心和MD安德森癌症中心的经验，孤立肿瘤、不合并原位癌、可保证2cm切缘的膀胱肿瘤才较为适合采用膀胱部分切除术，而这类患者在肌层浸润性膀胱癌中占比仅为5%~10%。在疗效上，当术中进行了充分的淋巴结清扫时，膀胱部分切除术的远期生存结果不劣于RC手术。在合适的患者中，膀胱部分切除可以在保证肿瘤控制的同时，尽可能保留部分膀胱功能，值得将来进一步研究确定其在膀胱癌中的治疗地位。

四、专家点评

本例患者为青壮年男性，治疗前诊断为肌层浸润行膀胱憩室癌，合并肺部鳞癌。在综合其双原发肿瘤的情况下，采用了新辅助化疗联合免疫治疗的方案。新辅助治疗后，膀胱憩室癌部分缓解，肺鳞癌完全缓解，治疗效果满意。

在4周期新辅助治疗后，为了进一步切除膀胱病灶，实施了开放膀胱部分切除术，并同步进行了双侧的淋巴结清扫。患者术后病理显示分期为ypT_3N_0，治疗后肿瘤分期仍旧较高，复发风险高。参考膀胱根治术后的辅助治疗标准，患者后续接受了辅助免疫治疗，目前仍维持无瘤状态，同时具有较高的生活质量。

近些年膀胱癌的治疗方式日新月异。一方面，药物治疗的进展使得膀胱癌系统治疗效果明显提升。免疫治疗在晚期尿路上皮癌姑息治疗中具有良好的治疗效果，并逐步向新辅助治疗的各个环节推进，不断地更新各个阶段膀胱癌的治疗方式。目前免疫治疗的加入使得膀胱癌的完全缓解率、病理降期率显著提升，给患者带来了明确的生存获益。

另一方面，膀胱癌治疗理念得到了革新。在合适的患者中，保膀胱治疗具有不亚于根治术的效果，并为对生活质量有要求的患者提供了另一种选择。部分患者可仅行经尿道膀胱肿瘤电切，保留有完整的膀胱。部分适宜患者可行膀胱部分切除术，术后保留部分膀胱，且可保有大部分的膀胱功能。相较于尿流改道，这些患者的生活质量显著提高，医疗负担明显下降。

本例患者在免疫治疗药物的参与下，在保膀胱理念指导下，制定了个体化的方案，并取得了良好的肿瘤控制效果和满意的生活质量。如今尿路上皮癌的药物治疗也在不断发展，保膀胱理念更广泛地得到了认可。在泌尿外科同道的共同努力和推广下，更多的患者可有望受益于更先进的治疗方式和治疗理念。

（病例提供者：龙恭伟　王东文　中国医学科学院肿瘤医院深圳医院）
（点评专家：王东文　中国医学科学院肿瘤医院深圳医院）

参考文献

[1]Rose TL，Harrison MR，Deal AM，et al.Phase II Study of Gemcitabine and Split-Dose Cisplatin Plus Pembrolizumab as Neoadjuvant Therapy Before Radical Cystectomy in Patients With Muscle-Invasive Bladder Cancer[J].J Clin Oncol，2021，39（28）：3140-3148.

[2]Bajorin DF，Witjes JA，Gschwend JE，et al.Adjuvant Nivolumab versus Placebo in Muscle-Invasive Urothelial Carcinoma[J].N Engl J Med，2021，384（22）：2102-2114.

[3]Zhang S，Sun K，Zheng R，et al.Cancer incidence and mortality in China，2015[J].Journal of the National Cancer Center，2021，1（1）：2-11.

[4]Witjes JA，Bruins HM，Cathomas R，et al.European Association of Urology Guidelines on Muscle-invasive and Metastatic Bladder Cancer：Summary of the 2020 Guidelines[J]. European urology，2021，79（1）：82-104.

[5]Chang SS，Bochner BH，Chou R，et al.Treatment of Non-Metastatic Muscle-Invasive Bladder Cancer：AUA/ASCO/ASTRO/SUO Guideline[J].J Urol，2017，198（3）：552-

559.

[6]Shabsigh A，Korets R，Vora KC，et al.Defining early morbidity of radical cystectomy for patients with bladder cancer using a standardized reporting methodology[J].European urology，2009，55（1）：164-74.

[7]Djaladat H，Katebian B，Bazargani ST，et al.90-Day complication rate in patients undergoing radical cystectomy with enhanced recovery protocol：a prospective cohort study[J].World J Urol，2017，35（6）：907-911.

[8]中国肿瘤医院泌尿肿瘤协作组.中国膀胱癌保膀胱治疗多学科诊治协作共识[J].中华肿瘤杂志，2022，44（3）：10.

[9]Giacalone NJ，Shipley WU，Clayman RH，et al.Long-term Outcomes After Bladder-preserving Tri-modality Therapy for Patients with Muscle-invasive Bladder Cancer：An Updated Analysis of the Massachusetts General Hospital Experience[J].Eur Urol，2017，71（6）：952-960.

[10]Arcangeli G，Strigari L，Arcangeli S.Radical cystectomy versus organ-sparing trimodality treatment in muscle-invasive bladder cancer：A systematic review of clinical trials[J].Crit Rev Oncol Hematol，2015，95（3）：387-396.

[11]Peyton CC，Tang D，Reich RR，et al.Downstaging and Survival Outcomes Associated With Neoadjuvant Chemotherapy Regimens Among Patients Treated With Cystectomy for Muscle-Invasive Bladder Cancer[J].JAMA Oncology，2018，4（11）：1535-1542..

[12]Mazza P，Moran GW，Li G，et al.Conservative Management Following Complete Clinical Response to Neoadjuvant Chemotherapy of Muscle Invasive Bladder Cancer：Contemporary Outcomes of a Multi-Institutional Cohort Study[J].J Urol，2018，200（5）：1005-1013.

[13]Powles T，Durán I，van der Heijden MS，et al.Atezolizumab versus chemotherapy in patients with platinum-treated locally advanced or metastatic urothelial carcinoma（IMvigor211）：a multicentre，open-label，phase 3 randomised controlled trial[J].Lancet，2018，391（10122）：748-757.

[14]Fradet Y，Bellmunt J，Vaughn DJ，et al.Randomized phase III KEYNOTE-045 trial of pembrolizumab versus paclitaxel，docetaxel，or vinflunine in recurrent advanced urothelial cancer：results of ＞2years of follow-up[J].Ann Oncol，2019，30（6）：970-976.

[15]Powles T，Kockx M，Rodriguez-Vida A，et al.Clinical efficacy and biomarker analysis of neoadjuvant atezolizumab in operable urothelial carcinoma in the ABACUS trial[J].Nat Med，2019，25（11）：1706-1714.

[16]Necchi A，Raggi D，Gallina A，et al.Updated Results of PURE-01 with Preliminary Activity of Neoadjuvant Pembrolizumab in Patients with Muscle-invasive Bladder Carcinoma with Variant Histologies[J].Eur Urol，2020，77（4）：439-446.

[17]Hu J，Chen J，Ou Z，et al.Neoadjuvant immunotherapy，chemotherapy，and combination therapy in muscle-invasive bladder cancer：A multi-center real-world retrospective study[J].Cell Rep Med，2022，3（11）：100785.

[18]Kassouf W，Swanson D，Kamat AM，et al.Partial cystectomy for muscle invasive urothelial carcinoma of the bladder：a contemporary review of the M.D.Anderson Cancer Center experience[J].J Urol，2006，175（6）：2058-2062.

[19]Holzbeierlein JM，Lopez-Corona E，Bochner BH，et al.Partial cystectomy：a contemporary review of the Memorial Sloan-Kettering Cancer Center experience and recommendations for patient selection[J].J Urol，2004，172（3）：878-881.

[20]Peak TC，Hemal A.Partial cystectomy for muscle-invasive bladder cancer：a review of the literature[J].Transl Androl Urol，2020，9（6）：2938-2945.

[21]Long G，Hu Z，Liu Z，et al.Partial and radical cystectomy provides equivalent oncologic outcomes in bladder cancer when combined with adequate lymph node dissection：A population-based study[J].Urol Oncol，2023，41（7）：327.e1-e8.

病例8　全内脏反位情况下肾癌的保肾治疗

一、病历摘要

（一）基本信息

患者女性，72岁，因"体检发现右肾占位性病变3天"入院。

患者因"慢性肾病"例行复查，外院超声提示右肾下极低回声肿块，大小约4.1cm×3.9cm，性质待定。患者无明显腰背痛，无腹痛，无血尿不适。未做特殊处理，就诊我科门诊。门诊以"肾占位"收入我院进一步诊疗。

回顾系统病史，幼年发现全内脏反位，未行特殊治疗。患者高血压病史10余年，口服氨氯地平5mg 1次/日，血压控制可。慢性肾病20余年，口服金水宝等药物治疗，入院前查血肌酐116μmol/L。2017年10月23日甲状腺乳头状癌手术史。约3年前因强迫症行脑部手术，具体不详。否认吸烟、饮酒，否认肿瘤家族史和手术史。能自由走动及生活自理。

（二）临床诊断

1. 肾占位性病变（肾癌可能）
2. 慢性肾功能不全
3. 全内脏反位
4. 高血压病2级（中危）
5. 甲状腺癌个人史
6. 强迫症

（三）诊疗经过

入院完善评估，血肌酐94μmol/L，肾动态显像：GFR测定：左肾：31.69ml/min，右肾：31.68ml/min，总GFR：63.37ml/min。检查结论：双肾功能中度受损，GFR值减低，请结合临床。

腹部磁共振增强提示：全内脏反位，右肾下极见类圆形异常信号肿物，大小约4.6cm×3.3cm，边界清，突向肾外生长，可见包膜，与邻近组织分界尚清，同相位呈等信号，反相位部分稍减低，T$_2$WI/FS呈稍高信号，DWI呈高信号，增强扫描动脉期明显强化，门脉期及延迟期强化减低（病例8图1、病例8图2）。诊断意见：右肾下极肿物，考虑肾癌可能性大。

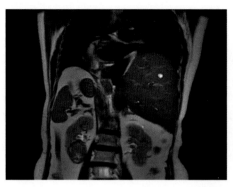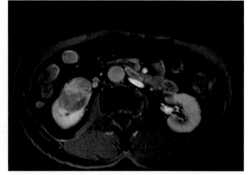

病例8图1　术前磁共振提示右肾下极占位

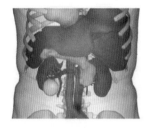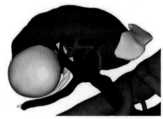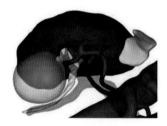

病例8图2　术前三维重建提示右肾两支肾动脉，走行于肾静脉后方

患者慢性肾功能不全，结合患者意愿，决定性行肾部分切除。

完善术前准备，于2023年10月25日行机器人辅助腹腔镜右肾部分切除术，术中沿右侧结肠旁切开侧腹膜，将结肠向内下翻转至腔静脉外侧，显露肾腹侧面。结合术中三维影像导航，在右肾静脉上方切开筋膜组织，反复钝性分离结合锐性分离，显露一支肾动脉。钝性分离充分暴露肾动脉。在肾静脉下方沿腔静脉外侧缘切开筋膜组织，显露肾静脉及生殖静脉。在肾静脉下方钝性分离，显露另一支肾动脉（病例8图3）。

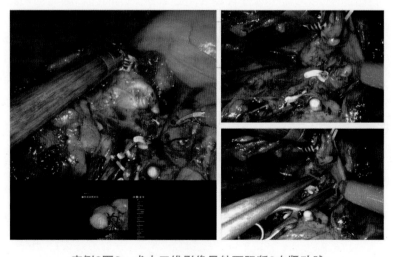

病例8图3　术中三维影像导航下阻断2支肾动脉

用2把哈巴狗钳阻断两支肾动脉，沿肿瘤包膜外边剪边电凝止血至完整切除肿瘤。3-0 V-lok线缝合瘤床底部，用2-0 V-lok连续缝合浅层肾组织。肾动脉阻断23分钟后，松开哈巴狗钳，肾创面未见活动性出血。

术后病理：（右肾肿瘤及部分右肾）肾透明细胞性肾细胞癌，WHO/ISUP分级：1～2级。肿瘤最大径3.8cm，累及肾被膜，未累及肾周脂肪，未见明确脉管瘤栓及神经侵犯。（肿瘤切缘）未见癌。周围肾未见明显病变。周围另见一纤维钙化结节。pTNM分期：pT_{1a}。免疫组化结果显示：CK18（2+），CK7（-），CAIX（+），CD10（3+），P504S（2+），PAX8（2+），TFE3（-），Vimentin（1+）。

随访：术后第1天血肌酐114μmol/L。患者密切随访中。

二、病例分析

该例患者为中老年女性，因慢性肾功能不全常规复查时发现肾占位入院，术后病理明确为肾透明细胞癌。在肾占位中，除去影像学表现典型的错构瘤等病变，肾实性占位约90%为恶性，其中又有90%为透明细胞癌。对于此类患者，一般推荐直接行手术治疗，根据肿瘤的分期、手术医师技术水平及患者意愿可行根治性肾切除及肾部分切除术。

本例患者病程与大多数早期肾癌患者类似，就诊时并无明显肿瘤相关症状，因体检影像学发现肾占位。在较为完善的评估及术前准备下，最终也通过机器人肾部分切除术对肿瘤进行了完整切除，并最大限度地保留了肾单位。

本例患者术前评估肿瘤为cT_{1b}，术后病理诊断为pT_{1a}，选择肾部分切除术指征明确。同时患者慢性肾功能不全，考虑到将来的生存质量，选择保留肾单位的肾部分切除术理由更加充分。但值得注意的是，选择肾部分切除术需要全面评估肿瘤的切除难度，从而综合决策其治疗方案。

本例患者肿瘤贴近腹侧，为外生性肿瘤。根据肿瘤位置，选择经腹腔入路的肾部分切除术可以较为充分暴露肿瘤。同时经腹腔入路操作空间充足，也方便机器人手术操作。肿瘤外生明显，术中也比较容易地确定了肿瘤的位置，肿瘤定位及切除较常规肾部分切除术难度区别不大。

本例患者为全内脏反位，肿瘤为右肾肿瘤，但与常规患者左肾肿瘤相似，肾脏上方为脾脏，同时同侧肾静脉有生殖静脉汇入，术中需要仔细辨别，以防误扎。本团队在术前进行了充分的影像学评估，并进行了三维重建，重建影像显示主动脉主干上直接分支处2支肾动脉，紧密走行于肾静脉后方，术中分离需要推开肾静脉进行结扎，具有一定的手术难度。已有文献显示，术前完善三维重建，术中采用影像导航可以减少热缺血时间并降低集合系统损伤风险。考虑到手术难度较大，因此术者推荐使用了机器人辅助肾部分切除术，同时采用术前三维重建结合术中导航的方式辅助辨认相关结构，从而较为准确且安全的阻断了2支肾动脉。

本例术中热缺血时间23分钟，术后肌酐114μmol/L，较术前上升不明显。一般情况下，热缺血25分钟以内较为安全，对肾功能无明显影响。值得注意的是，肾部分切除术后短期肾功能均有一定程度的急性损伤，长期肾功能恢复一般需要随访超3个月。本例患者因近期行手术，随访时间暂未达3个月，待进一步随访后明确肾功能的保留情况较为合适。

综上所述，本例患者为合并有全内脏反位、慢性肾功能不全的肾占位病例，同时存在肾血管解剖变异等手术不良因素。在结合影像学评估、三维重建、术中导航等技术下，较为成功地完成了机器人肾部分切除，取得了较好的治疗效果。

三、疾病介绍

肾癌是泌尿系统最为常见的恶性肿瘤之一。经典的肾癌三联征包括腹部包块、腰痛以及血尿，主要出现在晚期肾癌患者中，早期肾癌往往无明显症状。但随着近些年影像手段的进步，更多的肾癌在早期就被发现，并可通过手术取得比较好的治疗效果。

早期肾癌的最经典的手术治疗为肾根治性切除术，但近些年来相关研究发现，对于早期肾癌，肾部分切除术与根治性切除术在复发率上近似。而保留肾功能可减少慢性肾功能不全的风险，从而带来更长的总生存期以及肿瘤特异性生存期。这可能是因为，在肾功能受损较为显著的情况下，机体免疫功能受到了破坏，从而使得循环肿瘤细胞的清除受到了影响。因此，近些年来，肾部分切除术得到了更多泌尿外科医师的青睐，其手术指征也在不断扩大。目前来说，对于T_1期肿瘤，肾部分切除术已是优先推荐的手术方式，对于部分T_2期肾癌，肾部分切除术也可作为手术选择之一，尤其是孤立肾及慢性肾功能不全的患者。

肾部分切除术目前在早期肾癌中已经得到了广泛应用，因此众多学者对于该手术提出了更多的要求。目前广为接受的手术成功标准为"Trifecta"，即阴性切缘，肾功能保留，无并发症。多种因素共同决定了手术的难度，并影响了手术成功率。一方面，患者本身因素如年龄、基础疾病、术前肾功能情况等对手术有一定影响。另一方面，肿瘤本身的解剖学特性，如位置、大小、生长模式等都使得手术难点差异巨大。这两方面又共同影响了手术中的情况，包括术中热缺血时间、并发症风险，最终导致了手术成功率的差异。

其中，肿瘤的解剖学特点最为明显地影响了手术的难度。为了更客观地评估肾部分切除的难点，众多学者建立了标准化的评分系统来对肿瘤特征进行评估。其中RENAL评分系统、PADUA评分系统及C指数评分系统使用较为广泛，大多数肿瘤可由这些评分系统进行较好的术前规划。但这些系统仍存在一定不足之处，对于一些非典型的肾癌的评估不能很好地满足临床需求。例如针对肾门部肿瘤传统的评分难以对其进行细致的评估，解放军总医院开发的ROADS评分系统可以来辅助进行更细致的术前规划。例如对于存在血管变异的肿瘤，这些系统并不能很合理地评估手术难度。因此针对肾血管解剖，我们也开发了SIREN评分来科学评估手术难度。

手术工具的进步也促进了早期肾癌手术方式的发展。相较于开放手术的肾部分切除，腔镜手术创伤小，术后恢复快，已经成为了手术医师和患者的主流选择。但是对于部分复杂肿瘤，腔镜手术力不能及。而近些年机器人手术得到了飞速发展，尤其是泌尿外科手术领域。机器人手术具有更好的手术视野和更灵活的操作角度，因此在缝合和重建的操作上更具优势。在肾部分切除过程中，机器人手术可以更灵活地进行肾组织的缝合，也体现出减少热缺血时间上的一定优势。

全内脏反位是一种罕见的先天性畸形，在普通人群中发病率为1：（8 000～25 000）。全内脏反位合并肿瘤的患者数量更加稀少，其中有记录的第一例全内脏反位合并肾肿瘤由Bertini Jr最早在1987年报道，为一例侵及脂肪囊且伴有淋巴结转移的右肾癌。该患者在接受了右肾根治性切除及淋巴结清扫后，术后2个月发现肿瘤转移并于5个月后去世。后续国内外相继报道了多例全内脏反位合并肾肿瘤，手术方式均选择使用了肾根治性切除，其中包括一例术后病理诊断为嗜酸性细胞瘤。

2023年，日本顺天堂大学团队报道了第一例使用机器人肾部分切除术治疗全内脏反位合并肾肿瘤的病例，患者为59岁男性，增强CT提示左肾门部46mm×43mm外生性肿物，RENAL评分为9分。该团队术前进行了影像三维重建，判断肿物为肾动脉分支单支供血，术中也使用影像导航辅助进行了选择性肾动脉阻断，并使用剜除法进行了肾肿物的切除，术后病理诊断为乳头状肾细胞癌。

四、专家点评

本例患者为一例较为典型的早期肾癌病例，其治疗过程和方案也贴近目前的临床实践常规。本例患者的特殊之处在于其合并有慢性肾功能不全，因此更加推荐使用能最大限度保留肾功能储备的手术方案。肾部分切除术在早期肾癌治疗中已经在逐渐替代肾根治性切除的地位，尤其对于本病例，肾部分切除术是更为合适的手术方案选择。

该例肿瘤位置贴近腹侧，呈外生性生长，肿瘤的切除本身较为常规。但该患者为全内脏反位，同时存在肾血管变异，因此在完善了影像学评估后，使用了术中导航辅助2

支肾动脉的定位，从而比较顺利地完成了血管阻断。

近些年影像技术与外科相互结合更加紧密，术前可以通过三维重建、3D打印等手段充分评估肿瘤情况，辅助制订手术方案。术中也可通过术中导航、荧光显影等技术辅助术中决策，从而实现了外科手术的更加精准化。随着虚拟现实、增强现实等技术手段的进步，外科手术的革新也令人期待。

（病例提供者：龙恭伟　王东文　中国医学科学院肿瘤医院深圳医院）

（点评专家：王东文　中国医学科学院肿瘤医院深圳医院）

参考文献

[1]Li L，Zeng X，Yang C，et al.Three-dimensional（3D）reconstruction and navigation in robotic-assisted partial nephrectomy（RAPN）for renal masses in the solitary kidney：A comparative study[J].Int J Med Robot，2022，18（1）：e2337.

[2]Khalifeh A，Autorino R，Hillyer SP，et al.Comparative outcomes and assessment of trifecta in 500 robotic and laparoscopic partial nephrectomy cases：a single surgeon experience[J].J Urol，2013，189（4）：1236-1242.

[3]Van Poppel H，Da Pozzo L，Albrecht W，et al.A prospective，randomised EORTC intergroup phase 3 study comparing the oncologic outcome of elective nephron-sparing surgery and radical nephrectomy for low-stage renal cell carcinoma[J].Eur Urol，2011，59（4）：543-552.

[4]Antonelli A，Minervini A，Sandri M，et al.Below Safety Limits，Every Unit of Glomerular Filtration Rate Counts：Assessing the Relationship Between Renal Function and Cancer-specific Mortality in Renal Cell Carcinoma[J].Eur Urol，2018，74（5）：661-667.

[5]Ljungberg B，Albiges L，Abu-Ghanem Y，et al.European Association of Urology Guidelines on Renal Cell Carcinoma：The 2022 Update[J].Eur Urol，2022，82（4）：399-410.

[6]Hung AJ，Cai J，Simmons MN，et al."Trifecta" in partial nephrectomy[J].J Urol，2013，189（1）：36-42.

[7]Kutikov A，Uzzo RG.The R.E.N.A.L.nephrometry score：a comprehensive standardized system for quantitating renal tumor size，location and depth[J].J Urol，2009，182（3）：844-853.

[8]Ficarra V，Novara G，Secco S，et al.Preoperative aspects and dimensions used for an

anatomical（PADUA）classification of renal tumours in patients who are candidates for nephron-sparing surgery[J].Eur Urol，2009，56（5）：786-793.

[9]Simmons MN，Ching CB，Samplaski MK，et al.Kidney tumor location measurement using the C index method[J].J Urol，2010，183（5）：1708-1713.

[10]Huang Q，Gu L，Zhu J，et al.A three-dimensional，anatomy-based nephrometry score to guide nephron-sparing surgery for renal sinus tumors[J].Cancer，2020，126（Suppl 9）：2062-2072.

[11]王东文，张彬，原小斌，等.肾血管解剖评分系统的构建及应用[J].中华泌尿外科杂志，2019，40（10）：6.

[12]Aboumarzouk OM，Stein RJ，Eyraud R，et al.Robotic versus laparoscopic partial nephrectomy：a systematic review and meta-analysis[J].Eur Urol，2012，62（6）：1023-1033.

[13]Kyuno D，Kimura Y，Imamura M，et al.Pancreaticoduodenectomy for biliary tract carcinoma with situs inversus totalis：difficulties and technical notes based on two cases[J].World J Surg Oncol，2013，11：312.

[14]Bertini JE，Boileau MA.Renal cell carcinoma in a patient with situs inversus totalis[J].J Surg Oncol，1987，34（1）：29-31.

[15]Wang TT，Xia QH，Yu X，et al.The first report of renal oncocytoma in a patient with situs inversus totalis[J].Asian J Surg，2020，43（4）：571-572.

[16]Yazaki H，Ieda T，China T，et al.Robot-assisted partial nephrectomy for T_{1b} renal cell carcinoma with complete situs inversus totalis with pre-and intraoperative three-dimensional virtual imaging[J].Urol Case Rep，2023，49：102413.

病例9　ADC药物用于化疗不耐受高级别浸润性膀胱癌新辅助治疗

一、病历摘要

（一）基本信息

患者男性，70岁，因"无痛性肉眼血尿，彩超检查发现膀胱肿瘤2.9cm×1.3cm"入院。

患者2022年2月无明显诱因出现无痛性全程肉眼血尿，伴尿频尿急，伴夜尿增多，每夜3~4次，无恶心呕吐，无腰痛腹痛，无发热，自行口服左氧氟沙星治疗，血尿好转，尿频、尿急、夜尿增多症状无改善，前往当地医院就诊。行泌尿系彩超检查：双肾囊肿；膀胱左侧壁可见一2.9cm×1.3cm低回声，边界不清；膀胱右侧壁囊性病灶，考虑为憩室可能；前列腺增生并结石，患者为求进一步诊治，遂来我院。门诊以"膀胱占位性病变"收入我院。

回顾系统病史，患者诉高血压20年，口服培哚普利吲达帕胺片及比索洛尔治疗，血压控制可；诉发现冠状动脉粥样硬化性心脏病8个月，前降支狭窄达90%，未放置冠脉支架，口服阿司匹林治疗，无明显胸痛胸闷症状。

（二）临床诊断

1. 膀胱肿瘤
2. 高血压
3. 冠心病

（三）诊疗经过

患者住院后CTU检查示：膀胱壁增厚强化，考虑为肿瘤性病变，左侧输尿管膀胱壁内段受累可能（病例9图1）。术前冠脉CTA检查发现冠脉呈粥样硬化性改变，造成前降支、回旋支、对角支以及右冠严重狭窄，CAD-RADS 4，钙化积分1069.5，左室前壁心肌强化略减低，不除外心肌缺血可能。请心内科和心外科专家会诊，建议先行冠状动脉旁路移植术（CABG），CABG术后患者需至少恢复3个月，复查桥血管情况后方可行全身麻醉手术。在此期间，选择何种方法进行新辅助治疗控制肿瘤进展对患者预后起到至关重要的作用。对该患者行局部麻醉下膀胱镜检查＋取活检术，活检组织提示：高级别尿路上皮癌，HER2（2+），PD-L1（CPS＝2）。综合考虑患者病史、肿瘤的病理类型、免疫组化结果以及患者经济情况，为患者初步拟定了维迪西妥单抗（RC48）作为新辅助治疗方案。

患者于我院心外科行SV-RA、SV-LCX、SV-D1、LIMA-LAD搭桥，在CABG术后半个月开始行RC48新辅助治疗，每次120mg，每2周一次，共治疗4次，期间复查两次CTU显示肿瘤负荷明显缩小，达到部分缓解（病例9图1）。在CABG术后3个月，复查冠脉CTA提示桥血管未见明显管腔狭窄。与患者沟通下一步治疗方案，患者在最大限度经尿道膀胱肿瘤电切术联合同步放化疗（tri-modality therapy，TMT）和膀胱癌根治术（radical cystectomy，RC）之间，选择了后者。RC术后病理检查提示膀胱高级别浸润性尿路上皮癌，癌组织侵及膀胱壁固有深肌层（外1/2层），癌周查见神经侵犯，未见脉管内侵犯，盆腔淋巴结未见转移，前列腺尿道切缘、双侧输尿管切缘、精囊切缘、输精管切缘未见癌组织累及。此外在前列腺标本中检出前列腺腺泡腺癌［术前总前列腺特异性抗原（tPSA）3.7 μg/L］，Gleason评分：3+4＝7分，癌组织累及前列腺双侧叶，肿瘤占送检前列腺组织10%，前列腺手术切缘阴性（病例9图2）。

患者采取回肠通道术进行尿流改道，术后恢复良好，术后1个月拔除体内单J管后及术后半年复查CTU提示膀胱癌术后改变，双肾轻度积水，盆腔及腹膜后未见肿大淋巴结。

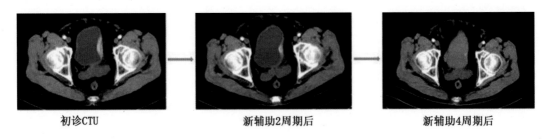

初诊CTU　　　　　　　新辅助2周期后　　　　　　　新辅助4周期后

病例9图1　住院后CTU检查

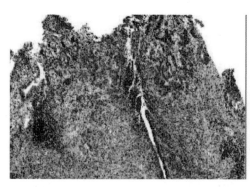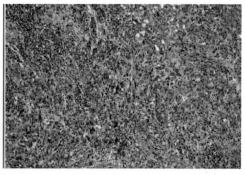

病例9图2　RC术后病理

肉眼所见：①全切膀胱 9cm×8cm×5.5cm，膀胱左侧壁近三角区见一 1.7cm×1.3cm 的溃疡区，切面灰白，质中，层次不清，似累及左侧输尿管内口，膀胱右侧壁见 2cm×1.8cm 的黏膜水肿区，下方相连前列腺 5cm×3.5cm×3.5cm，左精囊腺 3cm×2cm×1cm，左输精管 5cm×0.4cm；右精囊腺 3.5cm×2cm×1.5cm，右输精管 7cm×0.4cm；②不整形组织直径 0.8cm 一堆；③管状物 1cm×0.5cm×0.3cm 一块；④脂肪样组织 5cm×2.5cm×1cm 一堆；⑤脂肪样组织 6cm×3cm×1.5cm 一堆。

膀胱浸润性高级别尿路上皮癌：癌组织侵及膀胱壁固有深肌层（外 1/2 层）；癌周查见神经侵犯，未见脉管内癌栓；（送②③，双侧）输尿管切缘、（双侧）精囊腺、（双侧）输精管切缘及前列腺尿道切缘未见癌组织累及；（送④，左侧盆腔）淋巴结（3 枚）及（送⑤，右侧盆腔）淋巴结（5 枚）未见癌转移。

前列腺腺泡腺癌：病理诊断：Gleason 评分：3＋4＝7 分；分级分组：2/5 组。未检出导管内癌成分；癌组织累及前列腺双侧叶，肿瘤占送检前列腺组织的 10%；未检出前列腺外浸润；一切片上未检出脉管内癌栓及神经侵犯；前列腺手术切缘未见癌组织累及。

免疫组化染色示肿瘤细胞：P63 及 34βE12 示基底细胞缺失，PSAP（＋），P504S（＋）。

二、病例分析

该患者为肌层浸润性膀胱癌（muscle-invasive bladder cancer，MIBC），术前发现冠状动脉重度狭窄，需先行冠脉搭桥手术，搭桥术后恢复期，采用何种新辅助治疗控制肿瘤进展，改善患者预后，是至关重要的。国内外指南推荐MIBC进行以顺铂为基石的新辅助化疗，但患者冠脉搭桥术后心肺功能尚未完全恢复，体力状况评分＞1分，不能耐受化疗。新辅助免疫治疗在一些Ⅱ期临床试验中展现出优异的客观缓解率，免疫治疗总体安全，免疫性心肌炎发生率较低（1.14%），但死亡率极高（39.7%～50%），该患者搭桥术后，免疫性心肌炎和搭桥术后并发症鉴别难度大；且患者CPS评分不高（＜10分），受益相对不确切，因此新辅助免疫治疗也不是该患者的最佳治疗方案。除了化疗和免疫治疗，目前新辅助治疗方面，高级别临床资料有限。因此我们把目光投向了晚期尿路上皮癌领域，晚期肿瘤的新药在证实了安全性和有效性后，适应证前移用于新辅助领域的成功案例并不少见。新型精准靶向治疗2019年开始登上晚期尿路上皮癌治疗的历史舞台，其中就主要包括厄达替尼和几种抗体药物藕联物（antibody-drug conjugate，ADC）。厄达替尼尚未在国内批准上市，仅在临床试验中用于合并FGFR2/3基因改变的局部晚期或转移性尿路上皮癌，该患者不满足入组条件，故该治疗方案不可及。截至2022年2月，全球已上市ADC药物共14种，国内上市仅4种。而国内外指南推荐用于晚期尿路上皮癌的ADC药物有3种：其中包括1种（RC48）被CSCO 2021指南以及CUA 2022指南推荐用于局部晚期及转移性尿路上皮癌，并且该药物国内已上市；而NCCN、EAU两大指南推荐的EV（enfortumab vedotin）和SG（sacituzumab govitecan）国内还未上市，也没有可及的两种药用于新辅助治疗的临床试验可以参加。RC48在几项ASCO GU大会中发布重磅研究成果显示了优异的安全性和有效性。因此，该患者最终选择了RC48作为新辅助用药。

本例患者在RC48新辅助治疗4个周期后，出现了病灶缩小，心脏搭桥围术期有效地控制了肿瘤进展。围术期后，与患者及家属充分沟通后，患者在膀胱癌根治术和保膀胱综合治疗中选择了膀胱癌根治术，并采取回肠通道术进行尿流改道，治疗效果满意，远期治疗效果仍需长期随访。在局部晚期和转移性尿路上皮癌中，RC48作为一线/二线/三线全身系统治疗的效果已在临床试验中得到初步证实。本患者率先尝试了RC48作为新辅助治疗的方法，效果满意，希望该结果能为RC48治疗适应证前移，提供一定依据。同时该结果也提示出RC48单药或联合疗法作为尿路上皮癌新辅助治疗未来可期。患者术后病理检查提示膀胱左侧壁近三角区可见1.7cm×1.3cm的溃疡区，由于患者在膀胱癌根治术之前仅进行过局部麻醉下取活检，而局部麻醉膀胱镜下所见病变区主要为隆起性病变，因此考虑溃疡性改变为RC48新辅助治疗后反应，其病理改变的机制有待进一步深入研究。

三、疾病介绍

膀胱癌是泌尿生殖系统最常见的恶性肿瘤之一，在世界范围内，膀胱癌发病率居恶性肿瘤的第9位，居男性恶性肿瘤的第7位（9.5/10万），死亡率居恶性肿瘤的第13位。2019年全国肿瘤登记中心发布的数据显示，膀胱癌在我国发病率居恶性肿瘤的第13位，居男性恶性肿瘤的第7位（8.83/10万）。膀胱癌以尿路上皮癌最常见，占膀胱癌总数的90%以上，肌层浸润性膀胱癌（muscle-invasive bladder cancer，MIBC）占膀胱癌总数的30%，其进展快、易复发，预后较差。根治性膀胱切除术（radical cystectomy，RC）是临床分期为$cT_2 \sim T_{4a}N_0M_0$的MIBC患者的标准治疗。为改善治疗效果，以顺铂为基石的新辅助化疗已广泛应用，采用新辅助化疗可降低MIBC的分期并延长总生存期（overall survival，OS），在一项涉及3 005例患者的11项临床试验的荟萃分析中，基于顺铂的多药新辅助化疗能够改善膀胱癌5年OS和无病生存率（disease-free survival，DFS）（分别为5%和9%）。基于前期临床研究，新辅助化疗后根治性膀胱切除术是第1类推荐。但由于患者高龄、ECOG评分高、肾功能不良以及心理因素等原因，新辅助化疗在MIBC患者中的总体应用率偏低，仅为约19%。

如果不能给予以顺铂为基础的化疗，则不建议新辅助化疗。卡铂没有显示出生存效益，不应在围术期替代顺铂，单纯膀胱切除术对这些患者是一种合适的选择。根据VESPER临床试验结果，ddMVAC是肌层浸润膀胱癌围术期治疗的首选方案，另外GC作为肌层浸润膀胱癌的新辅助治疗有效且耐受性更好。尽管一些研究报告显示，在病理反应、无进展生存时间（progression-free survival，PFS）等方面，ddMVAC优于GC方案，但GC方案在三级以上不良反应（包括消化道反应、贫血等）发生率上优于ddMVAC方案。一项汇总分析显示，与GC相比，ddMVAC新辅助治疗的病理完全缓解率（pCR）和OS显著更高。我国2022年CUA膀胱癌指南以及2022年国家卫生健康委员会膀胱癌指南基于大量临床研究结果，均推荐对$T_{2 \sim 4a}N_0M_0$的膀胱癌行顺铂为基础的新辅助化疗，然后进行根治性膀胱切除术，ddMVAC和GC都是可选择的方案。

免疫检查点抑制剂在膀胱癌的新辅助治疗领域显现出其潜力，但研究多为小样本研究，且长期临床数据有限，无法作为直接指导临床的循证医学证据。在未来的探索研究中，需要更多的Ⅲ期临床研究来证实新辅助免疫治疗安全性、有效性及对生活质量的影响。目前具有代表性的几项研究包括：PURE-01（Ⅱ期临床试验）中，114例MIBC患者，在根治性膀胱切除术前接受Pembrolizumab新辅助免疫治疗3周期，结果显示pCR达到37%，病理降期率为55%。此外PD-L1综合阳性评分（CPS）和肿瘤突变负荷（TMB）对治疗反应性有一定提示作用。ABACUS（Ⅱ期临床研究）中，95例不符合使用顺铂化疗条件的MIBC患者接受Atezolizumab新辅助免疫治疗2周期，结果显示pCR达到31%，PD-L1（+）患者的pCR为37%，PD-L1（-）患者的pCR为24%。几项临床研究均显示了较好的安全性和耐受性。KEYNOTE-905（Ⅲ期临床研究）计划招募610例患者，按照1：1分组，实验组进行3周期新辅助免疫治疗＋RC＋12周期辅助免疫治疗，对照组单纯进行RC，CPS≥10或<10作为分层条件，临床试验正在进行中。

在新辅助免疫联合治疗方面，免疫治疗联合化疗的临床试验HCRN GU14-188（Ⅰb/Ⅱ期临床试验）显示Pembrolizumab联合GC方案，pCR达到44.4%，61%患者术后病理降到T_1或以下。BLASST-1（Ⅱ期临床研究）显示Nivolumab联合GC方案，pCR达到35%，66%患者术后病理降到T_1或以下。SAKK 06/17（Ⅱ期临床研究）显示Durvalumab联合GC方案，pCR达到33%，60%患者术后病理降到T_1或以下。BGB-A317-2002（Ⅱ期临床研究）显示替雷利珠单抗联合GC方案，pCR达到54.5%，77.3%患者术后病理降到T_1或以下。但以上几项研究长期临床随访数据有限，目前难以判断患者在OS、PFS等方面能够获益。KEYNOTE-905/EV-303（Ⅲ期临床研究）旨在比较RC、RC联合Pembrolizumab

新辅助、RC联合Pembrolizumab＋Enfortumab vedotin新辅助这三种治疗策略，研究终点包括pCR、病理降期率、OS、DFS等，试验目前正在进行中。

在新辅助联合免疫治疗方向，Durvalumab联合Tremelimumab新辅助治疗的临床试验中24例RC手术患者pCR达到37.5%，58%患者术后病理降到T_1或以下。Nivolumab联合Ipilimumab新辅助治疗的临床试验中，23例RC手术患者pCR达到46%，58%患者治疗后无残留浸润性癌（pCR或$pT_{is}N_0/pT_aN_0$）。

新型精准靶向药物的问世，为膀胱癌的治疗提供了新的思路，国内外各大指南推荐FGFR抑制剂和抗体药物藕联物（antibody-drug conjugate，ADC）可作为局部晚期或转移性膀胱癌的三线治疗。厄达替尼是一种泛FGFR抑制剂，目前已在一项全球开放标签Ⅱ期临床试验中对99例FGFR改变患者进行了评估，这些患者之前接受过化疗或顺铂不耐受/不敏感，客观缓解率（objective response rate，ORR）达到40%（95% CI，31%～50%），其中CR率为3%，PR率为37%。在之前接受过免疫治疗的患者中，ORR达到59%。目前数据显示中位PFS为5.5个月，中位OS为13.8个月。基于这些数据，FDA已批准厄达替尼用于在铂基化疗期间或化疗后进展的局部晚期或转移性尿路上皮癌伴FGFR3或FGFR2易感基因改变的患者。

ADC是新一代的以大分子为载体的靶向药物，由抗体和小分子细胞毒药物（载荷毒素）通过连接子形成藕联物，利用抗体的靶向性，特异性识别靶细胞表面的抗原，经由网格蛋白介导的内吞作用进入细胞，通过裂解或酶解的方式，释放细胞毒药物，达到杀伤靶细胞的目的。

Enfortumab vedotin（EV）是靶向nectin-4的ADC类药物。EV201（Ⅱ期临床研究）显示接受过化疗和免疫治疗的患者，队列1接受EV单药治疗作为三线治疗，ORR为44%，CR率为12%；队列2化疗不耐受，接受过免疫治疗的患者，接受EV单药作为二线治疗，ORR为52%，CR率为20%。EV301（Ⅲ期临床研究）显示接受过化疗和免疫治疗的患者，EV比单药化疗方案（多西他赛、紫杉醇、长春氟宁等）中位OS延长4个月。EV103（Ⅱ期临床研究）显示EV联合Pembrolizumab治疗化疗不耐受局部晚期或转移性膀胱癌，ORR达到73.3%，CR率为15.6%。基于以上研究数据，FDA批准EV可作为局部晚期或转移性膀胱癌化疗和免疫治疗后三线治疗和化疗不耐受免疫治疗后二线治疗。

戈沙妥珠单抗（sacituzumab govitecan，SG）是另一种靶向Trop-2的ADC药物。TROPHY-U-01（Ⅱ期临床研究）显示接受过化疗和免疫治疗的局部晚期或转移性膀胱癌患者，应用SG单药ORR达到27%，77%出现靶病灶缩小。基于此研究，FDA批准SG可作为局部晚期或转移性膀胱癌化疗和免疫治疗后三线治疗选择。

维迪西妥单抗（RC48）是一种靶向HER2的ADC药物。RC48-C005（Ⅱ期临床研究）显示既往至少接受一线系统治疗、且HER2阳性（IHC 3+或2+）的局部晚期或转移性尿路上皮癌患者，RC48单药治疗的ORR达到51.2%，中位PFS和OS分别达到6.9个月和13.9个月。RC48-C009（Ⅱ期临床研究）显示既往化疗失败的HER2过表达的局部晚期或转移性尿路上皮癌，RC48单药治疗ORR达到50.0%，疾病控制率（disease control rate，DCR）为76.6%。RC48-C014（Ⅱ期临床研究）2022 ASCO GU更新数据显示，不限HER2表达，RC48联合特瑞普利单抗治疗局部晚期或转移性尿路上皮癌，ORR 71.8%，CR率为8%，DCR 96.7%。分层ORR显示：HER2（3+）100%，HER2（2+）77.8%，HER2（1+）66.7%，HER2（0）50%。基于以上临床研究，美国食品药品监督管理局（FDA）与中国国家药品监督管理局药品审评中心（CDE）均授予RC48"突破性疗法认定"。

目前，新型精准靶向药物在局部晚期或转移性尿路上皮癌中治疗效果令人振奋，顺铂不耐受/不敏感/化疗失败的晚期尿路上皮癌（UC）患者中的疗效和安全性已被认可，但将其用于新辅助领域效果如何，目前国际上正在开展的研究不多。在2022年ASCO GU大会口头报告专场，研究者首次公布了EV103（Ⅱ期临床研究）队列H的研究结果，将EV用于不适合顺铂新辅助化疗的膀胱癌患者，pCR达到36.4%，病理降期率达50.0%，无患者因EV治疗出现手术延误。

综上所述，我们认为：MIBC预后较差，易复发转移，术前新辅助治疗意义重大；新辅助化疗临床价值已得到充分肯定，免疫（免疫联合方案）Ⅱ临床试验的短期效果显著，远期研究结果及Ⅲ期试验研究结果值得期待；精准靶向治疗在局部晚期和转移性膀胱癌治疗效果令人振奋，不良反应较小，并且选择潜在收益人群相对准确，他们的适应证能否前移到新辅助领域，值得国内外学者进一步研究、交流探讨。我们期待未来在膀胱癌新辅助治疗方面，能出现更多精准靶向药物领域的大规模多中心随机对照研究，为患者个体化选择新辅助治疗方案提供更多依据，开启膀胱癌精准治疗的新篇章。

四、专家点评

本文阐述1例高级别浸润性膀胱癌在维迪西妥单抗（RC48）新辅助治疗后行膀胱癌根治术，并对肌层浸润性膀胱癌治疗方案进行了讨论。病例中对RC48三项临床研究进行了简要介绍，并阐述了选择RC48作为新辅助治疗，而没有选择化疗/免疫治疗/其他精准靶向治疗等方法的原因。选取该病例用于临床案例书籍的编写，病例选择恰当，治疗方案合理，治疗效果佳，具有一定的临床借鉴价值。RC48在转移性膀胱癌中的作用已在临床试验中得到证实，对于HER2+患者，用药后的肿瘤退缩是一个比较合理的现象，本例患者的结局是可预期的，但在新辅助领域还少有相关报道。此病例的经验提示出RC48等精准靶向药物单药或联合疗法作为尿路上皮癌新辅助治疗，甚至是作为保膀胱综合治疗的基石，未来可期。期待未来我们国内可以出现大规模多中心随机对照研究能在该领域取得重磅结果，从而革命性地改变浸润性膀胱癌的治疗，造福更多的患者。

（病例提供者：刘　磊　蒋国松　华中科技大学同济医学院附属协和医院）
（点评专家：章小平　华中科技大学同济医学院附属协和医院）

参考文献

[1]Mahmood SS，Fradley MG，Cohen JV，et al.Myocarditis in Patients Treated With Immune Checkpoint Inhibitors[J].J Am Coll Cardiol，2018，71（16）：1755-1764.

[2]Wang F，Sun X，Qin S，et al.A retrospective study of immune checkpoint inhibitor-associated myocarditis in a single center in China[J].Chin Clin Oncol，2020，9（2）：16.

[3]Salem JE，Manouchehri A，Moey M，et al.Cardiovascular toxicities associated with immune checkpoint inhibitors：an observational，retrospective，pharmacovigilance study[J].Lancet Oncol，2018，19（12）：1579-1589.

[4]Moslehi JJ，Salem JE，Sosman JA，et al.Increased reporting of fatal immune checkpoint inhibitor-associated myocarditis[J].Lancet，2018，391（10124）：933.

[5]Wang DY，Salem JE，Cohen JV，et al.Fatal Toxic Effects Associated With Immune Checkpoint Inhibitors：A Systematic Review and Meta-analysis[J].JAMA Oncol，2018，4（12）：1721-1728.

[6]李博乐，冯红蕾，魏枫，等.肿瘤抗体药物偶联物的研发进展和挑战[J].中国肿瘤临床，2022，49（16）：850-857.

[7]Babjuk M，Burger M，Compérat EM，et al.European Association of Urology Guidelines on Non-muscle-invasive Bladder Cancer（TaT$_1$ and Carcinoma In Situ）-2019 Update[J].Eur Urol，2019，76（5）：639-657.

[8]郑荣寿，孙可欣，张思维，等.2015年中国恶性肿瘤流行情况分析[J].中华肿瘤杂志，2019，41（1）：19-28.

[9]Nielsen ME，Smith AB，Meyer AM，et al.Trends in stage-specific incidence rates for urothelial carcinoma of the bladder in the United States：1988 to 2006[J].Cancer，2014，120（1）：86-95.

[10]Advanced Bladder Cancer（ABC）Meta-analysis Collaboration.Neoadjuvant chemotherapy in invasive bladder cancer：update of a systematic review and meta-analysis of individual

patient data advanced bladder cancer（ABC）meta-analysis collaboration[J].Eur Urol，2005，48（2）：202-206.

[11]Hanna N，Trinh QD，Seisen T，et al.Effectiveness of Neoadjuvant Chemotherapy for Muscle-invasive Bladder Cancer in the Current Real World Setting in the USA[J].Eur Urol Oncol，2018，1（1）：83-90.

[12]National Comprehensive Cancer Network.NCCN Guidelines Version 2.2022 Bladder Cancer.

[13]Dash A，Pettus JA，Herr HW，et al.A role for neoadjuvant gemcitabine plus cisplatin in muscle-invasive urothelial carcinoma of the bladder：a retrospective experience[J].Cancer，2008，113（9）：2471-2477.

[14]Herchenhorn D，Dienstmann R，Peixoto FA，et al.Phase II trial of neoadjuvant gemcitabine and cisplatin in patients with resectable bladder carcinoma[J].Int Braz J Urol，2007，33（5）：630-638.

[15]Khaled HM，Shafik HE，Zabhloul MS，et al.Gemcitabine and cisplatin as neoadjuvant chemotherapy for invasive transitional and squamous cell carcinoma of the bladder：effect on survival and bladder preservation[J].Clin Genitourin Cancer，2014，12（5）：e233-240.

[16]Niedersüss-Beke D，Puntus T，Kunit T，et al.Neoadjuvant Chemotherapy with Gemcitabine plus Cisplatin in Patients with Locally Advanced Bladder Cancer[J].Oncology，2017，93（1）：36-42.

[17]Yuh BE，Ruel N，Wilson TG，et al.Pooled analysis of clinical outcomes with neoadjuvant cisplatin and gemcitabine chemotherapy for muscle invasive bladder cancer[J].J Urol，2013，189（5）：1682-1686.

[18]Pfister C，Gravis G，Fléchon A，et al.Dose-Dense Methotrexate，Vinblastine，Doxorubicin，and Cisplatin or Gemcitabine and Cisplatin as Perioperative Chemotherapy for Patients With Nonmetastatic Muscle-Invasive Bladder Cancer：Results of the GETUG-AFU V05 VESPER Trial[J].J Clin Oncol，2022，40（18）：2013-2022.

[19]Pfister C，Gravis G，Fléchon A，et al.Randomized Phase III Trial of Dose-dense Methotrexate，Vinblastine，Doxorubicin，and Cisplatin，or Gemcitabine and Cisplatin as Perioperative Chemotherapy for Patients with Muscle-invasive Bladder Cancer.Analysis of the GETUG/AFU V05 VESPER Trial Secondary Endpoints：Chemotherapy Toxicity and Pathological Responses[J].Eur Urol，2021，79（2）：214-221.

[20]Chung DY，Kang DH，Kim JW，et al.Comparison of Oncologic Outcomes of Dose-Dense Methotrexate，Vinblastine，Doxorubicin，and Cisplatin（ddMVAC）with Gemcitabine

and Cisplatin（GC）as Neoadjuvant Chemotherapy for Muscle-Invasive Bladder Cancer：Systematic Review and Meta-Analysis[J].Cancers（Basel），2021，13（11）：2770.

[21]De Santis M，Bellmunt J，Mead G，et al.Randomized phase Ⅱ/Ⅲ trial assessing gemcitabine/carboplatin and methotrexate/carboplatin/vinblastine in patients with advanced urothelial cancer "unfit" for cisplatin-based chemotherapy：phase Ⅱ-results of EORTC study 30986[J].J Clin Oncol，2009，27（33）：5634-5639.

[22]Briganti A，Gandaglia G，Scuderi S，et al.Surgical Safety of Radical Cystectomy and Pelvic Lymph Node Dissection Following Neoadjuvant Pembrolizumab in Patients with Bladder Cancer：Prospective Assessment of Perioperative Outcomes from the PURE-01 Trial[J].Eur Urol，2020，77（5）：576-580.

[23]Powles T，Kockx M，Rodriguez-Vida A，et al.Clinical efficacy and biomarker analysis of neoadjuvant atezolizumab in operable urothelial carcinoma in the ABACUS trial[J].Nat Med，2019，25（11）：1706-1714.

[24]Galsky MD，Necchi A，Shore，ND，et al.Phase Ⅲ study of perioperative pembrolizumab（pembro）plus cystectomy versus cystectomy alone in cisplatin-ineligible patients（pts）with muscle-invasive bladder cancer（MIBC）：KEYNOTE-905[J].Journal of Clinical Oncology，2020，38（6）：TPS593.

[25]Hoimes CJ，Adra N，Fleming MT，et al.Phase Ⅰb/Ⅱ neoadjuvant（N-）pembrolizumab（P）and chemotherapy for locally advanced urothelial cancer（laUC）：Final results from the cisplatin（C）-eligible cohort of HCRN GU14-188[J].Journal of Clinical Oncology，2020，38（15）：5047.

[26]Gupta S，Sonpavde G，Weight CJ，et al.Results from BLASST-1（Bladder Cancer Signal Seeking Trial）of nivolumab，gemcitabine，and cisplatin in muscle invasive bladder cancer（MIBC）undergoing cystectomy[J].Journal of Clinical Oncology，2020，38（6）：439.

[27]Cathomas R，Rothschild S，Hayoz，S，et al.Safety and efficacy of perioperative cisplatin/gemcitabine（cis/gem）and durvalumab（durva）for operable muscle-invasive urothelial carcinoma（MIUC）：SAKK 06/17[J].Journal of Clinical Oncology，2021，39（6）：430.

[28]Lin TX，Li KW，Fan JH，et al.Interim results from a multicenter clinical study of tislelizumab combined with gemcitabine and cisplatin as neoadjuvant therapy for patients with $cT_2 \sim T_{4a}N_0M_0$ MIBC[J].Journal of Clinical Oncology，2022，40（16）：4580.

[29]Galsky MD，Hoimes CJ，Necchi A，et al.Perioperative pembrolizumab therapy in muscle-

invasive bladder cancer: Phase Ⅲ KEYNOTE-866 and KEYNOTE-905/EV-303[J].Future Oncol, 2021, 17（24）: 3137-3150.

[30]Gao J, Navai N, Alhalabi O, et al.Neoadjuvant PD-L1 plus CTLA-4 blockade in patients with cisplatin-ineligible operable high-risk urothelial carcinoma[J].Nat Med, 2020, 26（12）: 1845-1851.

[31]van Dijk N, Gil-Jimenez A, Silina K, et al.Preoperative ipilimumab plus nivolumab in locoregionally advanced urothelial cancer: the NABUCCO trial[J].Nat Med, 2020, 26（12）: 1839-1844.

[32]Siefker-Radtke AO, Necchi A, Park SH, et al.Efficacy and safety of erdafitinib in patients with locally advanced or metastatic urothelial carcinoma: long-term follow-up of a phase 2 study[J].Lancet Oncol, 2022, 23（2）: 248-258.

[33]Loriot Y, Necchi A, Park SH, et al.Erdafitinib in Locally Advanced or Metastatic Urothelial Carcinoma[J].N Engl J Med, 2019, 381（4）: 338-348.

[34]Chang E, Weinstock C, Zhang L, et al.FDA Approval Summary: Enfortumab Vedotin for Locally Advanced or Metastatic Urothelial Carcinoma[J].Clin Cancer Res, 2021, 27（4）: 922-927.

[35]Yu EY, Petrylak DP, O'Donnell PH, et al.Enfortumab vedotin after PD-1 or PD-L1 inhibitors in cisplatin-ineligible patients with advanced urothelial carcinoma（EV201）: a multicentre, single-arm, phase 2 trial[J].Lancet Oncol, 2021, 22（6）: 872-882.

[36]Powles T, Rosenberg JE, Sonpavde GP, et al.Enfortumab Vedotin in Previously Treated Advanced Urothelial Carcinoma[J].N Engl J Med, 2021, 384（12）: 1125-1135.

[37]Rosenberg JE, Flaig TW, Friedlander TW, et al.Study EV-103: Preliminary durability results of enfortumab vedotin plus pembrolizumab for locally advanced or metastatic urothelial carcinoma[J].Journal of Clinical Oncology, 2020, 38（6）: 441.

[38]Tagawa ST, Balar AV, Petrylak DP, et al.TROPHY-U-01: A Phase II Open-Label Study of Sacituzumab Govitecan in Patients With Metastatic Urothelial Carcinoma Progressing After Platinum-Based Chemotherapy and Checkpoint Inhibitors[J].J Clin Oncol, 2021, 39（22）: 2474-2485.

[39]Sheng X, Yan X, Wang L, et al.Open-label, Multicenter, Phase II Study of RC48-ADC, a HER2-Targeting Antibody-Drug Conjugate, in Patients with Locally Advanced or Metastatic Urothelial Carcinoma[J].Clin Cancer Res, 2021, 27（1）: 43-51.

[40]Sheng XA, He ZS, Han WQ, et al.An open-label, single-arm, multicenter, phase Ⅱ

study of RC48-ADC to evaluate the efficacy and safety of subjects with HER2 overexpressing locally advanced or metastatic urothelial cancer（RC48-C009）[J].Journal of Clinical Oncology，2021，39（15）：4584.

[41]Zhou L，Xu HY，Li SM，et al.Study RC48-C014：Preliminary results of RC48-ADC combined with toripalimab in patients with locally advanced or metastatic urothelial carcinoma[J].Journal of Clinical Oncology，2022，40（6）：515.

[42]Petrylak DP，Flaig TW，Mar N，et al.Study EV-103 Cohort H：Antitumor activity of neoadjuvant treatment with enfortumab vedotin monotherapy in patients with muscle-invasive bladder cancer who are cisplatin-ineligible[J].Journal of Clinical Oncology，2022，40（16）：4582.

病例10 膀胱癌患者的综合治疗

一、病历摘要

（一）基本信息

患者男性，52岁，2021年8月因"膀胱肿瘤电切术后半年，血尿1周"来我院就诊。

患者半年前因"无痛性肉眼血尿1个月"在当地医院行"经尿道膀胱肿瘤电切术"，术后病理提示：高级别尿路上皮癌，术后患者行"吉西他滨"膀胱热灌注6次及普通灌注8次。盆腔MRI见病例10图1。

系统病史：患者无高血压，糖尿病病史。否认吸烟、饮酒个人史，否认肿瘤家族史和其他手术史。

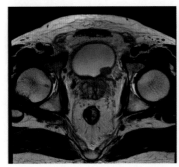 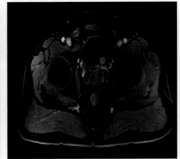 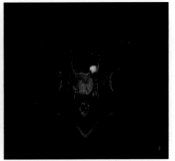

病例10图1 盆腔MRI

（二）临床诊断

膀胱尿路上皮癌（$T_2N_0M_0$）

（三）诊疗经过

考虑患者膀胱壁肌层受累，建议行根治性膀胱全切术，患者年轻，有保留膀胱的意愿，要求行保留膀胱的综合治疗，与患者沟通后先行"吉西他滨＋顺铂"方案新辅助化疗4周期，患者化疗后评估：肿瘤未见明显缩小，盆腔淋巴结较前增大，考虑转移。再次与患者沟通后，2021年11月24日行根治性膀胱全切回肠膀胱术（Brick），术后病理提示：全膀胱浸润性尿路上皮癌，侵及膀胱壁肌层，未侵及精囊前列腺组织，广泛脉管癌栓。未见明确神经侵犯，左右输尿管切缘干净。左盆腔淋巴结（0/5），右盆腔淋巴结（1/3）（病例10图2）。

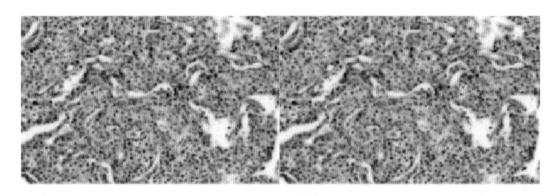

病例10图2　术后病理

术后继续给予"GC"方案化疗2周期，术后2个月患者出现腰部疼痛，ECT骨扫描提示：第一腰椎骨转移，经放疗科会诊后，给予SBRT DT8Gy局部单次放疗，并给予"唑来膦酸"对症治疗骨转移。患者疼痛症状好转。考虑患者病情进展较快，在后续治疗方案中增加免疫治疗，应用"替雷利珠单抗"治疗，治疗过程中患者仍诉腰部疼痛不适，复查CT发现疾病

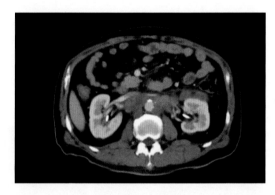

病例10图3　复查CT

进展，腹膜后及左侧肾周多发转移（病例10图3）。患者术后肿瘤免疫组化标记HER2（++）（病例10图4）。

2022年2月开始给予ADC药物"维迪西妥单抗"方案治疗，3个月后复查CT提示病情缓解（病例10图5）。患者自诉一般情况良好，腰背部疼痛缓解，持续应用。

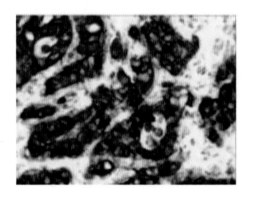

病例10图4　HER2（++）

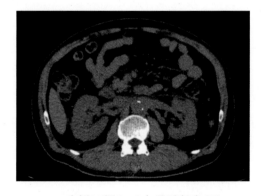

病例10图5　3个月后复查CT

2022年10月以后，患者停药2个月，2022年12月复查CT提示双肺多发结节，考虑转移，且疾病进展。再次给予患者"维迪西妥单抗"方案治疗2周期，病灶无缩小。2023年1月10日患者出现头痛，走路不稳，恶心、呕吐。复查头颅MRI：示多发脑转移（病例10图6）。

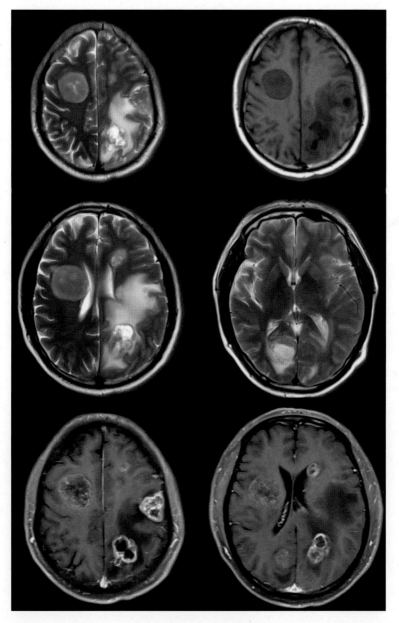

病例10图6　头颅MRI

放疗科会诊后，给予全脑放疗，DT：30Gy/10f，头痛及颅内压增高症状好转，病灶局部控制（病例10图7）。

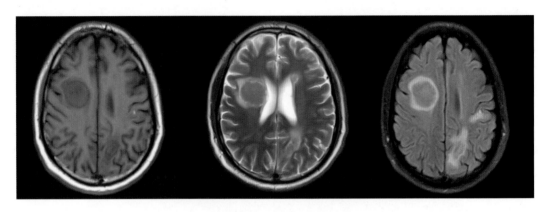

病例10图7　病灶局部控制

后续治疗方案调整为：ADC药物联合特瑞普利单抗治疗，患者出现肺部转移及肾周转移进展（病例10图8）。再次调整治疗方案为：紫杉醇＋特瑞普利单抗治疗。目前治疗效果在进一步观察中。

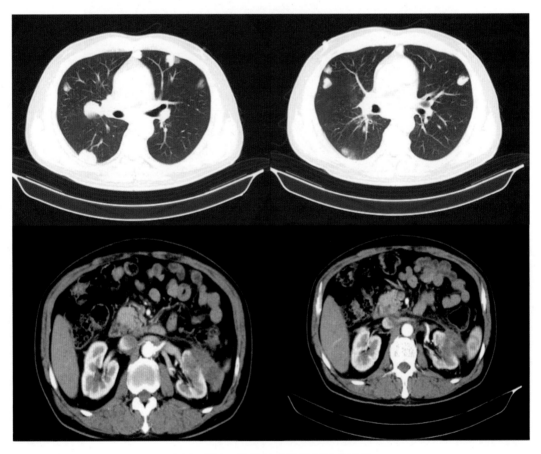

病例10图8　肺部转移及肾周转移进展

二、病例分析

根治性膀胱全切术加盆腔淋巴结清扫是肌层浸润性膀胱癌的标准治疗。对于符合条件的患者术前可以采用新辅助化疗。在该病例中，患者肿瘤呈高度侵袭性，虽然术前进行了新辅助化疗，效果不明显，并出现疾病的进展，盆腔淋巴结转移灶增大。患者虽然及时进行了根治性膀胱全切术，但术后短期内出现了疾病进展、骨转移，伴有明显的疼痛症状。给予双磷酸盐及放疗等对症治疗，疼痛明显缓解。在随后的免疫治疗过程中，疾病仍然没有得到控制，逐渐进展出现腹膜后及肾周的转移。说明该患者对化疗及免疫治疗效果欠佳，可能早期选择膀胱全切是一个更好的选择。在应用抗体藕联药物"维迪西妥单抗（爱地希）"后，疾病在短期内获得良好的控制，不幸的是因为疫情短暂停药，9个月后仍然出现疾病的再次进展，并出现了多发脑转移，经过姑息性放疗，局部症状控制尚可，但再次应用ADC药物后，肺转移及腹膜后肾周转移再次进展。目前在支持治疗及二线化疗联合免疫治疗中，疗效有待进一步的观察。

三、疾病介绍

目前新辅助化疗已经成为膀胱癌的标准治疗模式。可以使约1/3的患者获得完全缓解，并根除微转移性病灶，降低远处复发转移率，改善疾病的局部控制，提高患者的长期生存。以铂类为基础的化疗目前仍然是最常用的一线方案，但是只有20%的患者适合这种方案。国内目前常用的方案还是"吉西他滨＋顺铂"的新辅助治疗方案。紫杉醇类药物可以被用在铂类不耐受的患者的二线化疗，近年来免疫检查点抑制剂作为也治疗膀胱癌的二线药物被采用。由于膀胱癌存在很大的异质性，很多患者在经历化疗及免疫治疗后出现疾病的快速进展。近年来抗体藕联药物在化疗后进展的转移膀胱癌患者中临床应用，取得良好的效果。Disitamab vedotin（DV，RC48-ADC）是一种抗体-药物藕联物（ADC），靶向表达HER2的肿瘤，HER2是一种促进细胞增殖和存活的致癌生长因子受体。DV由新型抗HER2单克隆抗体disitamab组成，通过可裂解接头与微管破坏剂单甲基auristatin E（MMAE）结合。DV具有多模态抗肿瘤作用机制，包括表达HER2的癌细胞的直接细胞毒性和基于旁观者效应的邻近细胞的细胞毒性，这两者都是由靶细胞内MMAE的细胞内释放介导的。释放的MMAE可诱导免疫原性细胞死亡（ICD），从而促进免疫细胞向肿瘤募集。此外，DV刺激Fc-γ受体介导的抗体依赖性细胞毒性（ADCC），从而导致靶细胞死亡。DV还抑制HER2激活的下游信号通路，进一步阻断细胞生长和增生。为HER2阳性经多线治疗后进展的膀胱癌患者提供了一个选择，但依然存在药物耐药及再次进展的风险。

四、专家点评

本例患者诊断为复发肌层浸润性膀胱癌，初诊时考虑全膀胱切除术创伤较大，围术期可能出现的并发症较多，术后可能需佩戴尿袋，影响生活质量，选择了新辅助化疗后手术。但术后疾病出现快速进展。在经历过化疗及免疫治疗后，ADC药物维迪西妥单抗给患者带来了短期的疾病控制，但随后也再次出现疾病进展。这一病例提示，因为疾病的异质性，我们需要筛选合适的患者进行新辅助化疗，探索有效的新辅助化疗疗效预测指标。但是转移性膀胱癌患者的治疗选择目前不能基于任何有效的预测性生物标志物。不同的潜在标记，如肿瘤突变负荷、分子亚群和基因表达特征，并没有一致地显示出区分患者群体的治疗能力，因此不鼓励在临床中使用。免疫组织化学评估的肿瘤或免疫细胞中PD-L1的表达似乎与对检查点抑制剂的反应不一致，其作为预测标志物的使用存在争议。对于那些患者不适合新辅助化疗，建议尽早行根治性手术，以使患者获得最大的临床获益。针对本例患者可能更适合及早手术治疗。在疾病的后期，个体化综合治疗及对症支持治疗在减缓患者的症状、提高生活质量方面非常有必要，需要结合患者的病情制订个体化的治疗方案，从而给患者带来最佳的生活质量及生存获益。另外对于晚期多线治疗后的患者，肿瘤耐药的问题也是亟待解决的问题，也期待更新药物的研发。

（病例提供者：赵鹏程　何朝宏　河南省肿瘤医院）

（点评专家：何朝宏　河南省肿瘤医院）

参考文献

[1]Cathomas R，Lorch A，Bruins HM，et al.The 2021 Updated European Association of Urology Guidelines on Metastatic Urothelial Carcinoma[J].Eur Urol，2022，81（1）：95-103.

[2]Galsky MD，Hahn NM，Rosenberg J，et al.Treatment of patients with metastatic urothelial cancer "unfit" for Cisplatin-based chemotherapy[J].J Clin Oncol，2011，29（17）：2432-2438.

[3]Dijk NV，Jimenez AG，Silina K，et al.Preoperative ipilimumab plus nivolumab in locoregionally advanced urothelial cancer：the NABUCCO trial[J].Nat med，2020，26（12）：1839-1844.

[4]Hoimes CJ，Albany C，Hoffman-Censits J，et al.A phase Ⅰb/Ⅱ study of neoadjuvant pembrolizumab（pembro）and chemotherapy for locally advanced urothelial cancer（UC）

[J].Ann oncol，2018，29（null）：viii726.

[5]Huang　H，Zhang Y，Chen Z，et al.Neoadjuvant therapy with Disitamab vedotin in treating muscle-invasive bladder cancer：A case report[J].Heliyon，2023，9（4）：e15157.

[6]Chen M，Yao K，Cao M，et al.HER2-targeting antibody-drug conjugate RC48 alone or in combination with immunotherapy for locally advanced or metastatic urothelial carcinoma：a multicenter，real-world study[J].Cancer Immunol Immunother，2023，72（2）：2309-2318.

[7]Shi F，Liu Y，Zhou X，et al.Disitamab vedotin：a novel antibody-drug conjugates for cancer therapy[J].Drug deliv，2022，29（1）：1335-1344.

病例11　前列腺腺癌混合神经内分泌癌的综合治疗

一、病历摘要

（一）基本信息

患者男性，69岁，因"间断肉眼血尿伴尿频1周"就诊。

查前列腺特异性抗原（PSA）4.442ng/ml；盆腔MRI提示前列腺不均匀强化灶，突破包膜，侵犯双侧精囊腺、膀胱，局部与直肠前壁分界不清，考虑为肿瘤性病变；盆腔淋巴结增多、增大，考虑肿瘤转移可能；前列腺穿刺提示为前列腺腺泡癌，Gleason评分5+5＝10分，伴神经侵犯及多灶坏死；基因检测提示错配修复蛋白MSH2及MSH6缺失，高微卫星不稳定状态，高肿瘤负荷状态，BRCA2突变。

患者诊断为前列腺腺泡癌（Ⅳ期，$cT_4N_1M_0$）。接受内分泌治疗联合PARPi（奥拉帕利）。但疗效差，肿瘤进展。考虑患者可能存在小细胞或神经内分泌成分，于开始治疗后两个月再次前列腺穿刺，但病理提示仍不足以诊断小细胞癌。后接受2个周期多西他赛化疗，随访行PET/CT检查较治疗前提示前列腺癌累及包膜、双侧精囊腺及膀胱可能性大、PSMA摄取较前次有所减低，腹膜后、盆腔多发淋巴结转移，其中腹膜后主动脉旁淋巴结为新发，盆腔双侧髂总、髂外淋巴结较前增多、增大；左侧输尿管全程扩张、左肾盂扩张、积水。治疗疗效不佳，肿瘤进展。经过全院会诊讨论，患者诊断为前列腺腺癌混合神经内分泌癌（Ⅳ期，$cT_4N_1M_0$）。更换治疗方案为1个周期EP化疗联合内分泌治疗。但患者疾病不断进展，总体预后很差，仍尿频、尿急、尿痛，影像提示效果仍差，且出现双侧肾盂、输尿管积水。后经过全院讨论认为患者暂不适合手术，但病情仍不断进展，后续存在肾衰竭风险。更换治疗方案为在维持去势前提下进行局部放疗联合全身免疫治疗（PD-1单抗）。在PD-1单抗治疗后，前列腺肿瘤的局部大小明显缩小。患者排尿通畅，尿路刺激征逐渐改善。PSA值下降到无法检测的水平（＜0.008ng/ml），NSE值在治疗期间继续下降到较低水平，并且没有上升。局部前列腺肿瘤病变和腹膜后淋巴结明显小于PD-1单抗治疗前。

（二）临床诊断

前列腺腺癌混合神经内分泌癌

（三）诊疗经过

患者诊断为前列腺腺泡腺癌后，最初，我们安排患者接受PARP抑制剂联合内分泌治疗（曲普瑞林＋阿比特龙＋泼尼松）。治疗开始后2个月内，排尿频率略有改善，肉眼血尿消失，但肿瘤继续呈现影像学进展。虽然PSA值从4.442ng/ml下降到0.048ng/ml，但在监测过程中神经元特异性烯醇化酶（NSE）的值增加。再次行前列腺活检，评估肿瘤组织进展，确定是否有神经内分泌成分，并申请咨询国内外病理学家。经过多学科、多医院专家中心的咨询和讨论，最终诊断为以神经内分泌前列腺癌（NEPC）为主要成分的抗前列腺癌（腺癌＋小细胞癌）。调整治疗方案，为患者安排2周期多西他赛化疗和1周期EP化疗。然而，患者的病情在很短的时间内就出现了进展。患者尿频、尿急、尿痛加重。影像学检查显示患者逐渐出现双侧肾积水和双侧输尿管扩张，肿瘤持续进展。为保护肾功能，入院后第5个月行右肾造瘘术。在整个化疗过程中，PSA保持在较低水平，但在短时间的下降后呈上升趋势。同样，NSE在经历了短期下降后再次上升。由于其自身的高血压2级（非常高危组）、右侧甲状腺结节（TI-RADS4a级）、原发性甲状旁腺功能亢进和高脂血症，患者不适合手术。经过院内、院外多方讨论，将患者治疗方案调整为局部放疗联合全身免疫治疗。

右肾造瘘术后第6天，患者在维持雄激素剥夺疗法（ADT）的基础上，接受盆腔局部放疗：DtGTV 50Gy/25F、CTV 45Gy/25F。帕博丽珠单抗于2022年3月16日使用（200mg 1次/3周）。在第2个周期的帕博丽珠单抗治疗后，前列腺肿瘤的局部大小明显缩小。因此，我们于2022年5月11日植入双J型输尿管管，并拔出右侧肾造瘘管和导管。在随访过程中，患者排尿通畅，尿路刺激征逐渐改善。第3个周期后，PSA值下降到无法检测的水平（＜0.008ng/ml），NSE值在治疗期间继续下降到较低水平，并且没有上升。影像学结果还显示，局部肿瘤病变和腹膜后淋巴结明显小于帕博丽珠单抗治疗开始前。放疗联合PD-1治疗给患者带来了长达5个月的持久疗效，目前仍在继续治疗中，没有进一步的进展。疗程中转移病证演变情况和PSA的变化情况见病例11图1、病例11图2。

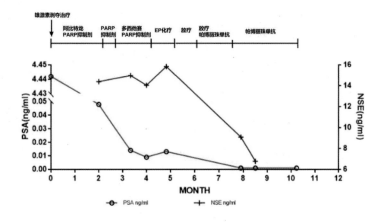

病例11图1　疗程中PSA以及NSE的变化情况

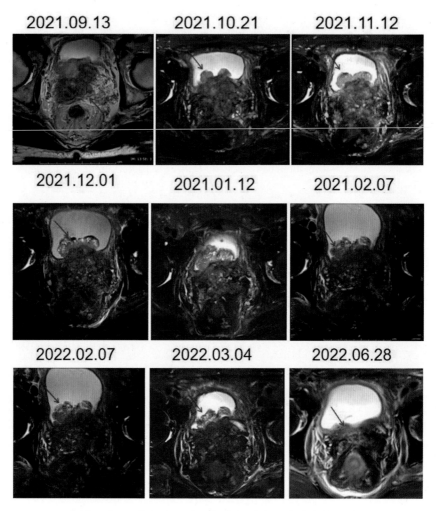

病例11图2　疗程中通过影像学监测前列腺肿瘤变化情况

二、病例分析

在本例中，基因检测揭示了MSH2和MSH6缺失（dMMR）以及BRCA2突变。在ADT、阿比特龙联合泼尼松和PARP抑制剂治疗期间观察到了显著的影像进展。然而，该患者的肿瘤标志物检测结果显示，如病例11图1所示，PSA显著降低至低水平（<0.1ng/ml），而NSE呈上升趋势。患者再次进行穿刺，经多学科和多医院专家中心的会诊和讨论，诊断结果为去势抵抗性混合前列腺癌，以NEPC为主要成分。患者过去未接受化疗，随后接受了多西他赛化疗；EP化疗没有明显效果，疾病继续进展。对于前列腺癌患者，一线治疗并不能带来长期稳定的结果，最终导致药物耐药。即便如此，该患者在较短时间内就出现了一线药物耐药。该患者治疗过程中出现的情况是罕见的。Turina等人报道了一例PCa患者，该患者的BRCA2发生了变化，在接受ADT联合恩杂鲁胺治疗4个月

后，出现了NEPC，并对依托泊苷/卡铂表现出完全缓解，随后在奥沙利铂治疗9个月后继续缓解。Pandya等人报道了另一例NEPC患者，该患者在接受ADT和阿比特龙联合泼尼松治疗12个月后出现NEPC，该患者在依托泊苷/卡铂化疗中表现出稳定效果长达6个月。在本例中，该患者在接受ADT、阿比特龙联合泼尼松和PARP抑制剂治疗的2个月期间，以及随后的化疗方案中都没有显著效果，显示持续的影像进展。后续治疗中，患者接受了局部盆腔放疗联合PD-1治疗，显示出显著效果。在接受局部盆腔放疗联合PD-1治疗后的5个月，与治疗前相比，前列腺肿瘤体积显著减小并基本保持稳定。疾病不再进展。同时，在接受PD-1联合放疗后，局部放疗区域外的腹膜后淋巴结也缩小了。放疗刺激肿瘤相关抗原的释放，激活T细胞和炎症微环境，导致全身抗肿瘤宿主免疫反应。放疗与ICI治疗的结合可以增强对放疗靶向疾病区域和全身的免疫反应的诱导。放疗在mCRPC患者中与ICI具有协同效应。帕博利珠单抗联合放疗对作为一线治疗的以NEPC为主要成分的晚期CRPC显示出意外的反应。我们仍在追踪随访，患者目前病情良好。

三、疾病介绍

ADT是最广泛应用于晚期转移性前列腺癌（mPCa）患者的基础治疗。近年来，出现了多种新的内分泌药物，包括阿比特龙和恩杂鲁胺，为PCa的ADT提供了更多选择。几项临床研究表明，去势治疗联合阿比特龙可以延长mPCa患者的无进展生存时间并获得生存益处。与此同时，PARP抑制剂已被证明对于具有同源重组修复（HRR）基因突变（如BRCA1/2）的CRPC患者有效。Wang等人对123例NEPC患者进行了系统的回顾性分析，评估了与NEPC发展和生存相关的危险因素。前列腺癌初诊到进展的中位时间为20个月。诊断时高Gleason评分（≥8）是早期前列腺癌进展的独立危险因素（HR＝1.66，$P=0.032$）。同时，对于特别侵袭性、非典型扩散和（或）疾病进展以及PSA水平低或不升高的患者，可以考虑疑似NEPC转化和转移活检。NEPC对铂类药物显示出敏感性，小细胞癌患者可以考虑铂类化疗。

免疫治疗的出现彻底改变了几种血液和实体恶性肿瘤的治疗模式，报道了前所未有的响应率。目前，在PCa患者中已有相关的临床试验，一些病例显示PD-1具有实际的临床意义。Manogue等人报道了一例mCRPC患者，在接受帕博利珠单抗治疗后完全缓解。该患者经组织采样显示MSH2发生了变化。Ravindranathan等人报道了两例MSI-H状态的mCRPC患者，在接受帕博利珠单抗治疗后获得了稳定持久的效果，通过治疗开始前后的液体活检测量，证明了体液中体细胞变异等位基因频率显著降低以及前列腺特异性抗原水平下降。Shimizu等人报道了一例MSI-H mCRPC患者，在接受帕博利珠单抗治疗后，淋巴结转移和局部PCa病灶的大小显著减小，治疗开始后18个月，PSA值仍保持在不可检测水平。KEYNOTE-199研究分别纳入了RECIST可测量的PD-L1阳性、PD-L1阴性疾病和以骨为主的mCRPC患者，证实了PD-1在CRPC和HRR基因突变患者中的初步疗效。然而，对于对化疗无效的难治性NEPC，仍缺乏已知的有效治疗方法。Han等人报道了一例mCRPC直肠侵犯患者，在接受PD-1联合放疗后，影像学证据显示前列腺肿块减小，无直肠壁受累。可以看出，对于通过基因测序发现具有MSI-H或dMMR的患者，PD-1对某些患者具有显著持久的效果。然而，目前还缺乏明确的适用人群选择标准。这种反应是否能够转化为整体生存或无进展生存的改善还需要进一步探索。

四、专家点评

晚期前列腺癌患者通常最初采用雄激素剥夺疗法（ADT）进行治疗。虽然这些患者经历了一段时间的疾病消退，但大多数患者进展为转移性去势抗性前列腺癌（mCRPC）。这些患者现在有了多种多样的已获批准的治疗方案，包括化疗、激素治疗、靶向治疗等。然而，这些对于mCRPC及其特殊亚型神经内分泌前列腺癌（NEPC）患者的总生存期（OS）的改善是有限的。近年来，随着免疫检查点抑制剂的使用，如PD-1/PD-L1和CTLA4抑制剂，免疫治疗再次成为刺激抗肿瘤免疫的一个有效的治疗选择。这位患者对目前的内分泌和化疗方案产生了原发性耐药性，并进展为以NEPC为主要成分的mCRPC。由于该患者测序结果显示为错配修复蛋白MSH2及MSH6缺失，高微卫星不稳定状态，高肿瘤负荷状态。虽然没有直接的临床证据支持前列腺腺癌混合神经内分泌癌患者行ADT基础上的局部放疗联合全身免疫治疗，但是基于已有的理论基础行逻辑推演和类比分析，ADT基础上的局部放疗联合帕博丽珠单抗有望增强该患者的肿瘤控制。随访显示，综合治疗期间该患者PSA和NSE保持较低水平，影像学也未见进展，提示ADT基础上的局部放疗+PD-1+ADT的综合治疗方法能够延长部分前列腺腺癌混合神经内分泌癌患者的无进展生存期。显示出对PD-1单克隆抗体联合放疗有显著和持久的反应。

（病例提供者：李腾飞　杨春光　华中科技大学同济医学院附属同济医院）

（点评专家：王志华　华中科技大学同济医学院附属同济医院）

参考文献

[1]Wong MC，Goggins WB，Wang HH，et al.Global Incidence and Mortality for Prostate Cancer：Analysis of Temporal Patterns and Trends in 36 Countries[J].Eur Urol，2016，70（5）：862-874.doi：10.1016/j.eururo.2016.05.043.Epub 2016 Jun 8.PMID：27289567.

[2]Cornford P, van den Bergh RCN, Briers E, et al.EAU-EANM-ESTRO-ESUR-SIOG Guidelines on Prostate Cancer.Part Ⅱ-2020 Update：Treatment of Relapsing and Metastatic Prostate Cancer[J].Eur Urol, 2021, 79（2）：263-282.doi：10.1016/j.eururo.2020.09.046. Epub 2020 Oct 7.PMID：33039206.

[3]Komura K, Sweeney CJ, Inamoto T, et al.Current treatment strategies for advanced prostate cancer[J].Int J Urol, 2018, 25（3）：220-231.doi：10.1111/iju.13512.Epub 2017 Dec 20.PMID：29266472；PMCID：PMC6053280.

[4]Teo MY, Rathkopf DE, Kantoff P.Treatment of Advanced Prostate Cancer[J].Annu Rev Med, 2019, 70：479-499.doi：10.1146/annurev-med-051517-011947.PMID：30691365；PMCID：PMC6441973.

[5]U.S.Food and Drug Administration：FDA grants accelerated approval to pembrolizumab for first tissue/site agnostic indication.www.fda.gov/Drugs/Infor matio nOnDr ugs/Appro vedDr ugs/ ucm56 0040.htm.Accessed December 3, 2018.

[6]James ND, de Bono JS, Spears MR, et al.STAMPEDE Investigators.Abiraterone for Prostate Cancer Not Previously Treated with Hormone Therapy[J].N Engl J Med, 2017, 377（4）：338-351.doi：10.1056/NEJMoa1702900.Epub 2017 Jun 3.PMID：28578639；PMCID：PMC5533216.

[7]Sathianathen NJ, Oestreich MC, Brown SJ, et al.Abiraterone acetate in combination with androgen deprivation therapy compared to androgen deprivation therapy only for metastatic hormone-sensitive prostate cancer[J].Cochrane Database Syst Rev, 2020, 12（12）：CD013245.doi：10.1002/14651858.CD013245.pub2.PMID：33314020；PMCID：PMC8092456.

[8]Zhuang J, Wang Y, Zhang S, et al.Androgen deprivation therapy plus abiraterone or docetaxel as neoadjuvant therapy for very-high-risk prostate cancer：a pooled analysis of two phase II trials[J].Front Pharmacol, 2023, 14：1217303.doi：10.3389/fphar.2023.1217303. PMID：37435500；PMCID：PMC10331422.

[9]de Bono J, Mateo J, Fizazi K, et al.Olaparib for Metastatic Castration-Resistant Prostate Cancer[J].N Engl J Med, 2020, 382（22）：2091-2102.doi：10.1056/NEJMoa1911440. Epub 2020 Apr 28.PMID：32343890.

[10]Wang HT, Yao YH, Li BG, et al.Neuroendocrine Prostate Cancer（NEPC）progressing from conventional prostatic adenocarcinoma：factors associated with time to development of NEPC and survival from NEPC diagnosis-a systematic review and pooled analysis[J].J Clin

Oncol，2014，32（30）：3383-3390.doi：10.1200/JCO.2013.54.3553.Epub 2014 Sep 15.PMID：25225419.

[11]Yamada Y，Beltran H.Clinical and Biological Features of Neuroendocrine Prostate Cancer[J]. Curr Oncol Rep，2021，23（2）：15.doi：10.1007/s11912-020-01003-9.PMID： 33433737；PMCID：PMC7990389.

[12]Apostolidis L，Nientiedt C，Winkler EC，et al.Clinical characteristics，treatment outcomes and potential novel therapeutic options for patients with neuroendocrine carcinoma of the prostate[J].Oncotarget，2019，10（1）：17-29.doi：10.18632/oncotarget.26523.PMID： 30713600；PMCID：PMC6343754.

[13]Corn PG，Heath EI，Zurita A，et al.Cabazitaxel plus carboplatin for the treatment of men with metastatic castration-resistant prostate cancers：a randomized，open-label，phase 1-2 trial[J].Lancet Oncol，2019，20（10）：1432-1443.doi：10.1016/S1470-2045 （19）30408-5.Epub 2019 Sep 9.Erratum in：Lancet Oncol.2020 Jan；21（1）：e14. PMID：31515154；PMCID：PMC6858999.

[14]Turina CB，Coleman DJ，Thomas GV，et al.Molecular Testing Identifies Determinants of Exceptional Response and Guides Precision Therapy in a Patient with Lethal，Treatment- emergent Neuroendocrine Prostate Cancer[J].Cureus，2019，11（7）：e5197.doi： 10.7759/cureus.5197.PMID：31565603；PMCID：PMC6758987.

[15]Pandya D，Shah M，Kaplan F，et al.Treatment-emergent neuroendocrine prostate cancer with a germline BRCA2 mutation：identification of a candidate reversion mutation associated with platinum/PARP-inhibitor resistance[J].Cold Spring Harb Mol Case Stud，2021，7 （1）：a005801.doi：10.1101/mcs.a005801.PMID：33608381；PMCID：PMC7903888.

[16]Manogue C，Cotogno P，Ledet E，et al.Biomarkers for Programmed Death-1 Inhibition in Prostate Cancer[J].Oncologist，2019，24（4）：444-448.doi：10.1634/ theoncologist.2018-0546.Epub 2018 Dec 12.PMID：30541755；PMCID：PMC6459247.

[17]Ravindranathan D，Russler GA，Yantorni L，et al.Detection of Microsatellite Instability via Circulating Tumor DNA and Response to Immunotherapy in Metastatic Castration-Resistant Prostate Cancer：A Case Series[J].Case Rep Oncol，2021，14（1）：190-196.doi： 10.1159/000512819.PMID：33776702；PMCID：PMC7983538.

[18]Shimizu K，Sano T，Mizuno K，et al.A case of microsatellite instability-high clinically advanced castration-resistant prostate cancer showing a remarkable response to pembrolizumab sustained over at least 18 months[J].Cold Spring Harb Mol Case Stud，

2022，8（4）：a006194.doi：10.1101/mcs.a006194.PMID：35487690；PMCID：PMC9235847.

[19]Antonarakis ES，Piulats JM，Gross-Goupil M，et al.Pembrolizumab for Treatment-Refractory Metastatic Castration-Resistant Prostate Cancer：Multicohort，Open-Label Phase Ⅱ KEYNOTE-199 Study[J].J Clin Oncol，2020，38（5）：395-405.doi：10.1200/JCO.19.01638.Epub 2019 Nov 27.PMID：31774688；PMCID：PMC7186583.

[20]Stultz J，Fong L.How to turn up the heat on the cold immune microenvironment of metastatic prostate cancer[J].Prostate Cancer Prostatic Dis，2021，24（3）：697-717.doi：10.1038/s41391-021-00340-5.Epub 2021 Apr 5.PMID：33820953；PMCID：PMC8384622.

[21]Han HJ，Li YR，Roach M，et al.Dramatic response to combination pembrolizumab and radiation in metastatic castration resistant prostate cancer[J].Ther Adv Med Oncol，2020，12：1758835920936084.doi：10.1177/1758835920936084.PMID：32922519；PMCID：PMC7450451.

病例12 前列腺小细胞癌的靶向精准治疗

一、病历摘要

（一）基本信息

患者男性，68岁，主因"尿频、尿急、伴肉眼血尿1个月"于2018年5月就诊。

既往患者无外伤手术史，否认高血压、糖尿病等慢性疾病，无癌症家族史。直肠指检提示：前列腺Ⅲ度增大，质地硬，结节感明显，与直肠关系密切，中央沟消失。行膀胱MRI：盆腔前列腺后部及膀胱三角区、左侧壁等可见大片状软组织信号影，侵犯直肠，伴双侧髂血管走行区及主动脉旁淋巴结转移（病例12图1）。实验室检查PSA 72.72ng/ml，碱性磷酸酶（ALP）114U/L。

患者于2018年5月21日于我院行膀胱肿瘤诊断性电切术，术中所见：膀胱颈部共见一枚斑块状新生物，左侧壁见大片浸润性占位性病变。术后冰冻病理示：膀胱颈部、左侧壁肿瘤浸润型高级别尿路上皮癌可能。考虑患者临床诊断与病理诊断不符，联系病理科加做免疫组化Ki-67（50%），PSA（±），PAP（+），P53（±），病理考虑前列腺癌浸润。2018年5月30日ECT全身骨显像：右侧髂骨显像剂异常浓聚灶，考虑肿瘤骨转移可能大；右侧髂骨显像剂浓聚灶（病例12图2）。

2018年6月8日经多学科门诊会诊MDT后，决定进一步明确前列腺病灶病理，遂行超声引导下经会阴前列腺穿刺活检术，共穿刺12针，左右侧各6针，病理报告为左侧叶6/6针阳性，右侧叶6/6针阳性，前列腺小细胞癌，免疫组化：PSA（-），CgA（+），SYN（+）（病例12图3）。

患者2018年6月21日接受了外周血游离DNA（cfDNA）基因检测，监测方法采用目标区域捕获＋二代高通量基因测序，使用NextseqCN500测序仪，平均测序深度为10 000×。测试结果患者共采集cfDNA总量为172.26ng，其中AR基因扩增2.13倍，CDK4基因扩增1.99倍（病例12表1）。

病例12表1 患者外周血游离DNA基因检测拷贝数分析结果

基因	染色体	拷贝数变异起始位置	拷贝数变异终止位置	突变倍数
AR	chrX	66764988	66863249	2.13
CDK4	chr12	58142307	58143287	1.99

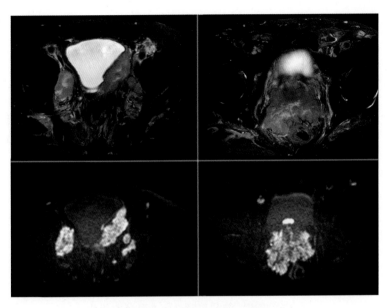

病例12图1 初诊时盆腔增强MRI

上：T$_2$WI像；下：DWI像。左：膀胱内软组织信号，伴双侧髂血管旁淋巴结转移。右：前列腺病灶突破包膜，侵犯后方直肠及膀胱三角区。

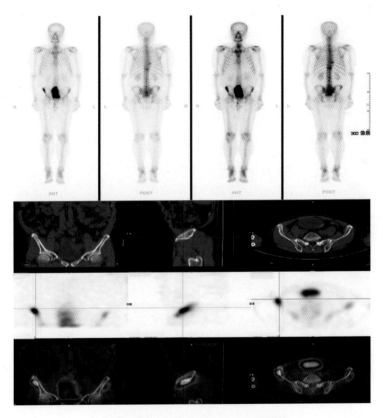

病例12图2 初诊时ECT全身骨显像

右侧髂骨显像剂异常浓聚灶，考虑肿瘤骨转移可能大。

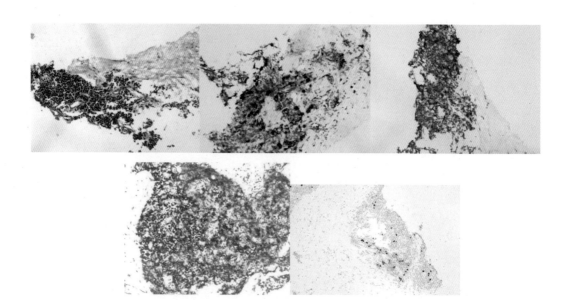

病例12图3　前列腺穿刺标本及免疫组化

上左：HE 染色。上中：免疫组化 CgA：阳性。上右：免疫组化 PSA：阴性。下左：免疫组化 AR：阳性。下右：免疫组化 insm1：阳性。

（二）临床诊断

前列腺小细胞癌（$T_4N_1M_{1b}$）

（三）诊疗经过

患者即刻接受药物去势治疗（醋酸亮丙瑞林微球11.25mg），并监测血清睾酮降低至去势水平。并于2018年6月起接受EP方案化疗，即依托泊苷（150mg静脉滴注，第1～第3天）联合顺铂（40mg静脉滴注，第1～第3天）的3周方案化疗，同时使用唑来膦酸（4mg静脉滴注，每3周一次）骨修复治疗。累计化疗6次，治疗期间患者耐受性良好，排尿症状明显改善，化疗期间未出现3级以上不良事件，第2周期开始出现轻度脱发，第4周期出现便秘、腹胀，均自行缓解。化疗第3周期后、第6周期后分别复查PSA、全身骨显像、盆腔增强MRI。

EP方案化疗第3周期PSA降至0.73ng/ml，第6周期PSA降至0.22ng/ml。盆腔MRI提示：前列腺体积缩小，前列腺中部及尖部左侧外周带截石位4～6点异常信号灶，未见明显膀胱侵犯及淋巴结肿大（病例12图4上）。然而第3周期后骨全身显像发现，骨转移范围及浓聚程度均明显增加，其中腰$_1$、腰$_4$、腰$_5$、双侧髂骨、双侧髋臼、左侧耻骨、右侧坐骨、左侧股骨均为新发骨转移病灶（病例12图5上）；ALP最高升至534U/L，考虑患者症状学及局部病灶反应良好，考虑可能出现治疗引起的"骨闪烁"显像，继续原方案治疗；至第6周期骨转移灶数量逐渐减少，活性降低，病灶稳定（病例12图5中）。ALP也逐步降至113U/L。

患者于2018年11月20日起继续在ADT＋骨修复治疗的基础上，根据cfDNA基因检测结果，加用哌柏西利治疗，哌柏西利是细胞周期蛋白依赖性激酶4和6（CDK4/6）抑制剂，治疗方案为28天为周期，125mg 1次/日口服21天，停药7天。治疗期间未出现不良反应。哌柏西利治疗后3个月、6个月再次行PSA和全身骨扫描评估。骨扫描提示骨转移灶数量持续明显减少，浓聚程度减低（病例12图5下）；PSA 0.21ng/ml，ALP降至76U/L。

随访：至2019年6月，治疗随访满1年，PSA 0.05ng/ml，ALP 59U/L，盆腔MRI及骨全身显像提示病灶稳定（病例12图4下）。患者治疗期间NSE未见明显升高，PSA、ALP、NSE变化见病例12图6。

患者治疗效果持续至2021年6月，后出现复发，于2021年7月起再次给予DC方案化疗6次，症状表现稳定，骨扫描未见明显进展。至2022年1月再次出现复发，并出现骨痛等表现，因症状进展无法继续耐受积极治疗，于2022年4月29日因疾病进展死亡。自确诊总生存期达4年。

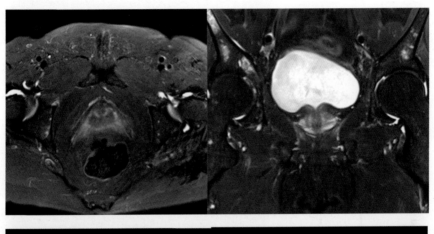

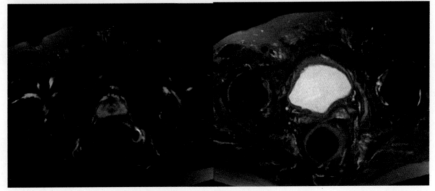

病例12图4　治疗期间盆腔MRI表现

上左：化疗第3周期后（2018年9月6日）前列腺病灶明显萎缩。上右：原膀胱内侵犯病灶消失，未见明显肿大淋巴结。下左：哌柏西利治疗3个月后（2019年2月18日）前列腺病灶进一步缩小。下右：膀胱内、盆腔淋巴结未见复发。

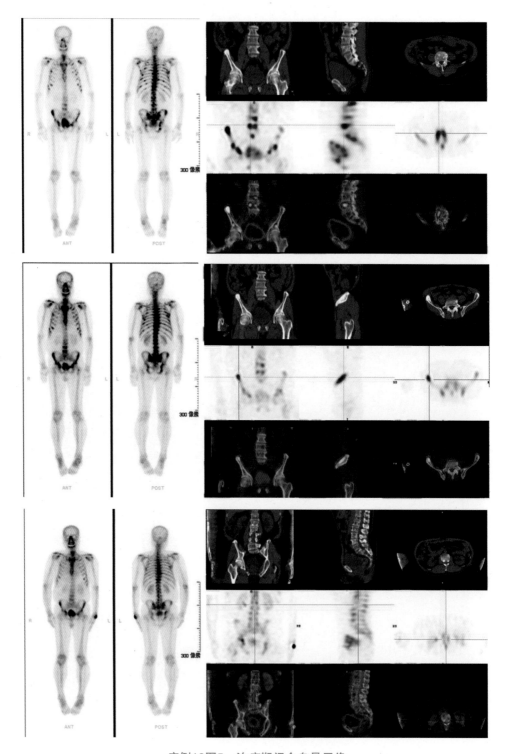

病例12图5　治疗期间全身骨显像

上：化疗第3周期后（2018年8月28日），相较于初诊时骨盆骨转移范围增多、增大。中：化疗第6周期后（2018年11月6日），相较于前片骨转移范围、病灶数量减少，代谢降低。下：哌柏西利治疗3个月后（2019年2月22日）相较于前片骨转移范围、病灶数量进一步明显减少，代谢降低。

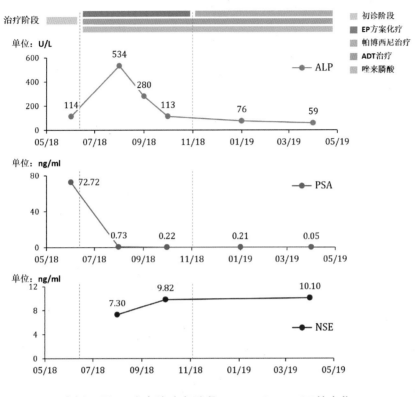

病例12图6　患者治疗各阶段ALP、PSA、NSE的变化

二、病例分析

　　该患者是原发性前列腺小细胞癌，根据NCCN指南，采用了EP方案化疗联合雄激素剥夺治疗。在采用EP方案化疗初期，骨全身显像出现了骨转移病灶的增多、范围扩大、浓聚增加，但临床症状改善明显，并不代表治疗的失败。Ryan等人研究发现，临床上治疗CRPC患者时，可能出现治疗后PSA明显下降但短期评估骨转移进展，进一步随访评估骨转移灶又减少的现象，他们将这一现象称为"骨闪烁"。既往有研究报道伴有骨转移的乳腺癌或肺癌患者化疗时也会出现"骨闪烁"现象，并认为这是肿瘤治疗有效的标志。目前对"骨闪烁"现象的具体机制仍不清楚，有学者认为早期骨扫描可能不能发现一些小的、生长缓慢的病灶，治疗后肿瘤细胞短期内大量死亡，导致局部骨代谢活跃，骨扫描显示"病灶增多"；当疾病得到控制后，骨代谢趋于稳定，骨扫描显示缓解。因此临床治疗时对于早期出现骨扫描提示"病情进展"的情况应正确判断患者是"骨闪烁"还是治疗方案无效，该患者治疗后症状学改善，应考虑"骨闪烁"可能，维持原治疗方案治疗后ALP出现了进行性下降，证实了这一观点，但需在治疗期间密切随访，避免误判。

　　前列腺癌患者在激素敏感阶段和去势抵抗阶段表现出明显的肿瘤异质性，同一时期的患者对于治疗方案的疗效也显示出明显的个体差异，因此，针对不同的患者选择更加合理有效的个性化治疗方案是前列腺癌精准医学的趋势。目前前列腺癌患者可选择的药物方案越来越多，随着精准医学模式的逐渐开展，依据患者的个体基因组学信息精准分型并挑选最佳治疗方案是前列腺癌治疗的发展方向。其中该患者通过基因检测发现AR基因扩增的患者可能阿比特龙疗效不佳；而该患者cfDNA中CDK4的基因扩增则带来了潜在的治疗靶点。

哌柏西利是细胞周期蛋白依赖性激酶4和6（CDK4/6）抑制剂，能够选择性抑制细胞周期蛋白依赖性激酶4和6（CDK4/6），恢复细胞周期控制，阻断肿瘤细胞增生。细胞周期失控是癌症的一个标志性特征，而CDK4/6在许多癌症中均过度活跃，导致细胞增生失控。哌柏西利主要获批用于局部晚期或转移性的乳腺癌，但有研究发现，伴有CDK4和CCND1基因突变的晚期前列腺癌患者对于哌柏西利的治疗更加敏感，表明一些前列腺癌患者或许可从现有的乳腺癌药物治疗中获益。一些跨适应证的靶向药物治疗或也将成为进一步研究方向。该患者在使用哌柏西利治疗后，得到了较长时间的肿瘤的持续缓解，在影像学和症状学上都得到较为满意的疗效。

基于基因检测的结果，将拓展前列腺癌的治疗路径，实现前列腺癌个体化、精准化的治疗。提高前列腺癌患者的生存质量及生存率。

三、疾病介绍

前列腺癌是男性高发的恶性肿瘤之一，病理类型包括腺癌（腺泡腺癌）、导管腺癌、导管内癌、鳞状细胞癌和腺鳞癌等，其中前列腺腺癌占95%以上。

神经内分泌前列腺癌（NEPC）较罕见，仅占前列腺癌的1%～5%。事实上几乎所有的前列腺癌都有某种程度的神经内分泌分化现象，前列腺癌的神经内分泌分化与前列腺肿瘤的雄激素非依赖型转化、疾病进展及不良预后相关。一部分NEPC完全由神经内分泌细胞组成，如小细胞癌（SCC）和类癌。小细胞癌浸润性强，转移早，对激素治疗无效且化疗不敏感，预后极差。例如该患者临床分期为$cT_4N_1M_{1b}$，局部侵犯严重，同时伴有骨转移。大部分情况下的NEPC一般是腺癌和神经内分泌癌混合存在，主要包括前列腺混合癌、有灶状NED的一般前列腺腺癌、有单个散在或呈巢状NE细胞的典型前列腺腺癌等组织学类型。神经内分泌细胞可能具有以旁分泌形式促进前列腺肿瘤细胞在雄激素非依赖状态下生长的能力，加速疾病进程。

对前列腺小细胞癌的治疗，目前NCCN指南仍推荐使用以铂类为基础的化疗方案，主要包含依托泊苷＋卡铂/顺铂、卡铂＋多西他赛方案。《转移性前列腺癌化疗中国专家共识》中对于神经内分泌分化或小细胞癌样为主的mCRPC患者也推荐使用以铂类为基础的化疗方案。但对于前列腺活检发现混合腺癌和神经内分泌癌的NEPC，仍应考虑使用雄激素剥夺治疗以控制腺癌成分作为基础治疗。总体来说前列腺小细胞癌治疗有效率低，预后差，中位生存期仅为7个月，5年生存率<1%。

四、专家点评

本例患者诊断为原发的前列腺小细胞癌，伴有邻近脏器侵犯、区域淋巴结转移和骨转移（$T_4N_1M_{1b}$），已不具备根治手术条件。该病理类型在前列腺癌中占比很低，小细胞癌浸润性强，转移早，且预后极差，缺少长期有效的治疗方案。目前基于铂类为基础的化疗是通用的治疗方案。

近年来前列腺癌治疗逐步进入精准医学时代，基于高通量第二代测序技术测序的结果，根据患者个体基因组学的信息，精准选择更加合适的治疗为前列腺癌的治疗模式带来巨大的改变。该患者通过基因检测发现CDK4的基因扩增则带来了潜在的治疗靶点。细胞周期调节蛋白激酶是一类调控细胞周期进程的重要酶类。CDK4是其中的一种，在细胞周期的G1期发挥重要作用。CDK4与其配体蛋白D型结合形成复合物，这个复合物能够磷酸化细胞周期蛋白抑制因子，从而促进细胞周期的进展。在正常细胞中，CDK4的活性受到严格的调控，以确保细胞周期的正常进行。然而，当CDK4的调控失衡时，可能会导致细胞周期异常，进而引发细胞增生异常和肿瘤的发生。

基于基因检测结果，患者在依托泊苷联合顺铂方案化疗后，选择了靶向药物哌柏西利治疗。该药物是CDK4/6抑制剂，取得了良好的长期预后，最终生存期达到了4年。综上所述，在精准医学时代背景下，靶向治疗小细胞癌是一个值得探索的临床研究方向，给予此类患者新的治疗希望。

（病例提供者：迟辰斐　上海交通大学医学院附属仁济医院）

（点评专家：薛　蔚　上海交通大学医学院附属仁济医院）

参考文献

[1]Ryan CJ，Shah S，Efstathiou E，et al.Phase Ⅱ study of abiraterone acetate in chemotherapy-naive metastatic castration-resistant prostate cancer displaying bone flare discordant with serologic response[J].Clinical cancer research：an official journal of the American Association for Cancer Research，2011，17（14）：4854-4861.doi：10.1158/1078-0432.CCR-11-0815.

[2]Koizumi M，Matsumoto S，Takahashi S，et al.Bone metabolic markers in the evaluation of bone scan flare phenomenon in bone metastases of breast cancer[J].Clinical nuclear medicine，1999，24（1）：15-20.

[3]Lemieux J，Guimond J，Laberge F，et al.The bone scan flare phenomenon in non-small-cell lung cancer[J].Clinical nuclear medicine，2002，27（7）：486-489.

[4]Stice JP，Wardell SE，Norris JD，et al.CDK4/6 Therapeutic Intervention and Viable Alternative to Taxanes in CRPC[J].Molecular Cancer Research，2017，15（6）：660-669. doi：10.1158/1541-7786.mcr-17-0028.

[5]Abida W，Cyrta J，Heller G，et al.Genomic correlates of clinical outcome in advanced prostate cancer[J].Proceedings of the National Academy of Sciences of the United States of America，2019，116（23）：11428-11436.doi：10.1073/pnas.1902651116.

[6]Helpap B，Kollermann J，Oehler U.Neuroendocrine differentiation in prostatic carcinomas：histogenesis，biology，clinical relevance，and future therapeutical perspectives[J].Urologia internationalis，1999，62（3）：133-138.doi：10.1159/000030376.

[7]Sagnak L，Topaloglu H，Ozok U，et al.Prognostic significance of neuroendocrine differentiation in prostate adenocarcinoma[J].Clinical genitourinary cancer，2011，9（2）：73-80.doi：10.1016/j.clgc.2011.07.003.

[8]Rubenstein JH，Katin MJ，Mangano MM，et al.Small cell anaplastic carcinoma of the prostate：seven new cases，review of the literature，and discussion of a therapeutic strategy[J].American journal of clinical oncology，1997，20（4）：376-380.

病例13 局部进展性前列腺导管腺癌的综合治疗

一、病历摘要

（一）基本信息

患者男性，59岁，主因"尿频、尿急并排尿费力2年余，加重半年"入院。

患者2年余前无明显诱因开始出现尿频、尿急，排尿费力，无尿痛及肉眼血尿。在当地医院诊断为"良性前列腺增生症"，给予哈乐（盐酸坦索罗辛）口服，症状略有好转。近半年上述症状加重，性质同前，遂来我院，门诊以"前列腺增生症"收入院。患者自述半年来体重减少体重约3kg。询问病史，患者无肿瘤相关疾病家族史；2007年确诊人类免疫缺陷病毒（HIV）感染，现口服替诺福韦、拉米夫定、奈韦拉平；有高血压病史5年，最高血压180/110mmHg，口服替米沙坦（20mg 2次/日）、硝苯地平缓释片（20mg 2次/日），血压控制可；2018年因左侧腹股沟斜疝及左下肢静脉血栓在我院行左侧腹股沟疝修补术及左下肢静脉滤网置入术。

（二）临床诊断

1. 前列腺增生

2. 高血压3级（高危）

3. HIV

（三）诊疗经过

入院后完善相关检查，常规体检未见明显异常，前列腺指诊：前列腺体积增大，质韧，中央沟消失，未扪及明显结节，无压痛。生化检查提示：钾2.92mmol/L；淋巴细胞亚群：辅助/诱导性T淋巴细胞379个/μl↓；抑制/细胞毒性T淋巴细胞216个/μl↓；T淋巴细胞679个/μl↓；艾滋病抗原抗体796.14s/co↑。前列腺肿瘤标志物：tPSA 3.899ng/ml，游离前列腺特异性抗原（fPSA）1.411ng/ml，f/t 0.36。

前列腺多参数磁共振（mpMRI）提示尿道全程增厚伴结节、明显强化，考虑后尿道肉芽肿性病变可能，不排除肿瘤性病变；前列腺增生（混合型）；前列腺炎；左侧精囊腺炎；梗阻型膀胱（病例13图1）。泌尿系CT成像（CTU）提示膀胱近尿道内口处占位可能，前列腺结节状突起并异常强化，增生？建议结合PSA及MRI检查；膀胱壁增厚毛糙，考虑慢性膀胱炎（病例13图2）。

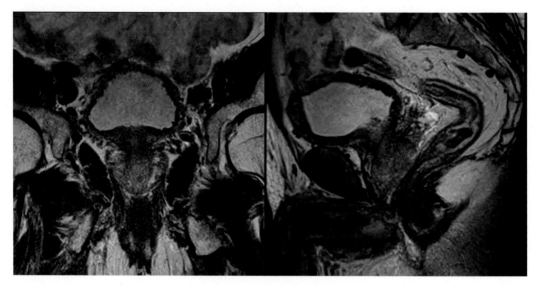

病例13图1　前列腺mpMRI

提示前列腺增生及后尿道全程弥漫性增厚，考虑肉芽肿性病变可能。

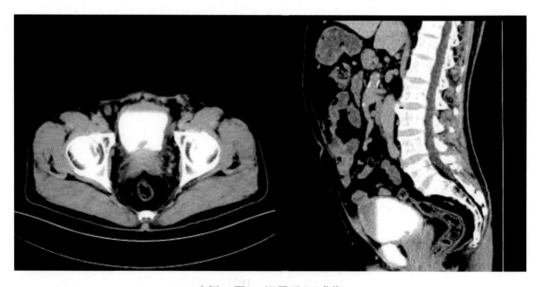

病例13图2　泌尿系CT成像

提示膀胱颈部（尿道内口处）占位可能，盆腔及腹膜后淋巴结未见异常肿大等。

尿脱落细胞荧光原位杂交（FISH）检查未提示尿路上皮肿瘤征象。鉴于患者上述影像学提示膀胱新生物，遂行经尿道膀胱肿瘤诊断性电切术（TURBT），术中发现新生物位于膀胱颈部黏膜，截石位12点处，基底广。术后病理提示（膀胱新生物）：高级别浸润性癌（考虑高级别浸润性尿路上皮癌伴腺样分化，待IHC确诊）。肿瘤侵及固有层，膀胱肌层未见癌。后续的进一步病理检查提示：高级别浸润性癌（考虑为腺癌伴局灶神经内分泌分化）。肿瘤侵及固有层，膀胱肌层未见癌。结合IHC，考虑膀胱原发性肿瘤，但鉴于GATA-3（-），CDX2（局部+），需临床排除转移性腺癌（包括消化道腺癌）才能确定为膀胱原发性腺癌。继续完善检查（消化道肿瘤标志物及胃肠镜检）排除消化道肿瘤，考虑膀胱腺癌伴有神经内分泌分化，遂行腹腔镜膀胱根治性切除术及双侧输尿管皮肤造口术。

膀胱根治性切除术后病理提示混合癌，导管腺癌为主（约占80%），部分呈腺泡腺癌（约占20%），其中导管腺癌Gleason评分4+4=8分；腺泡腺癌Gleason评分3+4=7分。肿瘤位于前列腺及膀胱颈，前列腺内精囊可见侵犯，前列腺外扩散呈局灶阳性，手术切缘阴性；区域淋巴结（14枚）未见肿瘤浸润。肿瘤分期：$pT_4N_0M_x$（病例13图3）。

根据术后病理，考虑到导管腺癌即便是在较低的PSA水平比较容易出现转移，尤其是内脏转移，进一步的影像学检查，包括骨显像，肺部、腹盆腔CT均未发现转移病灶。术后诊断：前列腺腺癌（导管腺癌为主），GS 4+4，$pT_4N_0M_0$。

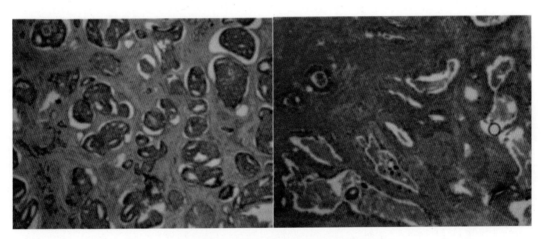

病例13图3　膀胱根治性切除术后病理

提示前列腺混合性癌（导管腺癌占80%，腺泡腺癌占20%），肿瘤位于前列腺及膀胱颈部。

进一步基因检测提示多重突变：BRCA1融合突变（BRCA1：exon 12-IGR；IGR-BRCA1：exon 13），突变丰度16.8%；CDK12第1外显子移码突变（c.365dup，p.L122Ffs×5）及第6外显子剪切突变（c.2603_2609+98del），突变丰度18.2%。术后6周常规复查PSA（不可测），影像学检查未见异常。

患者术后病理提示局部进展（T_4），尽管未出现转移，且区域淋巴结未见浸润，但导管腺癌为相对少见的前列腺癌病理类型，术后极易复发，包括生化复发和临床进展，目前对于该类前列腺癌缺乏标准治疗。经MDT讨论，拟给予更为激进的治疗，如辅助性放疗/化疗、辅助性内分泌治疗（包括新型内分泌治疗）等。但患者合并人类免疫缺陷病毒（HIV）感染，对于综合治疗耐受性差，同时患者合并HRR相关通路的突变（BRCA1，CDK12），因此靶向治疗可能是比较好的一方案。征得患者及家属的同意后，于术后5个月开始给予雄激素剥夺治疗（ADT）联合聚ADP核糖（PAR）聚合酶（PARP）抑制剂（奥拉帕利），至今患者尚未出现PARPi相关的不良反应如腹泻、贫血等。

术后常规复查，包括PSA，脑部、胸部及腹盆CT，骨扫描等。术后4～8周PSA＜0.09ng/ml。影像学监测，未见骨及软组织复发征象（病例13表1）。

病例13表1　患者术后复查情况

日期/术后时间	tPSA	影像	辅助治疗
2021年9月23日（术前）	3.899ng/ml		无
2021年11月8日（4周）	＜0.09ng/ml		无
2022年1月18日（14周）	＜0.09ng/ml	肺部、全腹部CT：双肺实性结节，考虑增生灶；双肺少量纤维灶；右侧肾上腺腺瘤	无
2022年3月10（5个月）	＜0.09ng/ml	颅脑、肺部、全腹/盆CT：双肺实性结节，考虑增生灶；双肺少量纤维灶；骨ECT：未见异常	ADT＋PARPi
2022年6月12日（8个月）	＜0.09ng/ml		
2022年9月4日（10个月）	＜0.09ng/ml	颅脑、肺部、全腹/盆CT：双肺实性结节，考虑增生灶；双肺下叶散在纤维灶，部分慢性炎症可能；主动脉及冠脉粥样硬化。肝多发囊肿；右侧肾上腺结节，考虑腺瘤或髓样脂肪瘤可能	
2022年12月15（14个月）	＜0.09ng/ml		
2023年1月6日（15个月）	＜0.09ng/ml	颅脑、肺部、全腹/盆CT：双肺胸膜下多发斑片影及磨玻璃影，较前新增，考虑病毒性肺炎，建议治疗后复查；双肺实性结节，较前相仿，考虑增生灶，建议复查	
2023年3月31日（17个月）	＜0.09ng/ml	双肺炎症，较前吸收好转；双侧输尿管上段及肾盂肾盏扩张，双侧输尿管管壁增厚伴周围少许炎性渗出，较前进展；双侧输尿管双J管置入术后	
2023年9月19日（23个月）	＜0.09ng/ml	双肺炎症，较前吸收好转；双肺实性结节，较前相仿，考虑增生灶，建议复查；全腹部CT示双侧输尿管支架置入术后改变	

二、病例分析

该患者起初临床表现为典型的良性前列腺增生症（BPH）：尿频、尿急、排尿费力，PSA正常，且前列腺多参数磁共振（mpMRI）提示前列腺增生，尿道肉芽肿性病变。即便后来因泌尿系CT检查提示膀胱颈部占位可能，行TURBT亦未提示前列腺恶性肿瘤。最后通过膀胱根治性切除术的病理标本方最终确诊前列腺导管腺癌（$pT_4N_0M_0$）。以上表明，前列腺导管腺癌存在低PSA水平、影像学以及病理学不典型的特点，易于漏诊和误诊。此外，对于局部进展性前列腺癌，接受根治性切除术或扩大根治术（同膀胱根治性切除术）治疗后PSA不可测的病例，术后是否需要给予辅助性治疗（放疗、内分泌治疗）以及治疗时机目前尚无定论。

相对于前列腺腺泡腺癌，导管腺癌相对相对少见，且预后较差；而相对于不携带同源重组修复（HRR）通路缺陷的病例，携带HRR通路缺陷的患者，更容易出现对内分泌治疗耐药而进展至转移性去势抵抗（mCRPC）阶段，即便使用聚ADP核糖（PAR）聚合酶（PARP）抑制剂如奥拉帕利等，其预后也更差。本例患者在术前未能准确诊断，在扩大根治术后确诊为局部进展（T_4）性前列腺导管腺癌，在术后5个月时给予了辅助性内分泌治疗（单纯的ADT）以及通常在mCRPC阶段才会给予的PARP抑制剂（奥拉帕利），经过长达2年的随访，患者耐受性良好，且未见肿瘤进展。

三、疾病介绍

前列腺导管腺癌（ductal adenocarcinoma of the prostate，DAP）是一种相对少见的前列腺癌病理类型，居前列腺癌病例的第二位（0.1%～7%），其发病年龄略高于腺泡腺癌。关于DAP的来源，目前存在两种假说，其一是肿瘤发源于Müllerian管；其二则是发源于前列腺的导管上皮。后者决定了其多发生于环绕尿道的较大的前列腺导管，因而通过直肠指诊通常难以发现；也因此会因为侵犯尿道而常常出现血尿（尿道受侵犯）或尿路梗阻。另外，与腺泡腺癌相比，DAP患者PSA水平通常较低或正常，因此难以在筛选时发现；此外，DAP侵袭性高，确诊时多为局部进展或晚期，而且相较于腺泡腺癌的骨转移，DAP更容易出现内脏转移，尤其是肺部，即便是在PSA较低的水平也容易出现内脏的转移。因此，DAP也被认为是前列腺癌不良预后的独立判定因素。

目前对于导管腺癌尚无标准的治疗方案。Ranasinghe W等人经研究发现，无论接受何种治疗，包括根治性切除、根治性放疗、内分泌治疗等，导管腺癌的生存均劣于相同病理分期和Gleason评分的腺泡腺癌。四川大学华西医院魏强等人经研究发现，对于局限性导管腺癌，相较于根治性放疗，根治性切除可能会带来更多的生存获益。

　　鉴于导管腺癌较差的预后，在其新辅助以及辅助治疗方面也有尝试。研究表明，多数DAP表达雄激素受体（AR），且小样本临床研究观察到DAP对ADT有响应。然而尽管如此，一项研究还显示接受新辅助ADT的15例DAP病例中，无1例实现病理降期，推测新辅助ADT价值有限。最新的研究还显示，即便接受强化的新辅助治疗，如ADT联合多西他赛化疗或者阿比特龙，实现病理学完全缓解（pCR）或微小病灶残留的病例不足10%（$n=31$），总生存（OS）也无获益；更为重要的是，尽管DAP患者在根治性切除术后接受辅助性或者挽救性治疗的比例更高，DAP预后仍更差。

　　二代测序技术能够通过检测不同患者肿瘤的基因突变特征提示肿瘤患者的预后。目前已知基因突变是前列腺癌发病的相关风险因素之一，存在BRCA胚系突变患者肿瘤往往具有更高的侵袭性，生存率相较非基因携带者显著降低。基因检测结果同时也可用于制订治疗策略，包括现有药物的选择及药物的治疗顺序。目前，多个前列腺癌诊疗指南推荐对进展期或高危前列腺癌患者进行胚系及（或）体细胞基因突变检测。对于mCRPC患者推荐进行包括HRR基因突变、MSI-H、dMMR在内的肿瘤组织基因检测，用于指导后续PARP抑制剂以及免疫检查点抑制剂的使用。

　　本例患者通过二代基因测序，发现该病例存在HRR通路的突变，包括BRCA1及CDK12，在根治术后给予ADT联合PARP抑制剂奥拉帕利，经过长达2年的随访，尚未发现疾病复发和进展的征象。综上，前列腺导管腺癌是相对少见病理类型，由于病例的相对稀少，目前尚无标准的有效治疗。基于二代测序的个性化治疗可能是其探索的一个方向。

四、专家点评

　　随着生活水平的改善，人均寿命的延长，前列腺癌在我国发病率日益升高。前列腺导管腺癌是前列腺癌中相对少见的病理类型，具有筛查难（PSA低、DRE不明显、影像不典型）、治疗棘手（易发生内脏转移且缺乏标准治疗方案）的特点，目前对其治疗还在探索中。本病例中，对于局部进展的前列腺癌导管腺癌实施根治性切除术后，基于二代测序的结果，给予了联合方案的辅助治疗（ADT＋PARPi），是一次很有意义的尝试。长达2年的随访也表明，接受此类治疗后，患者尚未发生生化或者影像学可见的复发，显著长于文献报道的生化无复发时间。同时，我们也要警惕，对于局部进展（非区域淋巴结浸润）的病例使用ADT联合PARPi方案的治疗，是否存在过度的治疗？

（病例提供者：杨中华　武汉大学中南医院）

（点评专家：郑　航　武汉大学中南医院）

参考文献

[1]Peter A Humphrey.Histological variants of prostatic carcinoma and their significance[J]. Histopathology，2012，60（1）：59-74.doi：10.1111/j.1365-2559.2011.04039.x.

[2]Sophie Knipper，Felix Preisser，Elio Mazzone，et al.Contemporary Comparison of Clinicopathologic Characteristics and Survival Outcomes of Prostate Ductal Carcinoma and Acinar Adenocarcinoma：A Population-Based Study[J].Clin Genitourin Cancer，2019，17（3）：231-237.e2.doi：10.1016/j.clgc.2019.04.009.Epub 2019 Apr 16.

[3]Weranja K B Ranasinghe，Nathan A Brooks，Mohamed A Elsheshtawi，et al.Patterns of metastases of prostatic ductal adenocarcinoma[J].Cancer，2020，126（16）：3667-3673. doi：10.1002/cncr.32957.Epub 2020 May 26.

[4]Yu Guang Tan，Farhan Khalid，Hong Hong Huang，et al.Prostatic ductal adenocarcinoma variant predicts worse pathological and oncological outcomes：Insight from over 1000 consecutive patients from a large prospective uro-oncology registry[J].Prostate，2021，81（4）：242-251.doi：10.1002/pros.24100.Epub 2021 Jan 11.

[5]Weranja Ranasinghe，Daniel D Shapiro，Hyunsoo Hwang，Xuemei Wang et al.Ductal Prostate Cancers Demonstrate Poor Outcomes with Conventional Therapies[J].Eur Urol，2021，79（2）：298-306.doi：10.1016/j.eururo.2020.11.015.Epub 2020 Dec 3.

[6]Mengzhu Liu，Kun Jin，Shi Qiu，et al.Oncological outcomes of patients with ductal adenocarcinoma of the prostate receiving radical prostatectomy or radiotherapy[J].Asian J Urol，2021，8（2）：227-234.doi：10.1016/j.ajur.2020.05.005.Epub 2020 May 23.

[7]Armelle Vinceneux，Franck Bruy è re，Olivier Haillot，et al.Ductal adenocarcinoma of the prostate[J].Clinical and biological profiles Prostate，2017，77（12）：1242-1250.doi：10.1002/pros.23383.Epub 2017 Jul 12.

[8]Se Un Jeong，Anuja Kashikar Kekatpure，Ja-Min Park，et al.Diverse Immunoprofile of Ductal Adenocarcinoma of the Prostate with an Emphasis on the Prognostic Factors[J].J Pathol Transl Med，2017，51（5）：471-481.doi：10.4132/jptm.2017.06.02.Epub 2017 Aug 9.

[9]Marc Gillard，Justin Lack，Andrea Pontier，et al.Integrative Genomic Analysis of Coincident Cancer Foci Implicates CTNNB1 and PTEN Alterations in Ductal Prostate Cancer[J].Eur Urol Focus，2019，5（3）：433-442.doi：10.1016/j.euf.2017.12.003.Epub 2017 Dec 8.

[10]Eduardo Orihuela，Justin M Green.Ductal prostate cancer：contemporary management and

outcomes[J].Urol Oncol，2008，26（4）：368-371.doi：10.1016/j.urolonc.2007.05.028. Epub 2008 Feb 20.

[11]Lorelei A Mucci，Jacob B Hjelmborg，Jennifer R Harris，et al.Nordic Twin Study of Cancer （NorTwinCan）Collaboration.Familial Risk and Heritability of Cancer Among Twins in Nordic Countries[J].JAMA，2016，315（1）：68-76.doi：10.1001/jama.2015.17703.

[12]Cui M，Gao XS，Gu X，et al.BRCA2 mutations should be screened early and routinely as markers of poor prognosis：evidence from 8988 patients with prostate cancer[J].Oncotarget，2017，8（25）：40222-40232.

[13]de Bono J，Mateo J，Fizazi K，et al.Olaparib for metastatic castration-resistant prostate cancer[J].N Engl J Med，2020，382（24）：2091-2102.

[14]Mateo J，Porta N，Bianchini D，et al.Olaparib in patients with metastatic castration-resistant prostate cancer with DNA repair gene aberrations（TOPARP-B）：a multicentre，open-label，randomised，phase 2 trial[J].Lancet Oncol，2020，21（1）：162-174.

[15]Mateo J，Carreira S，Sandhu S，et al.DNA-Repair defects and olaparib in metastatic prostate cancer[J].N Engl J Med，2015，373（18）：1697-1708.

病例14　去势抵抗前列腺癌（mCRPC）一线新型内分泌联合PARP抑制剂治疗

一、病历摘要

（一）基本信息

患者男性，72岁，因"排尿不畅5个月，加重并留置导尿10天"就诊。

入院后查tPSA 76.49ng/ml；前列腺MRI提示前列腺癌累及右侧精囊，盆腔淋巴结增多，未见明确增大，左侧髂骨、骶骨、坐骨信号异常，考虑前列腺癌转移可能；前列腺穿刺病理提示，11/11（+），Gleason评分5+4=9分；骨ECT提示约左后第3、第9肋，颈椎，第1、第4、第8、第10胸椎，左侧髂骨骨质代谢明显活跃，考虑肿瘤转移可能。

患者诊断为转移性激素敏感性前列腺癌（IV期，$cT_{3b}N_xM_1$），高危高转移负荷，接受联合诺雷得＋阿比特龙（泽珂）＋泼尼松等新型内分泌药物治疗。治疗半个月后拔出尿管，1个月PSA降至4.65ng/ml；3个月PSA最低降至0.98ng/ml；随后PSA逐渐上升；接受第6个月治疗后，PSA升至2.8ng/ml；复查盆腔MRI提示前列腺癌，PI-RADS 5分，左侧髂骨异常强化灶，磁共振分期$T_4N_0M_1$。骨ECT扫描提示约左后第3、第9肋，颈椎，第1、第4、第7~第11胸椎，右侧骶髂关节，左侧髂骨骨质代谢明显活跃，考虑转移瘤可能（较前新增约4处病灶）。家族史：父亲死于肺癌。

（二）临床诊断

转移性去势抵抗性前列腺癌（mCRPC）

（三）诊疗经过

患者诊断前列腺癌后于mHSPC阶段即行基因检测，结果提示：免疫疗效预测相关指标MSS，TMB（插入缺失&同义突变&非同义突变）7.8Muts/Mb，PBRM1失活变异p.R534×。

鉴于患者有BRCA2基因突变，进入mCRPC后治疗在原先诺雷得＋阿比特龙基础上联用PARP抑制剂奥拉帕利。治疗3个月后PSA由2.8ng/ml降至0.438。随后患者出现明显疲乏等症状，遂奥拉帕利调整剂量至半量，并继续联用诺雷得＋阿比特龙。随后1个月PSA最低值降至0.13ng/ml；奥拉帕利半量服用11个月后PSA逐渐升至4.3ng/ml。再次调整奥拉帕利剂量至全剂量服用，由于疫情及患者居住外地复查不及时等原因，6个月后复查PSA升至21.238ng/ml，并且血红蛋白降至41g/L，出现贫血相关症状。因此，停用奥拉帕利，并对症支持治疗。

二、病例分析

该患者72岁尿潴留入院，查血tPSA 76.49ng/ml，影像学检查示前列腺癌累及右侧精囊，盆腔淋巴结增多，全身多处骨信号异常，考虑前列腺癌转移可能，考虑高危/高瘤负荷转移性激素敏感性前列腺癌，伴尿潴留。据研究一项纳入525例中国新诊断前列腺癌患者的研究显示，有59.2%患者就诊时主要症状为下尿路症状（LUTS），过去该类患者许多基层医院行姑息性电切，解除患者排尿困难症状。但目前新型内分泌治疗药物治疗效果较好，通常在联合ADT与新型内分泌药物治疗2～4周再拔出导尿管，患者多能恢复排尿。此患者用药物后2周即成功拔除导尿管，恢复自主排尿。

鉴于患者高危高瘤负荷，且该患者父亲有肿瘤病史，因此该患者诊断前列腺癌mHSPC后即行基因检测。检测结果也证实该患者具有遗传突变BRCA2 p.E1213×，并且有TP53 p.C238S、EGFR扩增和多种临床意义不明的多基因突变。2021年主要国外指南多是ADT基础上联用阿比特龙或者化疗或者阿帕他胺或者恩杂鲁胺。而国内可及性药物主要是化疗和阿比特龙，阿帕他胺非常昂贵；而当年尚无mHSPC阶段关于PARPi药物治疗的大型研究，患者也拒绝早期化疗，因此综合以上信息，患者选择新型内分泌治疗药物阿比特龙＋泼尼松＋雄激素剥夺治疗（ADT）。

LATITUDE研究发现，阿比特龙＋泼尼松＋雄激素剥夺治疗（ADT）较安慰剂＋ADT可显著延长mHSPC患者中位总生存［mOS，53.3个月对36.5个月，HR0.66（95% CI 0.56～0.78；$P<0.0001$）］。该患者初始治疗效果较好，3个月PSA由76.49ng/ml快速降至0.98ng/ml；随后3个月该患者PSA逐渐升高至2.8ng/ml，影像学发现骨转移增加多处，因此考虑患者仅半年快速进展至mCRPC阶段。

去势抵抗性前列腺癌mCRPC阶段，治疗方式主要包括新型内分泌治疗阿比特龙、恩杂鲁胺、多西他赛化疗、PARP抑制剂、免疫检查点抑制剂、核素治疗等。2021年国际、国内指南主要将PARP抑制剂作为mCRPC二线治疗。前期发表关于Study 08研究显示：对二线mCRPC全人群，PARPi联合阿比特龙较阿比特龙单药，中位rPFS显著延长5.6个月（13.8个月 vs 8.2个月），疾病进展或死亡风险降低35%。考虑该患者具有肿瘤进展快、常规治疗手段疗效不佳的特点，经与患者充分沟通，选择相对超前治疗方式雄激素剥夺治疗（ADT）＋阿比特龙＋泼尼松＋PARP抑制剂联用方案。联合治疗后患者PSA开始下降，治疗3个月PSA降至0.438ng/ml。但患者开始出现明显疲乏，奥拉帕利改为半量服用。联合治疗14个月后PSA升高至4.3ng/ml，奥拉帕利开始恢复全剂量服用。再治疗6个月后，2023年3月10日复查PSA升高至21.238ng/ml，患者出现严重贫血血红蛋白

41g/L，随后患者停止使用奥拉帕利，行对症支持治疗，患者恢复良好。

对于去势抵抗性前列腺癌阶段，各种药物如何序贯、如何联用，需个体化治疗达到患者最佳获益可能。该患者PSA明显升高，若影像学出现进展，可考虑进行化疗。前期基因检测也对化疗敏感相关基因进行检测，显示可能对铂类或者紫杉类化疗药物敏感可能。因此，该例患者尚有较长的生存预期。基因检测对该例患者有显著指导作用，然而临床上也注意到并非所有患者都有显著提示作用。对于不同的患者、不同治疗阶段、不同转移位置，怎样提高有效的检测仍然值得探索。

三、疾病介绍

前列腺癌（prostate cancer，PCa）是男性泌尿生殖系统最常见的恶性肿瘤，发病率居世界男性恶性肿瘤第二位，仅次于肺癌，同时是男性第五大癌症死亡原因。与欧美发达国家相比，我国前列腺癌发病率仍处于较低水平，居男性恶性肿瘤第六位，死亡率居男性恶性肿瘤第七位。但随着社会经济的发展、预期寿命的提高、生活方式的转变以及医疗卫生水平的改善，我国前列腺癌发病率上升趋势明显，形势不容乐观。研究显示，我国大部分患者初诊时即被诊断为高级别前列腺癌（Gleason评分＞7分），约30%已发生转移。雄激素剥夺疗法（androgen deprivation therapy，ADT）是晚期前列腺癌的基础治疗，虽然在治疗初期效果较为显著，但经过18～24个月的中位治疗后，几乎所有患者都会由转移性激素敏感性前列腺癌（metastatic hormone sensitive prostate cancer，mHSPC）进展至转移性去势抵抗性前列腺癌阶段（metastatic castration-resistant prostate cancer，mCRPC）。此外，前列腺癌存在显著的肿瘤异质性，在基因组序列、表观遗传学等分子水平上也存在巨大差异，使得相同病理类型的前列腺癌患者的治疗效果不同。因此，实现前列腺癌患者的早发现、早诊断和个体化治疗十分重要。

第二代测序（next-generation sequencing，NGS）技术基因突变检测作为一种新兴的前列腺癌筛查方法，可以帮助医生评估患者的前列腺癌风险，早期发现前列腺癌并制订个体化治疗方案。由于国内基因检测价格高、完全自费、基因检测平台多样、质控不统一，患者在基因检测时需要考虑的因素较多。如何把握基因检测的时机，实现检测结果对临床治疗指导价值的最大化是目前临床医生面临的挑战。根据NCCN指南及《中国前列腺癌患者基因检测专家共识（2020年版）》，推荐对具有明确家族史的初诊未进行风险评估或极低至中风险、高风险或极高风险、局部进展（N_1）或转移（M_1）或特殊病理类型、肿瘤组织检测已发现与肿瘤发病风险相关基因突变而缺乏胚系变异验证的四类前列腺癌患者进行以"提供遗传咨询"为目的的基因检测。研究显示，前列腺癌全基因组关联研究已经确认约170种与前列腺癌风险增加有关的遗传突变，这些突变与超过30%的家族性前列腺癌相关。携带包括BRCA2在内的同源重组修复基因（homologous recombination repair gene，HRRs）突变的前列腺癌患者病理分期更晚，转移性疾病比例更高。携带RB1、TP53等基因突变也与前列腺癌患者的不良预后相关。

此外，专家共识还推荐对mCRPC患者进行以"制订临床决策"为目的的基因检测。研究显示，mCRPC患者中HRR基因突变发生率为27.9%，BRCA2突变是发生率最高的HRR突变，分别占筛选患者和所有突变患者的8.7%和31.1%。携带包括BRCA2在内的HRR基因突变的mCRPC患者接受当前标准治疗后肿瘤特异性生存时长更短（17.4个月 vs 33.2个月，$P=0.027$）。而接受Olaparib治疗可以显著降低携带HRR（特别是BRCA1/2和ATM）突变mCRPC患者的无影像学进展风险（radiographic progression free survival，rPFS；7.4个月 vs 3.6个月，$P<0.001$）和全因死亡风险（19.1个月 vs 14.7个月，$P=0.02$）。携带HRR突变的mCRPC患者还对铂类化疗表现出独特反应。研究显示，无论是携带胚系还是体细胞的HRR突变，尤其是携带BRCA2或ATM突变的mCRPC患者，在铂类化疗中表现出更高的PSA应答率和更长的PSA-PFS。TP53基因是前列腺癌中最常见的突变基因之一，53.3%的mCRPC患者携带TP53基因突变。研究显示，TP53可以预测mCRPC患者新型内分泌药物（阿比特龙或恩扎鲁胺）治疗的不良结局。携带TP53突变的前列腺癌患者具有更高的T细胞密度，有望获得更好的免疫治疗效果。与HRR和TP53相比，错配修复缺陷（mismatch repair deficiency，MMR）及高度微卫星不稳定（MSI-H）突变率较低，占前列腺癌患者2%～5%。研究显示，携带MMR和MSI-H突变的mCRPC患者对免疫检查点抑制剂帕博利珠单抗表现出较高的敏感性。

目前尚缺乏针对mCRPC有效的治疗方案，一旦患者进入mCRPC阶段，无论是新型内分泌药物治疗（novel hormonal agents，NHA）、化疗还是骨放射治疗，总生存期（overall survival，OS）获益均有限，仅有约4个月。mCRPC患者NHA治疗进展后，可供选择的二线治疗方案更是少之又少，无论是恩杂鲁胺序贯阿比特龙，还是阿比特龙序贯恩杂鲁胺，患者获益亦十分有限。多聚腺苷二磷酸核糖聚合酶（poly adenosine diphosphate-ribose polymerase，PARP）抑制剂，是一种通过抑制肿瘤细胞DNA损伤修复来发挥抗肿瘤作用的药物。2015年TOPARP-A研究结果首次报告了PARP抑制剂Olaparib对携带HRR基因突变的mCRPC患者具有抗肿瘤活性。随后的TRITON2和PROfound研究进一步证明了PAPR抑制剂在携带HRR突变的mCRPC患者中的抗肿瘤作用。TRITON2研究是一项全面注册、国际开放标签的Ⅱ期临床研究，旨在评估PARP抑制剂单药在BRCA突变的mCRPC患者中的疗效。纳入的研究对象为既往接受1/2线下一代雄激素受体定向治疗和一种基于紫杉烷类药物化疗后出现进展的mCRPC患者（$n=115$），接受Rucaparib 600mg治疗，每日2次。结果显示，PAPR抑制剂单药治疗BRCA突变的mCRPC患者，客观缓解率达43.5%，PSA应答率达54.8%，中位rPFS长达9个月。此外，患者PSA及肿瘤负荷均有显著获益，60%患者肿瘤缩小超30%，PSA水平较基线降低了50%。PROfound研究是一项前瞻性、国际多中心、随机、开放标签的Ⅲ期临床研究，旨在评估PAPR抑制剂单药对比新型内分泌治疗药物，在既往已接受NHA治疗后病情进展且携带HRR突变的mCRPC患者中的疗效和安全性。队列1为BRCA1/2或ATM突变的患者，队列2为其余12种HRR基因突变的患者，两组以2:1比例随机接受Olaparib治疗和阿比特龙/恩扎鲁胺治疗。结果显示，队列1中，PARP抑制剂单药较NHA中位rPFS有效延长3.8个月（7.4个月vs 3.6个月，$P<0.001$），中位OS分别为18.5个月和15.1个月。总体人群中，PARP抑制剂单药较NHA中位rPFS显著延长2.3个月（5.8个月vs 3.5个月，$P<0.001$），中位OS分别为17.5个月和14.3个月。

遗憾的是，大部分的mCRPC患者未携带BRCA/HRR突变，仍难以获得PAPR抑制剂治疗机会。"协同AR通路致死"机制为PAPR抑制剂和NHA联用提供了理论基础。研究显示，PARP酶可促进前列腺癌AR转录，抑制PARP活性可下调AR转录；同样，抑制AR信号通路可下调包括PARP酶在内的与DNA修复相关的蛋白表达，从而形成类似HRR突变的DNA损伤修复功能障碍。Study08研究首次成功验证PAPR抑制剂和NHA之间的"协同AR通路致死"机制，使得以PAPR抑制剂为基础的联合治疗有望突破NHA单药治疗的局限成为新的一线治疗方法。Study08是一项多中心、随机双盲Ⅱ期临床研究，纳入的研究对象为既往接受过多西他赛但未接受NHA治疗的mCRPC患者（$n=142$），1:1随机接受Olaparib＋阿比特龙或安慰剂＋阿比特龙治疗至疾病进展，主要终点是rPFS。结果显示，尽管基线特征显示联合治疗组中位PSA水平更高、骨转移灶数量更多，但在总人群中，Olaparib＋阿比特龙组较对照组可延长中位rPFS 5.6个月（13.8个月vs 8.2个月，$P=0.034$），表明无论患者HRR状态，Olaparib＋阿比特龙治疗mCRPC相比阿比特龙单药治疗都可带来rPFS获益。PROpel研究是基于Study08研究并在其上进行改进的一项前瞻性、多中心、随机对照Ⅲ期临床研究，旨在评估Olaparib＋阿比特龙一线治疗mCRPC的有效性和安全性。纳入的研究对象为既往在mCRPC阶段未经化疗和NHA治疗、ECOG PS 0~1的mCRPC患者，1:1随机接受Olaparib 300mg 2次/日＋阿比特龙（$n=399$）或安慰剂＋阿比特龙（$n=397$）治疗，主要终点是rPFS。结果显示，Olaparib＋阿比特龙治疗组较对照组可显著延长中位rPFS 8.2个月（24.8个月vs 16.6个月，$P<0.001$），进一步证明了无论mCRPC患者是否携带HRR突变，均可从这一PARP联合治疗方案中获益。

综上所述，我国前列腺癌发病率逐年提高，多数患者初诊时已发生转移，并最终进展至mCRPC阶段。由于肿瘤细胞具有遗传特异性，mCRPC患者的治疗效果往往存在较大的个体差异。NGS检测可以帮助医生了解前列腺癌患者的基因突变特征，从而对其提供遗传咨询或制订个体化治疗方案。近年来，mCRPC治疗领域日新月异，阿比特龙、恩杂鲁胺、多西他赛等药物陆续作为一线治疗方案应用于临床，但总体获益有限。PAPR抑制剂可以改善携带HRR突变mCRPC患者的生存，标志着前列腺癌治疗正式进入基于基因检测的靶向、精准和个体化时代。此外，PARP抑制剂联合NHA治疗研究已初见成效，未来有望为晚期前列腺癌患者提供更加丰富的个体化治疗方案。

四、专家点评

前列腺癌患者总体生存期相对较长，往往需多线治疗，因此治疗的全程管理非常重要。治疗过程既要关注患者肿瘤控制情况、药物不良反应、药物协同作用、生活质量、骨保护治疗等，同时需考虑多学科协同诊疗，比如肿瘤科、核医学科等参与放化疗、免疫治疗、核素 ^{223} 镭治疗等。

本例mHSPC患者携带胚系BRCA2基因突变，一线ADT联合阿比特龙治疗约半年后开始进展为mCRPC阶段，进展速度较快。mCRPC是前列腺癌治疗的热点和难点，也是临床前列腺癌发展为致死性疾病的重要原因。目前NHA治疗是指南推荐的mCRPC的一线治疗，近些年随着PARP抑制剂应用于mCRPC治疗研究结果的公布，其作为一线用药方案的潜力受到广泛关注，但其治疗介入时机仍值得讨论。TRITON2和PROfound研究证明了PARP抑制剂在携带HRR突变的mCRPC患者中的抗肿瘤作用。因此，对于mCRPC BRCA2基因突变的患者可考虑一线运用。基于早期的Study 08研究显示，对二线mCRPC全人群，PARP抑制剂联合阿比特龙较阿比特龙单药，中位rPFS显著延长5.6个月（13.8个月 vs 8.2个月，$P=0.034$），疾病进展或死亡风险降低35%。本病例考虑药物协同作用联合ADT、阿比特龙及PARP抑制剂治疗，并取得了良好效果。随后携带HRR突变的mCRPC患者联合PARP抑制剂及新型抗雄激素药物的治疗研究相继开展并报道，包括PROpel、TALAPRO-2、MAGNITUDE等研究均取得了良好效果。

治疗过程中，该患者出现疲乏等不适，在酌情减低药物剂量后明显缓解。但由于疫情及外地居住原因，对于贫血的管控治疗不足。贫血是奥拉帕利最常见的血液学不良反应。PROfound研究显示，奥拉帕利组整体贫血发生率为46%，≥3级的发生率为21%，贫血首次发生的中位时间为1.9个月，持续时间为3.9个月。因此，启动PARP抑制剂治疗前后，应对患者进行全血细胞检测并在治疗的第1年每月监测，之后定期监测，并建议在启动治疗后的前3个月加强监测频次，每隔1~2周进行监测。但总体来说，奥拉帕利等PARP抑制剂相关不良事件可控，多以轻中度为主（CTCAE 1~2级）为主，包括血液学不良事件（贫血、血小板减少和中性粒细胞减少等）、消化系统不良事件（恶心、呕吐、食欲缺乏、腹泻和便秘等）和疲劳等。奥拉帕利相关不良事件通常在启动治疗后的前3个月出现，并在6个月内缓解，多数可以通过暂停治疗、降低剂量和支持治疗得以控制和逆转，无须终止治疗。

（病例提供者：倪鑫淼　翁小东　武汉大学人民医院）

（点评专家：翁小东　武汉大学人民医院）

参考文献

[1]Sung H，Ferlay J，Siegel RL，et al.Global Cancer Statistics 2020：GLOBOCAN Estimates of Incidence and Mortality Worldwide for 36 Cancers in 185 Countries[J].CA Cancer J Clin，2021，71（3）：209-249.http：//dx.doi.org/10.3322/caac.21660.

[2]Zheng R，Zhang S，Zeng H，et al.Cancer incidence and mortality in China 2016[J]. Journal of the National Cancer Center，2022，2（1）：1-9.http：//dx.doi.org/10.1016/j.jncc.2022.02.002.

[3]Chen R，Ren S，Chinese Prostate Cancer C，et al.Prostate cancer in Asia：A collaborative report[J].Asian J Urol，2014，1（1）：15-29.http：//dx.doi.org/10.1016/j.ajur.2014.08.007.

[4]中国抗癌协会泌尿肿瘤专业委员会.中国去势抵抗性前列腺癌诊治专家共识[J].中华外科杂志，2016，54（7）：481-484.http：//dx.doi.org/10.3760/cma.j.issn.0529-5815.2016.07.001.

[5]张宁，赵强.得时无怠——前列腺癌基因检测的时机[J].中华泌尿外科杂志，2020，41（Z1）：5-7.http：//dx.doi.org/10.3760/cma.j.cn112330-20201125-00002.

[6]Schaeffer EM，Srinivas S，Adra N，et al.Freedman-Cass，Prostate Cancer，Version 4.2023，NCCN Clinical Practice Guidelines in Oncology[J].J Natl Compr Canc Netw，2023，21（10）：1067-1096.http：//dx.doi.org/10.6004/jnccn.2023.0050.

[7]中国抗癌协会泌尿男生殖系肿瘤专业委员会，中国临床肿瘤学会前列腺癌专家委员会.中国前列腺癌患者基因检测专家共识（2020年版）[J].中国癌症杂志，2020，30（7）：551-560.http：//dx.doi.org/10.19401/j.cnki.1007-3639.2020.07.011.

[8]Benafif S，Kote-Jarai Z，Eeles RA，et al.A Review of Prostate Cancer Genome-Wide Association Studies（GWAS）[J].Cancer Epidemiol Biomarkers Prev，2018，27（8）：845-857.http：//dx.doi.org/10.1158/1055-9965.EPI-16-1046.

[9]Castro E，Goh C，Olmos D，et al.Germline BRCA mutations are associated with higher risk of nodal involvement，distant metastasis，and poor survival outcomes in prostate cancer[J].J

Clin Oncol, 2013, 31 (14): 1748-1757.http://dx.doi.org/10.1200/JCO.2012.43.1882

[10]Mateo J, Seed G, Bertan C, et al.Genomics of lethal prostate cancer at diagnosis and castration resistance[J].J Clin Invest, 2020, 130 (4): 1743-1751.http://dx.doi.org/10.1172/JCI132031.

[11]de Bono JS, Fizazi K, Saad F, et al.Central, prospective detection of homologous recombination repair gene mutations (HRRm) in tumour tissue from＞4000 men with metastatic castration-resistant prostate cancer (mCRPC) screened for the PROfound study[J].Ann Oncol, 2019, 30: v328-v329.http://dx.doi.org/10.1093/annonc/mdz248.004.

[12]Castro E, Romero-Laorden N, Del Pozo A, et al.PROREPAIR-B: A Prospective Cohort Study of the Impact of Germline DNA Repair Mutations on the Outcomes of Patients With Metastatic Castration-Resistant Prostate Cancer[J].J Clin Oncol, 2019, 37 (6): 490-503.http://dx.doi.org/10.1200/JCO.18.00358.

[13]Hussain M, Mateo J, Fizazi K, et al.Survival with Olaparib in Metastatic Castration-Resistant Prostate Cancer[J].N Engl J Med, 2020, 383 (24): 2345-2357.http://dx.doi.org/10.1056/NEJMoa2022485.

[14]Fan L, Fei X, Zhu Y, et al.Distinct Response to Platinum-Based Chemotherapy among Patients with Metastatic Castration-Resistant Prostate Cancer Harboring Alterations in Genes Involved in Homologous Recombination[J].J Urol, 2021, 206 (3): 630-637.http://dx.doi.org/10.1097/JU.0000000000001819.

[15]Robinson D, Van Allen EM, Wu YM, et al.Chinnaiyan, Integrative clinical genomics of advanced prostate cancer[J].Cell, 2015, 161 (5): 1215-1228.http://dx.doi.org/10.1016/j.cell.2015.05.001.

[16]De Laere B, Oeyen S, Mayrhofer M, et al.TP53 Outperforms Other Androgen Receptor Biomarkers to Predict Abiraterone or Enzalutamide Outcome in Metastatic Castration-Resistant Prostate Cancer[J].Clin Cancer Res, 2019, 25 (6): 1766-1773.http://dx.doi.org/10.1158/1078-0432.CCR-18-1943.

[17]Kaur HB, Lu J, Guedes LB, et al.TP53 missense mutation is associated with increased tumor-infiltrating T cells in primary prostate cancer[J].Hum Pathol, 2019, 87 (1): 95-102.http://dx.doi.org/10.1016/j.humpath.2019.02.006.

[18]Le DT, Durham JN, Smith KN, et al.Mismatch repair deficiency predicts response of solid tumors to PD-1 blockade[J].Science, 2017, 357 (6349): 409-413.http://dx.doi.

org/10.1126/science.aan6733.

[19]Ryan CJ，Smith MR，Fizazi K，et al.Abiraterone acetate plus prednisone versus placebo plus prednisone in chemotherapy-naive men with metastatic castration-resistant prostate cancer（COU-AA-302）：final overall survival analysis of a randomised，double-blind，placebo-controlled phase 3 study[J].Lancet Oncol，2015，16（2）：152-160.http：//dx.doi.org/10.1016/S1470-2045（14）71205-7.

[20]Rathkopf DE，Smith MR，de Bono JS，et al.Updated interim efficacy analysis and long-term safety of abiraterone acetate in metastatic castration-resistant prostate cancer patients without prior chemotherapy（COU-AA-302）[J].Eur Urol，2014，66（5）：815-825. http：//dx.doi.org/10.1016/j.eururo.2014.02.056.

[21]Beer TM，Armstrong AJ，Rathkopf D，et al.Enzalutamide in Men with Chemotherapy-naive Metastatic Castration-resistant Prostate Cancer：Extended Analysis of the Phase 3 PREVAIL Study[J].Eur Urol，2017，71（2）：151-154.http：//dx.doi.org/10.1016/j.eururo.2016.07.032.

[22]Scher HI，Fizazi K，Saad F，et al.Increased survival with enzalutamide in prostate cancer after chemotherapy[J].N Engl J Med，2012，367（13）：1187-1197.http：//dx.doi.org/10.1056/NEJMoa1207506.

[23]Tannock IF，de Wit R，Berry WR，et al.Docetaxel plus prednisone or mitoxantrone plus prednisone for advanced prostate cancer[J].N Engl J Med，2004，351（15）：1502-1512. http：//dx.doi.org/10.1056/NEJMoa040720.

[24]de Bono JS，Oudard S，Ozguroglu M，et al.Prednisone plus cabazitaxel or mitoxantrone for metastatic castration-resistant prostate cancer progressing after docetaxel treatment：a randomised open-label trial[J].Lancet，2010，376（9747）：1147-1154.http：//dx.doi.org/10.1016/S0140-6736（10）61389-X.

[25]Hoskin P，Sartor O，O'Sullivan JM，et al.Efficacy and safety of radium-223 dichloride in patients with castration-resistant prostate cancer and symptomatic bone metastases，with or without previous docetaxel use：a prespecified subgroup analysis from the randomised，double-blind，phase 3 ALSYMPCA trial[J].Lancet Oncol，2014，15（12）：1397-1406. http：//dx.doi.org/10.1016/S1470-2045（14）70474-7.

[26]Loriot Y，Bianchini D，Ileana E，et al.Antitumour activity of abiraterone acetate against metastatic castration-resistant prostate cancer progressing after docetaxel and enzalutamide （MDV3100）[J].Ann Oncol，2013，24（7）：1807-1812.http：//dx.doi.org/10.1093/

annonc/mdt136.

[27]Noonan KL，North S，Bitting RL，et al.Clinical activity of abiraterone acetate in patients with metastatic castration-resistant prostate cancer progressing after enzalutamide[J].Ann Oncol，2013，24（7）：1802-1807.http：//dx.doi.org/10.1093/annonc/mdt138.

[28]Schrader AJ，Boegemann M，Ohlmann CH，et al.Enzalutamide in castration-resistant prostate cancer patients progressing after docetaxel and abiraterone[J].Eur Urol，2014，65（1）：30-36.http：//dx.doi.org/10.1016/j.eururo.2013.06.042.

[29]Badrising S，van der Noort V，van Oort IM，et al.Clinical activity and tolerability of enzalutamide（MDV3100）in patients with metastatic，castration-resistant prostate cancer who progress after docetaxel and abiraterone treatment[J].Cancer，2014，120（7）：968-975.http：//dx.doi.org/10.1002/cncr.28518.

[30]Bianchini D，Lorente D，Rodriguez-Vida A，et al.Antitumour activity of enzalutamide（MDV3100）in patients with metastatic castration-resistant prostate cancer（CRPC）pre-treated with docetaxel and abiraterone[J].Eur J Cancer，2014，50（1）：78-84.http：//dx.doi.org/10.1016/j.ejca.2013.08.020.

[31]Schmid SC，Geith A，Boker A，et al.Enzalutamide after docetaxel and abiraterone therapy in metastatic castration-resistant prostate cancer[J].Adv Ther，2014，31（2）：234-241.http：//dx.doi.org/10.1007/s12325-014-0092-1

[32]Brasso K，Thomsen FB，Schrader AJ，et al.Enzalutamide Antitumour Activity Against Metastatic Castration-resistant Prostate Cancer Previously Treated with Docetaxel and Abiraterone：A Multicentre Analysis[J].Eur Urol，2015，68（2）：317-324.http：//dx.doi.org/10.1016/j.eururo.2014.07.028.

[33]Mateo J，Carreira S，Sandhu S，et al.DNA-Repair Defects and Olaparib in Metastatic Prostate Cancer[J].N Engl J Med，2015，373（18）：1697-1708.http：//dx.doi.org/10.1056/NEJMoa1506859.

[34]Abida W，Patnaik A，Campbell D，et al.Rucaparib in Men With Metastatic Castration-Resistant Prostate Cancer Harboring a BRCA1 or BRCA2 Gene Alteration[J].J Clin Oncol，2020，38（32）：3763-3772.http：//dx.doi.org/10.1200/JCO.20.01035.

[35]de Bono J，Mateo J，Fizazi K，et al.Olaparib for Metastatic Castration-Resistant Prostate Cancer[J].N Engl J Med，2020，382（22）：2091-2102.http：//dx.doi.org/10.1056/NEJMoa1911440.

[36]Chua ML，Bristow RG.Testosterone in Androgen Receptor Signaling and DNA Repair：

Enemy or Frenemy？[J].Clin Cancer Res，2016，22（13）：3124-3126.http：//dx.doi.org/10.1158/1078-0432.CCR-16-0381.

[37]Schiewer MJ，Goodwin JF，Han S，et al.Dual roles of PARP-1 promote cancer growth and progression[J].Cancer Discov，2012，2（12）：1134-1149.http：//dx.doi.org/10.1158/2159-8290.CD-12-0120.

[38]Clarke N，Wiechno P，Alekseev B，et al.Olaparib combined with abiraterone in patients with metastatic castration-resistant prostate cancer：a randomised，double-blind，placebo-controlled，phase 2 trial[J].Lancet Oncol，2018，19（7）：975-986.http：//dx.doi.org/10.1016/S1470-2045（18）30365-6.

[39]Thiery-Vuillemin A，Saad F，Armstrong AJ，et al.Health-related quality of life（HRQoL）and pain outcomes for patients（pts）with metastatic castration-resistant prostate cancer（mCRPC）who received abiraterone（abi）and olaparib（ola）versus（vs）abi and placebo（pbo）in the phase Ⅲ PROpel trial[J].Journal of Clinical Oncology，2023，41（16_suppl）：5012-5012.http：//dx.doi.org/10.1200/JCO.2023.41.16_suppl.5012.

病例15 局部进展期前列腺癌的全程管理

一、病历摘要

（一）基本信息

患者男性，63岁，主因"体检发现PSA升高2周"于2013年5月就诊于我院。

患者于入院前2周体检发现血tPSA升高，达8.168ng/ml，无明显尿频、尿急、尿痛、排尿困难等不适。患者既往体健，否认高血压、糖尿病、心脏病、脑血管病等基础病史。直肠指诊发现前列腺Ⅱ度增大，质硬，中央沟浅，未及明显硬结。入院后查血tPSA 10.036ng/ml。盆腔MRI提示前列腺外周带占位，双侧精囊异常信号，考虑前列腺癌侵犯精囊腺，未见明显肿大淋巴结。胸部CT、骨扫描未见远处转移证据。前列腺穿刺活检病理示前列腺腺癌，Gleason评分4+5＝9分。

（二）临床诊断

局部进展期前列腺癌（$T_{3b}N_0M_0$）

（三）诊疗经过

2013年5月20日患者接受腹腔镜下前列腺癌根治术，术后病理示前列腺腺癌（Gleason评分4+5＝9分），侵及周围脂肪组织，累犯神经，累犯双侧精囊腺，切缘阴性。左盆腔淋巴结3枚及右盆腔淋巴结1枚均未见癌转移。免疫组化：CgA（－）、Syn（－）。术后病理分期为$pT_{3b}N_0M_0$。术后开展多学科讨论，考虑患者局部晚期（$T_{3b}N_0M_0$）前列腺癌，辅助内分泌治疗可获益，建议患者术后即刻行内分泌治疗。因此，患者术后8天开始醋酸戈舍瑞林3.6mg每月1次去势治疗。多学科讨论同时建议患者行术后6～12个月行辅助放疗，但患者术后12个月仍未恢复尿控，膀胱无法充盈，影响放射治疗，与患者充分沟通后，未施行辅助外放疗。

患者术后尿控持续未恢复。定期监测PSA，于2015年4月（术后23个月）查血tPSA 0.4ng/ml，血清睾酮0.14ng/ml。2周后复查血tPSA达0.56ng/ml。再次入院后，查肛门指诊显示前列腺窝未及明显硬结。盆腔MRI未见局部复发征象，胸部CT、骨扫描均阴性。考虑患者出现生化复发，予挽救性外放疗，放疗范围：前列腺瘤床、盆腔淋巴结引流区，累计剂量为65Gy。放疗后患者PSA持续升高，放疗后半年患者出现右侧肩胛部疼痛，NRS评分3分，口服NSAIDs类药物可缓解。查PSA 0.802ng/ml，骨扫描提示右侧肩胛骨代谢活跃，提示骨转移。

　　根据2016年EAU指南，转移性去势抵抗性前列腺癌（mCRPC）的定义，患者血清睾酮处于去势水平，出现生化进展或影像学进展。患者在睾酮去势水平下出现影像学进展，可以诊断为mCRPC。患者于2016年2月开始多西他赛130mg（75mg/m^2×体表面积1.72m^2）+泼尼松5mg 2次/日化疗8周期。患者化疗4周期后PSA下降至0.27ng/ml，此后PSA逐渐升高至0.688ng/ml，化疗结束后骨扫描显示骨代谢异常增强较前增多，考虑mCRPC一线化疗失败。随后患者于2016年9月开始接受阿比特龙1 000mg 1次/日新型内分泌治疗，治疗后3个月PSA下降至0.011ng/ml，随后PSA开始逐渐升高，期间患者于2017年7月前往境外接受^{223}镭核素治疗（静脉注射50kBq/kg，4周1次，持续6次）。患者口服阿比特龙1年后PSA升高至1.245ng/ml，上腹部增强MRI提示肝多发转移瘤，考虑患者二线阿比特龙治疗失败。

　　2017年11月患者行肝肿物穿刺活检，病理提示肝组织中前列腺癌转移，免疫组化：PSA灶性（+），P504S弥漫（+），CK7（-），CK20（-），Syn（-），CgA（-），CD56（-），CD117灶性（+），Ki-67 40%。基因检测结果：突变负荷（bTMB）3Muts，微卫星稳定（MSS），DNA损伤修复基因（包括ATM、ATR、BRCA1、BRCA2、BRIP1等）均未检测到突变。患者停用阿比特龙后继续完成^{223}镭的治疗。^{223}镭治疗结束后患者PSA上升至3.52ng/ml。此后患者未进一步接受其他治疗，直至2018年1月，PSA逐渐升高至4.215ng/ml。患者于2018年1月行肝肿物射频消融术，术后2周复查PSA迅速下降至0.629ng/ml。随后患者于2018年3月前往境外接受卡巴他赛45mg化疗+泼尼松5mg 2次/日化疗8个周期（25mg/m^2，每3周静脉输注一次），化疗期间患者PSA逐渐下降至0.03ng/ml，化疗结束后复查PET/CT示：肝术后改变，全身多处骨密度增高，糖代谢较前明显减低。

　　患者结束卡巴他赛化疗后PSA再次升高，化疗后6个月（2018年12月）PSA升高至0.948ng/ml，上腹部MRI提示出现肝转移灶较前明显增加。2018年12月再次行多西他赛化疗（50mg/m^2，双周方案），化疗效果不佳，PSA逐渐升高至1.361ng/ml。经过多学科讨论，患者mCRPC多线治疗进展后，后续治疗方案根据指南可选择恩杂鲁胺，但患者因为费用问题拒绝恩杂鲁胺治疗。多学科团队肿瘤内科专家根据既往白蛋白紫杉醇用于晚期前列腺癌个案经验，经与患者充分沟通，告知目前无明确适应证，但患者仍强烈要求白蛋白紫杉醇治疗，签署知情同意书后，患者于2019年3月换用白蛋白紫杉醇0.2g（第1、第8、第21天为1周期）化疗，治疗2周期后PSA下降至0.58ng/ml，最低降低至0.01ng/ml。上腹部增强MRI提示化疗4周期后，肝转移病灶较前明显缩小（病例15图1）。

　　本例前列腺癌患者综合治疗过程中血清tPSA的变化情况见病例15图2。

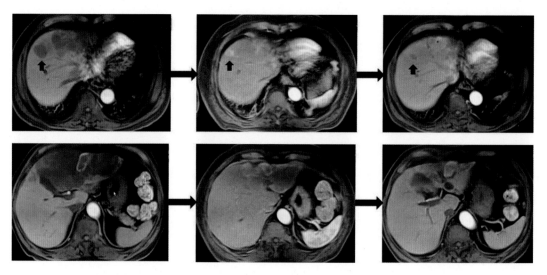

病例15图1　上腹部增强MRI提示化疗4周期后，肝转移病灶较前明显缩小

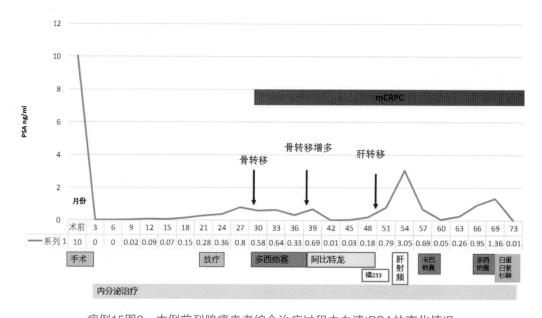

病例15图2　本例前列腺癌患者综合治疗过程中血清tPSA的变化情况

二、病例分析

该患者63岁发病，初诊时PSA为tPSA 8.168ng/ml；影像学检查示前列腺癌累及精囊，胸部CT及骨扫描未见明显转移，考虑为局部进展期前列腺癌，该类患者具有显著进展性特点、极易复发和转移。

对于高危前列腺癌的治疗是一个多学科综合治疗的过程，需要根据患者的年龄、身体状况等，通过手术、放疗、内分泌治疗等多种手段综合实施，才能使患者获得最大的生存获益。本例患者较年轻，手术意愿强烈，所以首选治疗方式为前列腺根治性切除术，然后根据术后病理结果决定后续辅助治疗方式。该患者术后病理结果提示$T_{3b}N_0M_0$，既往研究提示T_{3b}期接受辅助ADT可改善局部和全身疾病控制，所以术后治疗选择辅助性内分泌治疗。

辅助放疗一般是在术后1年内尿控恢复后进行，但是该患者术后尿控无法恢复，故未实行辅助放疗。目前有研究发现辅助放疗与挽救性放疗效果无显著性差异。患者后面出现PSA升高，但无远处转移证据，但患者接受长期ADT治疗，所以不能诊断为生化复发，而可能有进展为非转移性去势抵抗性前列腺癌的趋势。故该患者实行挽救性放疗后，PSA持续升高，可能存在远处微转移灶。半年后进展为mCRPC。

对于mCRPC患者，目前批准的药物有多西他赛、阿比特龙/泼尼松龙、恩扎鲁胺、卡巴他赛、奥拉帕利和[223]镭。该患者诊断mCRPC时因为药物可及性原因，一线治疗方案选择多西他赛化疗，既往研究显示一线应用多西他赛化疗与米托蒽醌加泼尼松相比，中位生存期延长2.0~2.9个月。该患者在多西他赛化疗前4次期间PSA出现下降，后4次化疗时PSA再次出现升高，骨扫描提示骨病灶进展，考虑化疗失败。二线治疗选择阿比特龙联合泼尼松治疗，PSA出现一过性下降后再次出现升高，同时发现肝转移，考虑阿比特龙治疗失败。[223]镭可改善骨转移mCRPC患者的生存，该患者在阿比特龙治疗期间同时联用[223]镭核素治疗，患者骨痛症状明显缓解，骨扫描提示骨转移情况较强明显改善，提示[223]镭较好的治疗效果。随后，该患者应用卡巴他赛作为三线治疗药物，显示出良好的治疗效果。

mCRPC内脏转移少见，但提示预后不佳。本例患者出现肝转移，考虑转移灶较为孤立，建议该患者行肝转移灶的超声引导下射频消融术进行局部治疗，患者PSA出现明显下降，提示局部治疗对于部分选择性的mCRPC患者有一定的治疗效果。后期患者再次出现疾病进展，肝转移灶明显增大、增多，基因检测未提示有治疗价值的基因突变。对于mCRPC多线治疗后的治疗选择多为试验性和经验性治疗，本例患者选择白蛋白紫杉醇治疗，显示出了极好的治疗效果，PSA显著下降，肝转移灶明显缩小，提示白蛋白紫杉醇对于mCRPC具有一定的治疗效果。

三、疾病介绍

前列腺癌（prostate cancer，PCa）是男性泌尿生殖系统最常见的恶性肿瘤，近年来我国前列腺癌发病率快速上升，目前在男性恶性肿瘤中位于第6位，而且初治患者中局部进展性和转移性患者占一半以上。临床上新确诊的前列腺癌患者中有15%为局限性高危前列腺癌，其具有显著进展性特点，极易复发和转移，最终导致患者死亡，术后5年生化复发率达50%，15年的肿瘤特异性死亡率（CSM）达35.5%。

对于局部晚期前列腺癌，目前主要的治疗方式包括放射治疗联合雄激素去除疗法，以及前列腺癌根治术。其中前列腺根治性放疗在高危前列腺癌患者中是最常用的治疗手段，近几年来前列腺癌根治术（RP）联合扩大盆腔淋巴结清扫术在高危局限性前列腺癌中的地位逐渐提高。根据美国NCDB数据库，2004—2013年127 391例高危前列腺癌患者中，行前列腺癌根治术的患者比例从2004年的26%上升到2013的42%，而相对的放疗患者的比例则由49%下降到42%，目前RP和放疗的比例相当，大的医疗中心更倾向于手术。与放疗相比，手术治疗可以准确获得术后病理，纠正临床分期错误，甄别不需要术后辅助治疗的病例，避免过度治疗。从疗效来看，Loeb等报道前列腺癌根治术后10年无ADT治疗生存率为71%，肿瘤特异性生存率（CSS）为92%。Spahn等报道RP联合ADT 5年和10年的CSS分别为91.3%和87.2%。放疗与手术直接比较尚缺乏高质量的研究数据，有观察性研究显示RP的疾病特异性死亡率（DSM）为3.6%，而放疗组为6.5%，特别是对于年龄<69岁的男性来说，手术更具有优势。来自SEER数据库的大数据分析，共纳入13 856例患者，中位随访时间达14.6年，结果显示最大限度手术治疗疗效优于最大限度放疗，但以更多的不良反应为代价（尿失禁49%与19%，$P<0.001$）。但也有研究显示高危前列腺癌患者接受RP或放疗＋ADT，两组之间的CSM无显著差异。总之，对于高危前列腺癌的治疗是一个多学科综合治疗的过程，需要根据患者的年龄、身体状况等，通过手术、放疗、内分泌治疗等多种手段综合实施，才能使患者获得最大的生存获益。本例高危局限性前列腺癌患者的初始治疗方式选择了前列腺癌根治术，术后病理提示$T_{3b}N_0M_0$，既往研究提示T_{3b}期接受辅助ADT可改善局部和全身疾病控制。《前列腺癌根治术后辅助内分泌治疗热点问题和专家共识》认为对于精囊侵犯的患者尚存在一定的争议，多数专家认为需即刻进行辅助内分泌治疗。因此，患者术后选择即刻辅助内分泌治疗。虽然该患者也有辅助放疗的指征，但患者存在术后尿失禁的问题，未行辅助放疗，而是在生化复发以后实施了挽救性放疗。对于高危前列腺癌患者RP术后最佳治疗策略是选择生化复发之前的辅助放疗还是生化复发后挽救性放疗，相关的对照研究极少。Vogel等认为辅助放疗与挽救性放疗疗效类似，需要根据患者的个体情况及并发症情况具体考虑。但本例患者在挽救性放疗后很快就出现了转移，提示辅助放疗可能对患者的获益更大。

虽然在内分泌治疗的初期针对前列腺癌的治疗效果较为显著，但是绝大多数患者在经过一定时间的内分泌治疗后都会从激素敏感性前列腺癌进入去势抵抗性前列腺癌阶段（mCRPC）。本例患者进入mCRPC阶段后先后接受了多西他赛、阿比特龙、[223]镭、卡巴他赛、白蛋白紫杉醇等多线的治疗方式，几乎涵盖了目前可及的所有治疗药物。但是目前为止尚缺乏最佳的续贯治疗方案。由于个体差异、肿瘤异质性以及肿瘤基因突变类型的差异，需要个体化、精准化的制订治疗顺序的选择。研究显示，部分前列腺癌患者对雄激素受体靶向药物（ARTAs）原发性耐药，阿比特龙原发耐药比例为1/3，恩杂鲁胺原发耐药比例为1/4，这部分患者对阿比特龙、恩杂鲁胺的治疗效果不佳。临床上可通过一些临床特征、分子标志物等进行识别。Fitzpatrick等研究显示一线ADT治疗的缓解时间<1年可能预示AR靶向药物原发耐药风险增加。Rescigno等研究显示前列腺癌患者内分泌治疗1个月时PSA未降低≥30%提示AR靶向药物疗效差。此外，也可以通过一些分子标志物检测预测新型内分泌治疗或化疗的疗效。AR的扩增、点突变、剪接突变体等可能造成对阿比特龙和恩杂鲁胺的耐药。因此，如果患者诊断为mCRPC，可以结合患者的内分泌治疗的效果及分子标志物的情况，综合分析，制订最佳的治疗方案。

mCRPC患者内脏转移概率约16%，最常累及肝脏（50%）和肺（21%）。肝转移患者预后不佳，中位OS只有13.5个月。此外，有研究显示前列腺癌肝转移往往合并神经内分泌分化。因此，NCCN指南推荐对于内脏转移的患者进行穿刺活检以除外神经内分泌分化。本例患者行肝穿刺活检，病理提示无神经内分泌分化特征，故该患者未选择加铂类的化疗方式。B超引导下肝转移灶的射频消融术一般应用于消化道肿瘤的肝转移病灶的治疗，对肝脏损伤较小、易于操作、对肿瘤细胞灭活效果较为显著、并发症较少且可随肿瘤的复发转移多次重复治疗等优点，受到广泛应用。对于前列腺癌肝转移灶的射频消融的有效性及安全性报道较少。国内林淑芝曾报道109例肝转移瘤患者接受超声引导下经皮射频消融，其中前列腺癌转移有2例，所有患者射频消融后的肝转移癌病灶的完全灭活率达94.44%。本例患者接受肝转移灶射频消融后PSA出现明显下降，之后复查PET/CT显示肿瘤灭活。但是对于前列腺癌肝转移灶的局部治疗是否可以延长患者的总生存仍需要大样本的研究进一步证实。

白蛋白结合型紫杉醇以纳米微粒白蛋白为载体，改变了助溶剂，提高疗效的同时亦减轻了毒性。与其他剂型紫杉醇相比，白蛋白结合型紫杉醇可在肿瘤局部产生更高的紫杉醇浓度，且注射时间短。白蛋白结合型紫杉醇可通过白蛋白受体（Gp60）穿胞途径及结合于肿瘤细胞外间质的富含半胱氨酸的酸性分泌蛋白途径来提高肿瘤外药物浓度。白蛋白紫杉醇被广泛用于辅助化疗6个月内转移或复发，经联合化疗无效的乳腺癌，而其在前列腺癌中的应用报道较少。国内韩卫军等报道了中晚期前列腺癌接受内分泌治疗联合白蛋白紫杉醇治疗对比单纯内分泌治疗的研究，显示联合组疾病进展率明显低于淡出内分泌治疗组，且两组的骨髓抑制、消化系统症状、头晕乏力、皮肤症状发生率无显著差异。本例患者在既往接受两次多西他赛化疗，且出现化疗抵抗的情况下显示出了对白蛋白紫杉醇较好的疗效，提示白蛋白紫杉醇对于mCRPC患者可能存在的价值，但这仍需要大规模的病例研究及临床试验进一步证实。

四、专家点评

紫杉醇为红豆杉中提取的天然产物，通过作用于微管蛋白抑制肿瘤细胞有丝分裂起效，属于广谱的化疗药。蛋白紫杉醇利用独特的纳米技术，使疏水性紫杉醇与白蛋白结合，使得紫杉醇更多分布于肿瘤组织，达到更高的肿瘤细胞内浓度，并减少了过敏反应的发生。本例患者就初步体现了白蛋白紫杉醇治疗mCRPC患者高效低毒的特征。

（病例提供者：陈锦超　浙江省肿瘤医院）

（点评专家：朱绍兴　福建医科大学附属协和医院）

参考文献

[1]Tannock IF，de Wit R，Berry WR，et al.Docetaxel plus prednisone or mitoxantrone plus prednisone for advanced prostate cancer[J].N Engl J Med，2004，351（15）：1502-1512.

[2]郑荣寿，孙可欣，张思维.2015年中国恶性肿瘤流行情况分析[J].中华肿瘤杂志，2019，41（1）：19-28.

[3]Chen W，Zheng R，Baade PD，et al.Cancer statistics in China，2015[J].CA Cancer J Clin，2016，66（2）：115-132.

[4]Qi D，Wu C，Liu F，et al.Trends of prostate cancer incidence and mortality in Shanghai，China from 1973 to 2009[J].Prostate，2015，75（14）：1662-1668.

[5]Weiner AB，Matulewicz RS，Schaeffer EM，et al.Contemporary management of men with high-risk localized prostate cancer in the United States[J].Prostate Cancer Prostatic Dis，2017，20（3）：283-288.

[6]Loeb S，Schaeffer EM，Trock BJ，et al.What are the outcomes of radical prostatectomy for high-risk prostate cancer？[J].Urology，2010，76（3）：710-714.

[7]Spahn M，Weiss C，Bader P，et al.Long-term outcome of patients with high-risk prostate cancer following radical prostatectomy and stage dependent adjuvant androgen deprivation[J].Urol Int，2010，84（2）：164-173.

[8]何立儒，马琪，刘冉录.2019年欧洲泌尿外科学会年会放疗及化疗研究进展荟萃[J].中华泌尿外科杂志，2019，40（4）：4.

[9]Westover K，chen MH，Moul J，et al.Radical prostatectomy vs radiation therapy and

androgen-suppression therapy in high-risk prostate cancer[J]. BJU Int, 2012, 110（8）: 1116-1121.

[10]Siddiqui SA, Boorjian SA, Blute ML, et al.Impact of adjuvant androgen deprivation therapy after radical prostatectomy on the survival of patients with pathological T_{3b} prostate cancer[J]. BJU Int, 2011, 107（3）: 383-388.

[11]中华医学会泌尿外科学分会前列腺癌联盟.前列腺癌根治术后辅助内分泌治疗热点问题和专家共识[J].中华泌尿外科杂志, 2015, 36（008）: 565-567.

[12]Vogel MME, Kessel KA, Schiller K, et al.Adjuvant versus early salvage radiotherapy: outcome of patients with prostate cancer treated with postoperative radiotherapy after radical prostatectomy[J].Radiat Oncol, 2019, 14（1）: 198.

[13]中华医学会泌尿外科学分会, 中国前列腺癌联盟.转移性前列腺癌化疗中国专家共识（2019版）[J].中华泌尿外科杂志, 2019, 40（10）: 721-725.

[14]de Bono JS, Logothetis CJ, Molina A, et al.Abiraterone and increased survival in metastatic prostate cancer[J].N Engl J Med, 2011, 364（21）: 1995-2005.

[15]Scher HI, Fizazi K, Saad F, et al.Increased survival with enzalutamide in prostate cancer after chemotherapy[J].N Engl J Med, 2012, 367（13）: 1187-1197.

[16]Fitzpatrick JM, Bellmunt J, Fizazi K, et al.Optimal management of metastatic castration-resistant prostate cancer: highlights from a European Expert Consensus Panel[J].Eur J Cancer, 2014, 50（9）: 1617-1627.

[17]Rescigno P, Lorente D, Bianchini D, et al.Prostate-specific Antigen Decline After 4 Weeks of Treatment with Abiraterone Acetate and Overall Survival in Patients with Metastatic Castration-resistant Prostate Cancer[J].Eur Urol, 2016, 70（5）: 724-731.

[18]Azad AA, Volik SV, Wyatt AW, et al.Androgen Receptor Gene Aberrations in Circulating Cell-Free DNA: Biomarkers of Therapeutic Resistance in Castration-Resistant Prostate Cancer[J].Clin Cancer Res, 2015, 21（10）: 2315-2324.

[19]Romanel A, Gasi Tandefelt D, Conteduca V, et al.Plasma AR and abiraterone-resistant prostate cancer[J].Sci Transl Med, 2015, 7（312）: 312re10.

[20]Whitney CA, Howard LE, Posadas EM, et al.In Men with Castration-Resistant Prostate Cancer, Visceral Metastases Predict Shorter Overall Survival: What Predicts Visceral Metastases? Results from the SEARCH Database[J].Eur Urol Focus, 2017, 3（4-5）: 480-486.

[21]Halabi S, Kelly WK, Ma H, et al.Meta-Analysis Evaluating the Impact of Site of

Metastasis on Overall Survival in Men With Castration-Resistant Prostate Cancer[J].J Clin Oncol，2016，34（14）：1652-1659.

[22]Pouessel D，Gallet B，Bibeau F，et al.Liver metastases in prostate carcinoma：clinical characteristics and outcome[J].BJU Int，2007，99（4）：807-811.

[23]Mohler JL，Antonarakis ES，Armstrong AJ，et al.Prostate Cancer，Version 2.2019，NCCN Clinical Practice Guidelines in Oncology[J].J Natl Compr Canc Netw，2019，17（5）：479-505.

[24]林淑芝，徐倩，武金玉，等.超声引导下经皮射频消融治疗恶性肿瘤肝转移[J].中国介入影像与治疗学，2018，15（1）：4.

[25]韩卫军，李涛.持续内分泌治疗联合白蛋白结合型紫杉醇和泼尼松对中晚期前列腺癌的治疗效果[J].临床医学研究与实践，2019，4（9）：3.

[26]梁旭，李惠平，邸立军，等.白蛋白结合型紫杉醇治疗晚期难治性乳腺癌的疗效及安全性分析[J].中国癌症杂志，2014，24（11）：10.

病例16　局部进展性前列腺癌的综合治疗

一、病历摘要

（一）基本信息

患者男性，65岁，主因"排尿困难2个月，加重5天"于2021年10月收入我院。

患者于2021年8月前出现排尿困难，伴尿频、尿急、尿痛、尿不尽感，无血尿，无发热、无腰痛，病情进行性加重。2021年10月就诊于当地医院，行CT（电子计算机断层扫描）检查示：右肺下叶实性小结节，盆腔内占位（考虑前列腺占位），予以留置尿管。门诊以"前列腺占位"收入院。

患者既往体健，无高血压、心脏疾病病史，无糖尿病、脑血管疾病病史，无肝炎、结核、疟疾病史，无手术、外伤、输血史，无食物、药物过敏史。能自由走动及生活自理。

（二）临床诊断

1. 盆腔占位：前列腺肿瘤

2. 右肺结节

（三）诊疗经过

患者我院入院后检查tPSA（总前列腺特异性抗原）2 051ng/ml。全腹部增强CT（病例16图1）：盆底占位，考虑前列腺癌，与膀胱分界欠清，膀胱后壁不均匀稍厚。盆腔MRI（病例16图2）：盆腔稍偏右侧份巨大囊实性占位性病变（病变最大截面约为123mm×96mm×82mm，前后径×左右径×上下径），局部伴出血。骨扫描：全身骨显像未见明显骨转移征象。

2021年10月行CT引导下经坐骨直肠窝前列腺穿刺活检（病例16图3），病理：（前列腺穿刺活检）前列腺腺癌，Gleason评分：5＋4＝9分，WHO（世界卫生组织）/ISUP（国际泌尿病理协会）：5组。免疫组化结果：AE1/AE3（CK）（＋），CK7（－），CK20（－），PAX-8（－），PSA（＋），P504s（＋），TTF-1（－），P63（－），Ki-67（20%＋）。

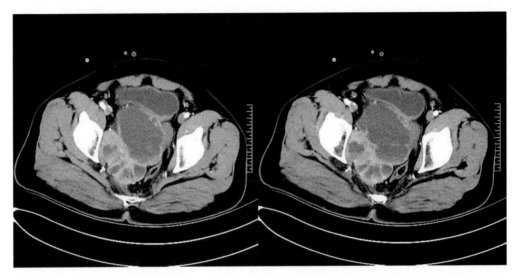

病例16图1　增强CT：盆底靠右侧巨大囊实性占位（膀胱被推向左前方、直肠被推向左后方）

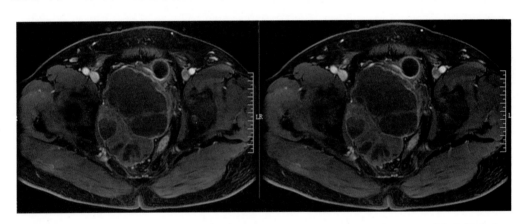

病例16图2　增强MRI：盆底靠右侧巨大囊实性占位（检查时膀胱未充盈，肿物左前方为尿管球囊）

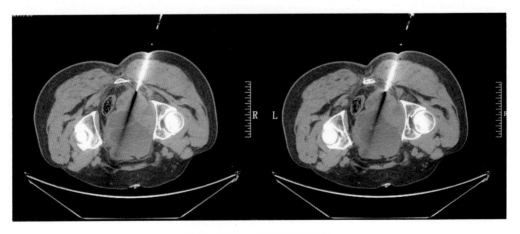

病例16图3　CT引导下穿刺

　　患者PSA较高，但常规影像学检查未发现远处转移，患者经济条件欠佳，无法负担PSMA-PET（前列腺特异性膜抗原-正电子发射计算机断层扫描）检查进一步明确临床分期。

　　该患者的病情特点是：①肿瘤巨大，PSA升高明显；②局部分期考虑为T_4（侵犯膀胱及盆底肌肉），因肿瘤体积巨大占据盆腔，盆腔淋巴结情况无法明确，腹部增强CT未见腹部脏器转移，外院胸部CT提示右肺小结节（肺结节性质待定，需观察）。根据常规检查结果进行临床分期和危险程度分层：$T_4N_xM_0$，高危组，局部进展期；③合并尿潴留，尿潴留考虑为前列腺巨大占位压迫引起。

　　初始治疗方案选择为ADT（雄激素剥夺治疗）＋醋酸阿比特龙＋泼尼松，ADT药物为戈舍瑞林缓释植入剂（用法用量为10.8mg皮下注射每12周1次），阿比特龙为国产集采阿比特龙，用法用量为1000mg每天1次，泼尼松用法用量为5mg每天1次。

　　2021年11月（药物治疗1个月后）复查tPSA 27.1ng/ml，睾酮2.5ng/dl（我院实验室最低值）。拔除尿管后自行排尿恢复，查彩超残余尿量为22ml。

　　2022年1月（药物治疗3个月后）复查tPSA 0.645ng/ml，睾酮2.5ng/dl。患者自行排尿顺畅，查彩超残余尿量为3ml，已恢复正常。复查MRI（病例16图4）：病灶范围明显缩小，86mm×65mm×63mm（病变最大截面，前后径×左右径×上下径）。

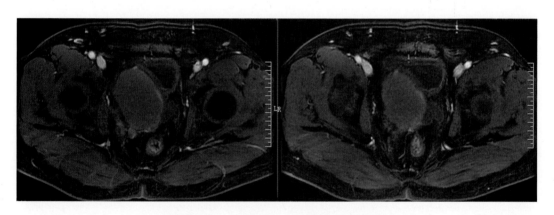

病例16图4　增强MRI：肿瘤较前明显缩小

　　2022年5月（药物治疗7个月后）复查tPSA 0.016ng/ml，睾酮2.5ng/dl。患者自行排尿顺畅。复查MRI（病例16图5）：病灶范围明显缩小，34mm×32mm×28mm（病变最大截面，前后径×左右径×上下径）。复查CT肺部结节较前无明显变化。骨扫描未见肿瘤骨转移。

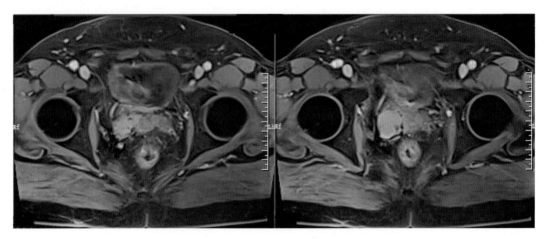

病例16图5　增强MRI：肿瘤较前明显缩小

患者肿瘤明显缩小，但病变仍与盆底肌肉界限不清晰，此时临床分期考虑为 $T_4N_0M_0$，手术治疗难以完整切除病变，院内MDT会诊并与患者及家属沟通后，决定加做局部根治性放疗。放疗方案：三维适形放疗，总剂量67.5Gy，总次数25次，每次剂量2.7Gy。

放疗期间检测血常规指标，出现一过性白细胞计数降低（白细胞计数最低为 3.42×10^9/L），口服地榆升白片治疗后血常规白细胞计数水平恢复正常。放疗过程中出现轻微腹泻，对症治疗，放疗结束后症状缓解。放疗不良反应为RTOG/EORTC（美国肿瘤放疗协作组/欧洲癌症研究与治疗组织）急性放射性损伤分级1级。放疗后复查tPSA 0.006ng/ml（我院实验室最低值）。患者自行排尿顺畅，未出现明显尿频、尿急及排尿困难症状。

随访：2023年1月（治疗15个月后）复查tPSA 0.006ng/ml，睾酮2.5ng/dl（病例16表1）。患者自行排尿顺畅，复查CT病灶仍继续缩小（病例16图6）：27mm×21mm（病变最大截面，前后径×左右径），肺部结节无明显变化。

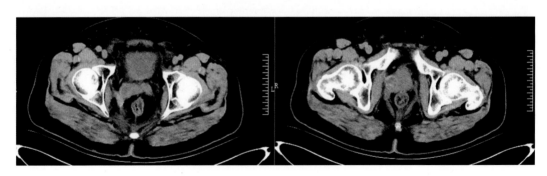

病例16图6　增强CT：肿瘤仍继续缩小

病例16表1 治疗过程重要指标变化

治疗时长	PSA（ng/ml）	睾酮（ng/dl）	排尿情况	病灶体积 （MRI：前后径 × 左右径 × 上下径，mm）
初诊	2 051	–	尿潴留 （尿管）	$123 \times 96 \times 82$
1个月	27.1	2.5	自主排尿	–
3个月	0.645	2.5	正常	$86 \times 65 \times 63$
7个月	0.016	2.5	正常	$34 \times 32 \times 28$
1年	0.014	2.5	正常	–
15个月	0.006	2.5	正常	27×21（CT，病灶最大截面）

二、病例分析

该例患者为中老年男性，因"排尿困难2个月，加重5天"为主诉入院。入院检查PSA增高，MRI提示前列腺囊实性占位。

临床疑诊前列腺癌的患者，需行前列腺穿刺活检。前列腺穿刺活检的方式包括系统穿刺和靶向穿刺。系统穿刺为超声引导下穿刺；靶向穿刺包括mpMRI（多参数磁共振）成直接引导下前列腺靶向穿刺、多参数磁共振成像与经直肠超声影像（软件）融合靶向穿刺和认知融合靶向穿刺。穿刺入路包括经直肠和经会阴。

该患者初诊时为前列腺巨大囊实性占位伴有出血，系统穿刺有引发囊肿破裂的风险，不适合行系统穿刺活检。结合患者病情，我们选择了CT引导下经坐骨直肠窝前列腺穿刺活检。认知融合mpMRI所示的病灶区域，在CT引导下穿刺实性病灶，安全有效的获取病理诊断。

我院影像与核医学科穿刺活检团队开创了前列腺癌MRI/CT认知融合经坐骨直肠窝靶向穿刺活检技术。该技术主要优点如下：①简便：以MRI/CT认知融合为基础，在常规CT穿刺手术间就可完成。相对MRI引导的靶向穿刺，设备要求简单；相对于磁共振成像与经直肠超声影像（软件）融合靶向穿刺，无须即时成像融合所必需的图像处理软件；②快速、经济：相对MRI引导的靶向穿刺，CT扫描相对快速、廉价，CT引导下可使用常规金属穿刺针，而MRI靶向穿刺活检必须使用特殊穿刺设备，且反复的MRI扫描也费时和昂贵；③安全：经坐骨直肠窝途径，穿刺路径内无大的血管神经，且穿刺为CT引导下实时监测，不易出现严重的出血和器官损伤；且经皮穿刺无须肠道准备和预防性使用抗生素，可规避经直肠穿刺活检的感染（甚至感染性休克）、出血、疼痛、排尿困难加重及迷走神经反射等并发症，尤其适用于合并严重的内外痔等肛门直肠病变的患者（常规的经会阴穿刺也需要经直肠彩超引导）。该技术的缺点有：①硬件要求：需要CT复合手术室；②人员要求：需要专业的影像与穿刺医师，能够完成MRI和CT图像的认知融合；③规范要求：该技术为我院独有技术，尚未完成大样本的临床试验，对穿刺病灶的具体要求（病灶位置、病灶大小等）尚无标准量化。

穿刺病理结果为前列腺腺癌（Gleason评分：5＋4＝9分，WHO/ISUP：5组）。临床诊断为：前列腺癌，$T_4N_xM_0$，高危组，局部进展性。《中国泌尿外科和男科疾病诊断治疗指南》（以下简称"指南"）对局部进展性前列腺癌的一线推荐方案为：①外放疗＋ADT（2～3年）或内放疗＋外放疗＋ADT（2～3年）；②高度选择适合的患者施行前列腺癌根治术±淋巴结清扫。

该患者前列腺巨大囊实性占位，侵犯盆底肌肉，PSA数值极高（初诊tPSA 2 051ng/ml），病灶范围大，盆腔淋巴结及肺部结节情况尚不确定，无法完整切除；患者合并尿潴留，无法进行放疗方案。结合患者病情及经济状况，选择了ADT＋阿比特龙＋泼尼松的初始治疗方案。治疗1个月复查，PSA显著下降，拔除尿管后患者恢复自主排尿。3个月复查时病灶明显缩小，但体积仍较大，不适合手术或者放疗。7个月时复查，病灶缩小明显，但仍然与盆底肌肉界限不清，完整切除可能性不大，遂加用根治性放疗，取得了良好的治疗效果，放疗后PSA下降至最低值，且持续维持。

综上所述，该例患者选择了个体化的穿刺方案，在确诊前列腺癌后，根据分期和危险程度分层，选择了新辅助内分泌治疗＋根治性放疗＋维持内分泌治疗的方案，达到了良好的缩瘤、降PSA、解除排尿梗阻的目的，且保留了患者的器官，达到了令人满意的治疗效果。

三、疾病介绍

在世界范围内，前列腺癌的发病率在男性所有恶性肿瘤中仅次于肺癌位居第二，是男性泌尿生殖系统中最常见的恶性肿瘤。前列腺癌发病率具有显著的地域和种族差异，发达国家的发病率约是发展中国家的3倍（37.5/10万vs 11.3/10万）。中国近些年来前列腺癌发病率增长趋势较为显著。国家癌症中心肿瘤登记办公室2022年公布了全国487个肿瘤登记处统计的2016年中国癌症发病结果，前列腺癌年龄标化的总发病率已超过肾肿瘤和膀胱肿瘤，位居男性泌尿生殖系肿瘤第一位。

前列腺癌在疾病初期无特殊临床表现，主要通过PSA筛查发现，确诊方式为前列腺穿刺活检或经尿道前列腺切除组织病理学检查。

前列腺的诊断和分期主要依靠磁共振、骨扫描和CT。MRI可以显示前列腺包膜的完整性、肿瘤是否侵犯前列腺周围组织及器官，也可以显示盆腔淋巴结受侵犯的情况及骨转移病灶，主要用于前列腺癌的定位、诊断、危险分组和临床分期。前列腺癌最常见的远处转移部位是骨骼，^{99m}Tc-MDPSPECT（全身核素骨扫描）是临床评价骨转移最常用的方法，可比常规X线平片提早3~6个月发现骨转移灶，结合SPECT/CT断层显像，其敏感性和特异性可达80%。前列腺癌早期发生软组织（肺部、肝脏）转移的概率较低，但在确定治疗方案之前，仍需行肺部及腹部CT检查明确有无实质器官转移。

PSMA显像在前列腺癌诊断的中的作用近年来逐渐受到重视。PSMA是由前列腺上皮细胞分泌的一种100KD的Ⅱ型跨膜糖蛋白，几乎在所有的前列腺癌及其转移灶中高表达，是前列腺癌诊断和治疗的理想靶点。在临床诊疗决策方面，文献报道，^{68}Ga-PSMA-PET/CT可以发现传统影像学检查无法发现的25%的淋巴结转移及6%的骨转移，最终改变了21%患者的临床治疗方案。因此，指南推荐，对于中高危前列腺癌的初始分期推荐使用PSMA-PET/CT检查。

前列腺穿刺活检的常规入路包括经直肠和经会阴。此例患者选择经坐骨直肠窝穿刺，是有其理论基础的。坐骨直肠窝又叫坐骨肛门窝，位于坐骨结节与肛门之间，为底朝下的锥形间隙，解剖上与前列腺外周带成角，故进针角度相对容易调整。坐骨直肠窝外侧壁为闭孔内肌及闭孔筋膜，闭孔内肌内面的筋膜内有一管状裂称为阴部管，又称Alcock管，管内有阴部内血管及阴部内神经通过，前列腺穿刺路径更靠近中线，远离坐骨，不易损伤血管神经。这是经坐骨直肠窝前列腺穿刺无明显并发症的解剖基础。但正是基于坐骨直肠窝的解剖基础，对于局限在直肠前方的病灶无法完成穿刺，但前列腺癌多发于外周带，MRI/CT影像认知融合后可以筛选出能够完成穿刺的患者。

初诊的前列腺癌分为非转移性和转移性，非转移性前列腺癌根据确诊时的基线指标（PSA、Gleason评分和临床分期），进行预后风险分组（病例16表2），预测治愈性治疗后的复发风险。

病例16表2　前列腺癌预后风险分组

低危	中危	高危	
PSA < 10ng/ml	PSA 10~20ng/ml	PSA > 20ng/ml	任何PSA
GS < 7	或GS 7	或GS > 7	任何GS
（ISUP 1级）	（ISUP 2~3级）	（ISUP 4~5级）	（任何ISUP分级）
$cT_{1~2a}$	或cT_{2b}	或cT_{2c}	$cT_{3~4}$或cN+
（同时满足）	局限性		局部进展性

指南对包括局部进展性在内的前列腺癌有明确的治疗推荐（病例16图7）。

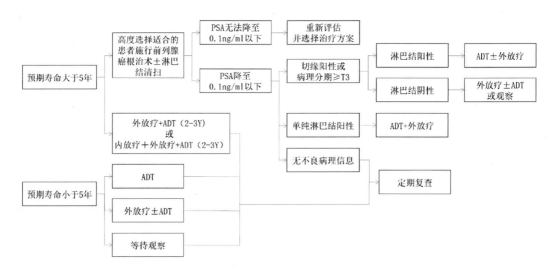

病例16图7　局部进展性前列腺癌治疗策略

　　高危或局部进展性前列腺癌根治性手术前常进行新辅助内分泌治疗，目的是缩小前列腺体积、降低术后切缘阳性率、术后病理分期及淋巴结的阳性率。新辅助内分泌治疗时间一般为3~6个月甚至更长时间。研究提示新辅助治疗不能改善患者疾病特异性生存率及总生存率，因此指南不推荐作为常规的治疗选项。但这些文献中的是单纯的ADT治疗以及联合米托蒽醌或泼尼松的ADT治疗，随着阿比特龙等新型内分泌药物的出现，前列腺癌治疗格局正在逐渐发生改变，局部进展性前列腺癌ADT＋新型内分泌药物的新辅助内分泌治疗方案可能会被更多的泌尿外科医生所接受。

　　局部进展性前列腺癌根治性放疗一般要联合2~3年的长程ADT治疗。ADT＋根治性放疗的方案若联合应用阿比特龙会取得更好的治疗效果，这在STAMPEDE研究的亚组分析中得到证实。STAMPEDE研究表明，在具有至少两项危险因素（$T_{3\sim4}$、$GS_{8\sim10}$、PSA＞40ng/ml或淋巴结转移）的接受根治性放疗的高危前列腺癌患者中，ADT联合阿比特龙能够获得更好的临床获益。

四、专家点评

　　本例患者初诊时前列腺区域为巨大的不规则囊实性肿瘤，选择了个体化的认知融合CT引导下经坐骨直肠窝穿刺，在CT监视下穿刺实性肿瘤成分，避免了囊肿破裂等并发症。

　　患者初诊时PSA极高，但患者未能接受PSMA-PET/CT检查，按照常规检查（MRI、骨扫描和CT）的结果，诊断为局部进展性前列腺癌（T_4NxM_0）。患者肿瘤体积巨大，无法明确判断盆腔淋巴结情况，且患者肺部小结节也需要动态观察，所以选择了ADT＋醋酸阿比特龙＋泼尼松的初始治疗方案。

治疗1个月时患者PSA即有显著下降，且顺利拔除尿管，治疗效果理想；治疗3个月时PSA进一步下降，肿瘤体积也有明显缩小，但仍不适合进行根治性治疗；治疗7个月时，PSA继续下降，肿瘤体积也有进一步的显著缩小，肺部结节无明显变化，但前列腺肿瘤局部仍与盆底肌肉分界不清，根治性手术完整切除的可能性不大。据此，对该患者选择了根治性放疗的局部治疗方案，放疗过程未出现严重并发症，放疗后PSA降至我院实验室最低值，病情得到了有效控制。这符合指南对局部进展性前列腺癌治疗策略的推荐。

值得关注的是，指南中对局部进展性前列腺癌行根治性手术治疗有"高度选择"的限制条件。局部进展性前列腺癌根治性切除术后需要同时满足预期寿命大于5年、术后PSA降至0.1ng/ml以下且无不良病理信息（切缘阳性、病理分期≥T_3、淋巴结阳性）的条件，术后才无须进一步治疗进入定期复查阶段，其余情况均需要外放疗±ADT。所以，局部进展性前列腺癌选择根治性手术治疗需特别谨慎。

本例局部进展性前列腺癌在穿刺活检、新辅助治疗和局部治疗方案的选择上做到了科学的个体化选择，最终取得了良好的治疗效果。

（病例提供者：李　帅　郑州大学第一附属医院）

（点评专家：武玉东　郑州大学第一附属医院）

参考文献

[1]Sung H，Ferlay J，Siegel RL，et al.Global Cancer Statistics 2020：GLOBOCAN Estimates of Incidence and Mortality Worldwide for 36 Cancers in 185 Countries[J].CA：a cancer journal for clinicians，2021，71（3）：209-249.

[2]韩苏军，刘飞，邢念增.1988—2015年中国肿瘤登记地区前列腺癌发病趋势分析[J].中华泌尿外科杂志，2022，43（1）：51-55.

[3]李星，曾晓勇.中国前列腺癌流行病学研究进展[J].肿瘤防治研究，2021，48（1）：98-102.

[4]Rongshou Zheng，Siwei Zhang，Hongmei Zeng，et al.Cancer incidence and mortality in China，2016[J].Journal of the National Cancer Center，2022，2（1）：1-9.

[5]Shen G，Deng H，Hu S，et al.Comparison of choline-PET/CT，MRI，SPECT，and bone scintigraphy in the diagnosis of bone metastases in patients with prostate cancer：A meta-

analysis[J].Skeletal Radiology，2014，43（11）：1503-1513.

[6]Tsourlakis MC，Klein F，Kluth M，et al.PSMA Expression is Highly Homogenous in Primary Prostate Cancer[J].Applied Immunohistochemistry & Molecular Morphology Aimm，2015，23（6）：449-455.

[7]Roach PJ，Francis R，Emmett L，et al.The Impact of ^{68}Ga-PSMA PET/CT on Management Intent in Prostate Cancer：Results of an Australian Prospective Multicenter Study[J].Journal of Nuclear Medicine，2017，59（1）：jnumed.117.197160.

[8]吴樾，吕杨波.会阴的筋膜[M]//柏树令.系统解剖学.北京：人民卫生出版社，2014：187-188.

[9]Hussain M，Tangen CM，Thompson IM，et al.Phase Ⅲ intergroup trial of adjuvant androgen deprivation with or without mitoxantrone plus prednisone in patients with high-risk prostate cancer after radical prostatectomy：SWOG S9921[J].J Clin Oncol，2018，36（15）：1498-1504.

[10]Ryan ST，Patel DN，Parsons JK，et al.Neoadjuvant Approaches Prior To Radical Prostatectomy[J].The Cancer Journal，2020，26（1）：2-12.

[11]Attard G，Murphy L，Clarke NW，et al.Abiraterone acetate and prednisolone with or without enzalutamide for high-risk non-metastatic prostate cancer：a meta-analysis of primary results from two randomised controlled phase 3 trials of the STAMPEDE platform protocol[J].The Lancet，2022，399（10323）：399.

病例17 尿FISH阳性伴食管鳞癌肾脏转移的综合治疗

一、病历摘要

（一）基本信息

患者男性，56岁，主因"右腰部疼痛伴镜下血尿1个月"于2017年5月收入我院。

入院时，患者腹泻伴低热，无尿频或尿急。体格检查未见其他异常。MRI示右侧肾占位性病变（5.4cm×4.6cm），右侧肾门及腹膜后多发肿大淋巴结，其中较大的为2.3cm×1.8cm。膀胱镜检查结果为阴性，尿FISH结果为阳性，考虑为肾盂肿瘤。完善检查后行腹腔镜肾、输尿管切除术。术后病理诊断为肾脏转移性角化鳞癌。结合患者既往病史，考虑食管鳞状细胞癌肾脏转移。

回顾系统病史，患者2016年3月全身麻醉下曾行食管癌根治性术，术后病理诊断为侵袭全食管壁的高分化至中分化食管鳞状细胞癌，伴部分淋巴结阳性。

（二）临床诊断

食管鳞癌肾转移

（三）诊疗经过

患者因"进行性进食障碍2年"于我院胸外科治疗，入院后完善CT检查示（病例17图1）：食管下壁明显增厚，管腔狭窄，可能有肿瘤病变；胃镜和超声内镜提示食管癌，于2016年3月全身麻醉下行食管癌根治性手术切除。术后病理示（病例17图2）：侵袭全食管壁的高分化至中分化食管鳞状细胞癌，伴部分淋巴结阳性。出院后1年，因"右腰部疼痛伴镜下血尿1个月"于2017年5月再次收入我院，入院后行泌尿系MRI示（病例17图3）：右侧肾占位性病变（5.4cm×4.6cm），右侧肾门及腹膜后多发肿大淋巴结，其中较大的为2.3cm×1.8cm。因患者血尿长期存在，尿FISH结果为阳性，遂全身麻醉下行膀胱镜检查未见明显异常。经科室讨论后，考虑患者肾盂肿瘤可能性大，决定行腹腔镜肾、输尿管切除术。术后病理诊断示（病例17图4）：肾脏转移性角化鳞癌，结合患者既往病史，考虑食管鳞状细胞癌肾脏转移。术后6个月，患者死亡。

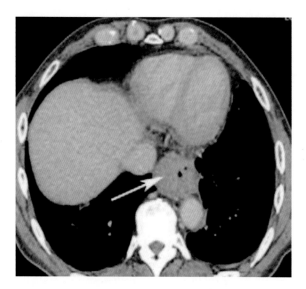

病例17图1　胸部CT

食管下壁明显增厚，管腔狭窄，可能有肿瘤病变。

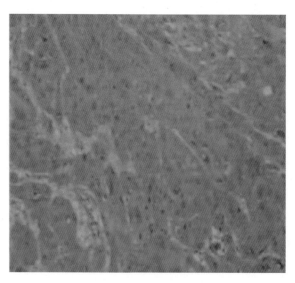

病例17图2　术后病理

侵袭全食管壁的高分化至中分化食管鳞状细胞癌，伴部分淋巴结阳性。

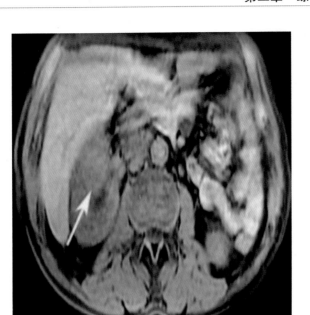

病例17图3　泌尿系MRI

右侧肾占位性病变（5.4cm×4.6cm），右侧肾门及腹膜后多发肿大淋巴结，其中较大的为2.3cm×1.8cm。

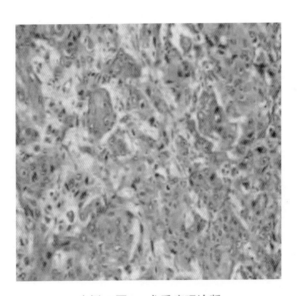

病例17图4　术后病理诊断

肾脏转移性角化鳞癌，结合患者既往病史，考虑食管鳞状细胞癌肾脏转移。

二、病例分析

肾脏是恶性肿瘤转移的第五大常见部位，仅次于肺、肝、骨和肾上腺。肾转移无明显临床症状：约不到20%的患者有镜下血尿，仅有5%的患者发生肾衰竭。因此，往往难以及时达到和确认诊断，其出现表明原发肿瘤已扩散，预后较差。

该患者右肾单发转移灶起源于食管癌。食管癌主要分为鳞状细胞癌和腺癌，其中鳞状细胞癌占全部病例的80%～90%。先前的研究结果表明，鳞状细胞癌更容易转移到肾脏而不是其他部位。食管癌转移到肾脏被认为是非常罕见的，尤其是单侧孤立性肾转移。影像学上很难区分肿瘤是原发性肾盂移行尿路上皮细胞癌还是转移性肾盂癌，因为这两种疾病均表现为肾实质浸润性生长和肾组织多发占位，部分病例伴有肾周脂肪或肾周组织浸润。在这种情况下，肾转移瘤通常作为原发性肾肿瘤治疗，在身体状况良好的情况下，可以进行根治性肾切除术。该患者尿FISH阳性，表明食管鳞状细胞癌可能存在第3、第7和第17号染色体畸变和（或）第9号染色体上p16基因位点的缺失或扩增。如果肿瘤细胞转移到肾脏，侵犯肾实质和肾收集系统，并能大量转移到尿液中，则尿液FISH分析可能呈阳性。

然而，食管癌肾转移患者的中位生存时间仅为2～10个月，而本例患者在泌尿外科手术后的生存时间为6个月。因此，我们需要改进早期发现的方法和更有效的全身治疗，以提高这类患者的无病生存。

三、疾病介绍

虽然泌尿系鳞癌的发病率低，但相对于尿路上皮癌，其进展更快，浸润性更强，转移更早，预后更差。而且，泌尿系鳞癌血尿等临床表现不特异，极易误诊为尿路上皮癌。

FISH技术结合了分子生物学技术灵敏与细胞遗传技术直观的特点，能检测核染色体数目和结构变化，且可早于病理变化，因而可以用于肿瘤的早期诊断。FISH的原理是使用荧光标记的GLPp16位点特异性探针和与目标DNA原位杂交的CSP3/CSP7/CSP17染色体着丝粒特异性探针。如果肿瘤细胞在3号、7号、17号或9p16号染色体上出现畸变，且癌细胞脱落到尿液中，理论上尿FISH检测结果可能呈阳性。

许多研究评估了FISH在尿路上皮癌诊断中的应用，而在非尿路上皮癌中研究较少。有研究表明，对于转移性和高度恶性的肿瘤患者，肿瘤细胞有许多遗传异常。Kipp等和Reid-Nicholson等发现一些泌尿系非尿路上皮癌患者，其组织学FISH结果呈阳性，揭示了泌尿系肿瘤在染色体畸变方面有一定的共性特征，不过上述研究中未行尿FISH检测以验证临床检测效能。该病例表明对于转移性泌尿系鳞癌患者，尿FISH结果可以呈阳性。因此，对于尿FISH结果呈阳性的患者，除了尿路上皮癌，同时也应该考虑到泌尿系原发鳞癌或转移鳞癌等可能性。

有研究行膀胱鳞癌组织学检测发现行3号、7号、17号染色体的扩增与尿路上皮癌未见明显差异。对于肾脏鳞癌的辅助诊断，临床上主要是依靠影像学检查和尿脱落细胞学检查，但阳性率低、特异性差的缺点使肾脏鳞癌的早期诊断非常困难。这提示我们可以基于鳞癌的染色体畸变特征，设计匹配的探针用于检测，以提高其诊断灵敏度和特异度。该患者的尿FISH阳性结果提示，FISH技术既可用于泌尿系鳞癌的诊断，也可以用于泌尿系鳞癌术后监测。

综上所述，尿FISH可以用于泌尿系鳞癌早期无创诊断的一种方法。虽然FISH技术耗时、昂贵、无法定位肿瘤，但其具有灵敏度高、特异度高、无创等优点，在尿路上皮癌、泌尿系鳞癌和腺癌的诊断中会继续扮演重要角色。后期需要前瞻性研究并加样本量进一步明确FISH在泌尿系鳞癌中诊断和监测中的应用价值。

四、专家点评

该病例是一位原发灶起源于食管的单发肾脏鳞癌患者。虽然泌尿系鳞癌的发病率低，但相对于尿路上皮癌，其进展更快，浸润性更强，转移更早，预后更差。而且，泌尿系鳞癌血尿等临床表现不特异，极易误诊为尿路上皮癌。该病例表明对于转移性泌尿系鳞癌患者，尿FISH结果可以呈阳性。因此，对于尿FISH结果呈阳性的患者，除了尿路上皮癌，同时也应该考虑到泌尿系原发鳞癌或转移鳞癌等可能性，尿FISH检测可以作为泌尿系鳞癌早期无创诊断的一种方法。

（病例提供者：陈博文　武汉市第五医院）

（点评专家：杨春光　华中科技大学同济医学院附属同济医院）

参考文献

[1]杨涛，李燕，王刚，等.尿脱落细胞FISH检测方法与CT扫描及尿细胞学检测在上尿路尿路上皮肿瘤诊断中的应用及对比[J].中国老年学杂志，2017，37（07）：1727-1729.

[2]Zhou L，Yang K，Li X，et al.Application of fluorescence in situ hybridization in the detection of bladder transitional-cell carcinoma：A multi-center clinical study based on Chinese population[J].Asian J Urol，2019，6（1）：114-121.

[3]Kojima T，Nishiyama H，Ozono S，et al.Clinical evaluation of two consecutive UroVysion fluorescence in situ hybridization tests to detect intravesical recurrence of bladder cancer：a prospective blinded comparative study in Japan[J].Int J Clin Oncol，2018，23（6）：1140-

1147.

[4]Lopez-Beltran A，Requena MJ，Cheng L，et al.Pathological variants of invasive bladder cancer according to their suggested clinical significance[J].BJU Int，2008，101（3）：275-281.

[5]Kipp BR，Tyner HL，Campion MB，et al.Chromosomal alterations detected by fluorescence in situ hybridization in urothelial carcinoma and rarer histologic variants of bladder cancer[J].Am J Clin Pathol，2008，130（4）：552-559.

[6]Reid-Nicholson MD，Ramalingam P，Adeagbo B，et al.The use of Urovysion fluorescence in situ hybridization in the diagnosis and surveillance of non-urothelial carcinoma of the bladder[J].Mod Pathol，2009，22（1）：119-127.

[7]Nadler N，Kvich L，Bjarnsholt T，etal.Thediscovery ofbacterialbiofilminpatientswith muscleinvasive bladdercancer[J].APMIS，2021，129（5）：265-270.

[8]陈艺林.原发性肾鳞癌4例病例报告及文献复习[J].广西医科大学，2019，34（8）：52.

[9]黄建文，安瑞华，李运伟，等.荧光原位杂交技术在膀胱尿路上皮癌诊断中的应用价值[J].中华泌尿外科杂志，2012，33（12）：918-921.

病例18　转移性右肾肾癌伴肾静脉癌栓的综合治疗

一、病历摘要

（一）基本信息

患者女性，53岁，主因"血尿3天"入院。

患者3天前无明显诱因出现全程无痛血尿，伴长条状血块形成，伴右侧腰部隐痛，无发热、恶心、呕吐等，未诉其余特殊不适。于正阳县某医院行CT检查示：右肾占位伴肾静脉癌栓形成，给予膀胱冲洗及抗感染对症处理。现血尿症状稍缓解。今为求进一步诊治，门诊以"①右肾占位；②血尿"收入院。自发病以来，食欲正常，睡眠正常，大小便正常，精神欠佳，体重无减轻。

既往史：无高血压、心脏疾病病史，无糖尿病、脑血管疾病病史，无结核病史，无食物、药物过敏史。否认家族肿瘤病史，否认吸烟、饮酒病史。

（二）临床诊断

1. 肺转移性右肾肿瘤伴肾静脉癌栓（Mayo 0级）（$T_{3a}N_1M_1$）

2. 血尿

（三）诊疗经过

2020年8月21当地医院CT示（病例18图1）：①右肾上极恶性肿瘤性病变；②右肾静脉癌栓形成；③右肾盂、肾盏高密度灶，考虑凝血块可能；④双肺多发结节，考虑转移。后转至我院复查泌尿系CTA＋CTU示：①右肾占位，考虑肾癌，并右肾静脉癌栓形成，邻近肾盏受侵可能，请结合临床；②左侧肾动脉为双支供血；③双肺多发结节，考虑转移；④纵隔及右肺门淋巴结肿大；⑤双侧胸膜略增厚。

2020年8月25日我院PET/CT示（病例18图2）：右肾上极软组织肿块不均匀性代谢活跃，考虑肾癌，建议结合病理；右肾静脉软组织影代谢活跃，考虑癌栓形成；双肺多发软组织结节代谢活跃，纵隔（7区）及右肺门多发肿大淋巴结代谢较活跃，考虑转移。

考虑患者肺转移诊断较明确，完善相关检查及检验后遂于2020年8月26日我院行CT引导下肾穿刺活检，术后病理回示PATHO：（右肾TCT）镜下见中等量坏死细胞轮廓，建议活检进一步明确诊断。PATHO：（右肾穿刺活检）纤维组织内见个别异型细胞，并伴大片坏死细胞轮廓，肿瘤不能除外。残存组织过少，进一步明确诊断困难，请结合临床。与患者及家属沟通后拒绝再次穿刺,同意于2020年8月29日开始行阿昔替尼片+信迪利单抗注射液(免疫联合靶向)治疗,初次治疗周期内未诉明显不适。

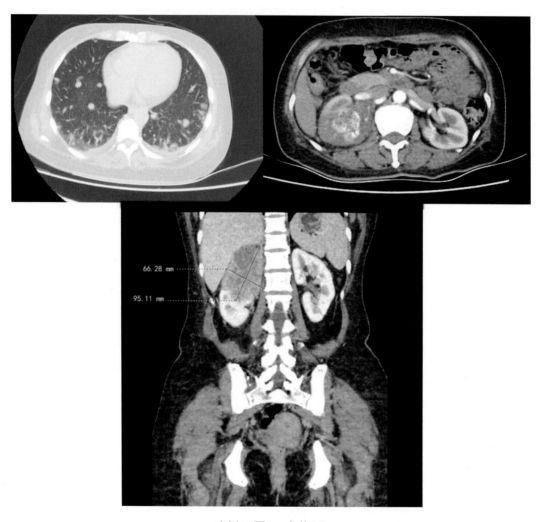

病例18图1　术前CT

2020年10月11日于我院复查CT:以下对比2020年8月22日本院CT:①右肾恶性占位,体积较前减小,请结合临床;②双肺多发转移灶,较前明显减少、减小;③纵隔及右肺门淋巴结肿大,较前减小;④原双侧少量胸腔积液较前基本吸收。血红蛋白178.0g/L↑,血小板计数32×10⁹/L↓;甲功五项:三碘甲状腺原氨酸1.24nmol/L↓;继续阿昔替尼片+信迪利单抗注射液治疗,治疗期间血液内科会诊后考虑继发性血小板减低症,给予输注血小板等对症治疗。

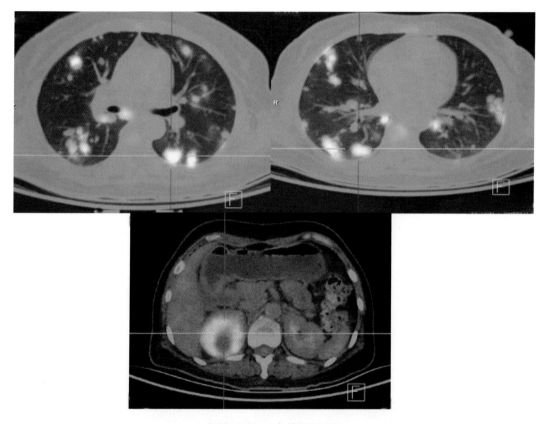

病例18图2　术前PET/CT

2020年11月20日于我院复查CT：以下对比2020年10月10日本院CT：①右肾恶性占位，体积较前稍减小，请结合临床；②双肺多发转移灶，较前较少，部分缩小；③纵隔及右肺门淋巴结肿大，较前缩小。患者甲状腺较1个月前出现新发结节，请甲状腺外科会诊后考虑亚甲炎，建议暂不予处理。继续阿昔替尼片＋信迪利单抗注射液治疗。

2021年5月25日于我院复查CT：①"右肾癌治疗后"—对比2020年2月21日片稍缩小，请结合临床综合评估；②左侧肾动脉为双支供血；③胆囊壁毛糙；④双肺小结节，较前部分稍减小；⑤纵隔及右肺门小淋巴结，较前相仿（病例18图3）。考虑患者仍服用阿昔替尼，手术出血风险较大，建议患者1个月后返院行手术治疗，院外停用阿昔替尼及信迪利单抗1个月。

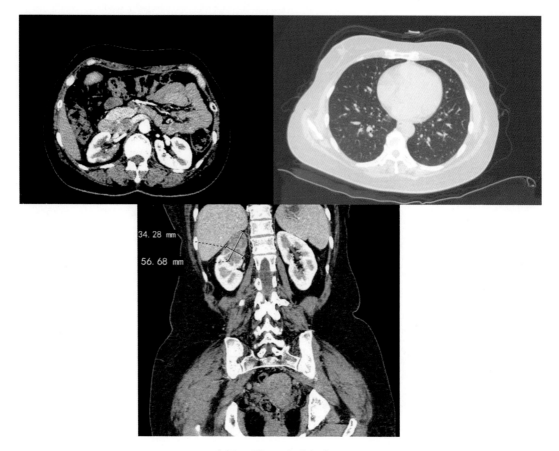

病例18图3　术后复查CT

2021年6月18日再次返院，术前完善相关检查完善，于2021年6月21日全身麻醉下行达·芬奇机器人辅助下肾根治性切除术（右肾），术中可见肿瘤位于右肾上极，大小约4.0cm。麻醉成功后，患者取左侧卧位，右侧抬高，经腹路径手术，充分显露下腔静脉，游离下腔静脉近端右侧缘，显露右肾静脉和腔静脉汇合处，充分游离肾静脉周围，找到性腺血管及输尿管，将性腺静脉结扎后切断，在肾静脉下方分离找到右肾动脉，充分游离肾动脉后用Hem-o-lock夹闭后切断肾动脉。然后沿腰大肌表面分离肾脏背侧。沿腰大肌表面向下游离，找到输尿管，沿输尿管继续向下分离至髂血管处，用Hem-o-lock夹闭后切断。紧贴肾上极将肾脏与周围组织分离。充分游离肾脏腹侧、背侧、下极、上极后，把肾脏挑向背侧充分显露肾静脉，使用Hem-o-lock夹闭后切断肾静脉，切除肾脏（病例18图4）。术中输液量1 200ml，尿量300ml，未输血。患者术后第2天流食，第3天拔除引流管，第5天出院，嘱第10天院外拆线，未出现术后并发症。嘱患者出院1～2周继续服用阿昔替尼。

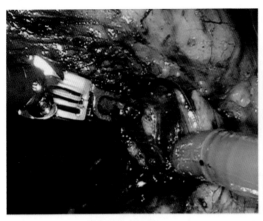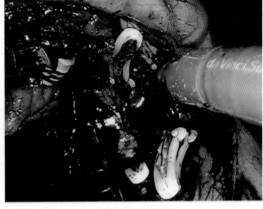

离断前动静脉　　　　　　　　　　　　　　　　离断后动静脉

病例18图4　术中照片

术后病理（病例18图5）：镜下为大片坏死伴钙化，纤维组织增生，组织细胞及炎细胞浸润，未见明确肿瘤成分残留，请结合临床。免疫组化：（A1）CK（灶+），CA-9（核+），PAX-8（+），CD10（灶+），Ki-67（5%+），CD68（+）。特殊染色（A6）抗酸（-）。

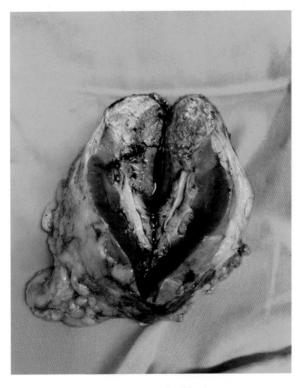

病例18图5　术后标本

2021年12月11日（术后6个月）复查CT未见肿瘤复发迹象，嘱患者院外继续服用阿昔替尼。

2022年6月13日（术后1年）再次入院复查，CT未见肿瘤进展迹象，嘱其院外继续服用阿昔替尼。

2023年6月30日（病例18图6）最近一次复查，CT提示未见复发迹象，双肺小结节，较前相仿，纵隔及肺门未见肿大淋巴结。

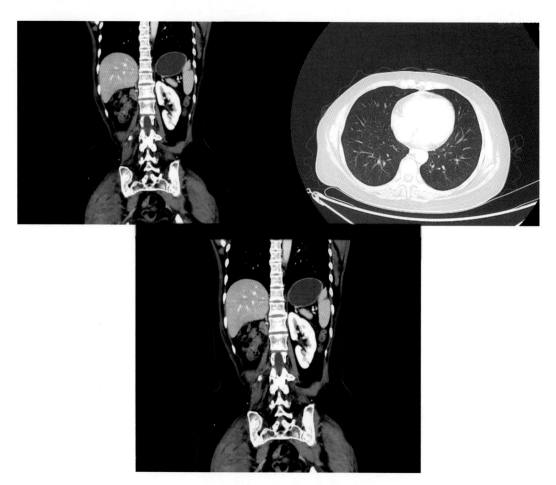

病例18图6　术后2年复查CT

二、病例分析

大部分肾癌早期没有明显临床症状，此例患者因血尿发现肾癌伴双肺转移，失去早期手术的机会。对于肾癌伴肾静脉癌栓的患者能否有手术的机会，首先要评估患者全身转移情况，然后结合患者的全身情况来评估是否耐受全身麻醉手术。本例患者虽然肾穿刺活检未能明确肾癌，但通过胸加全腹增强CT和全身PET/CT，并且征得患者及家属同意后，新辅助治疗效果确切，基本明确了肺转移性右肾肾癌合并肾静脉癌栓（Mayo 0级）（$T_{3a}N_1M_1$）的诊断。同时该患者全身情况较好，无基础疾病，ECOG评分为1分，减瘤性肾切除术的手术获益很大。

由于该例患者分期较晚，所以我们选择靶向＋免疫联合治疗。阿昔替尼作为新型抗血管生成的靶向药物，其既能有效减少肿瘤血供，又能逆转肿瘤的免疫抑制状态，为免疫治疗打下良好基础，所以我们选择不良反应减少的阿昔替尼作为新辅助靶向治疗药物。通过近10个月的治疗，瘤体及肺转移灶明显缩小，但肾静脉癌栓并没有明显变化。

对于肾癌合并肾静脉癌栓的患者，研究表明围术期行靶向及免疫治疗为许多患者赢得手术机会，一定程度上降低了手术难度，减少围术期的并发症的发生，同时延长生存期，改善预后。该例患者术前治疗效果明显，不良反应较小，骨髓抑制不明显，故术后我们仍然选用阿昔替尼进行辅助治疗。根据随访结果患者未见明显复发迹象，停药后随访患者肿瘤控制较满意。

三、疾病介绍

肾癌是常见的泌尿系统肿瘤，发病率仅次于膀胱肿瘤，且作为富血供肿瘤，肾癌容易侵犯血管，累及肾静脉形成癌栓、累及下腔静脉以及延伸至右心房，最常见转移靶器官为肺部。转移性肾细胞癌的综合治疗包括手术治疗、放疗、化疗、靶向治疗和免疫治疗等。放疗多用于骨转移、脑转移、局部复发等患者，主要用于改善生活质量，单独化疗对于转移性肾癌疗效有限，多联合免疫治疗。

对于合并肾静脉癌栓的患者，术前评估癌栓位置、粗细、长度、周围粘连情况、侧支循环建立情况至关重要，一定程度上减少了手术风险，有效减少术中出血量。不同检查手段各有优劣，彩超能提供血流灌注信息，区分癌栓与血栓。CT可通过充盈缺损判断癌栓的位置，一般我们推荐患者术前完善CT三维成像，以判断癌栓的部位、大小、长度等，但有时合并肿大淋巴结时CT三维成像的优势并不明显，不易辨别。对肾癌合并静脉癌栓的患者行手术治疗，无论是早期的开放手术还是现在的腹腔镜抑或是机器人手术系统，能明显提高患者生存率，而对于大部分患者来说，手术可能是唯一实现临床治愈的治疗手段，但对于转移性肾癌，减瘤性手术所带来的预后以及手术时机仍需要前瞻性研究，一般不建议转移性肾癌患者进行全身治疗前行减瘤手术，由此我们的体会是一定要严格筛选接受减瘤性肾切除术的病例，把握好手术时机，对不同患者要结合患方意愿、全身情况以及现实医疗条件等进行综合考量，个体化治疗。

行肾根治性切除术＋癌栓取出术的手术难度大，有学者在手术之前进肾动脉栓塞，术中可见瘤体不同程度坏死、缩小，与周围组织粘连减少，可减少术中出血，但王道虎等人通过栓塞组和非栓塞组对比，平均手术时间、术中平均失血量、平均住院日等并无统计学差异。同时有一点值得注意，无论术前还是术中，应注意观察癌栓的完整性，避免癌栓中段离断，导致栓子脱落导致肺栓塞等一系列并发症。

除了手术治疗，转移性肾癌的综合治疗还包含放疗、化疗、靶向治疗、免疫治疗等，近年来靶向药物层出不穷，针对免疫检查点的研究热度很高，随之带来一系列药物：索拉菲尼、舒尼替尼、培唑帕尼等都是转移性肾透明细胞癌的一线用药。转移性肾癌合并肾静脉癌栓整体发生率较低，但此类患者总体预后较差，因此如何延长患者总生存期（OS）成为众多学者探讨的热点。有研究表明对于可耐受手术的患者减瘤手术仍为首选，可显著延长患者总生存期。随着靶向药物的应用，转移性肾癌患者的OS有了明显提高，NEGRIER等评价56例转移性患者应用阿昔替尼的治疗效果，指出24周无进展率为45.2%，中位OS为18.9个月，疗效显著。CONTI等研究显示减瘤手术联合靶向治疗和单纯靶向治疗者的中位OS分别为19个月和13个月，靶向组3例患者出现初始靶向药物耐药后，及时调整为阿昔替尼或乐伐替尼，显示出较好的疗效。因此，新辅助联合减瘤手术使得转移性肾癌生存受益。

四、专家点评

本例患者虽然肾穿刺活检未能明确肾癌，但通过胸加全腹增强CT和全PET/CT影像学特征，基本诊断肺转移性右肾肿瘤伴肾静脉癌栓（Mayo 0级）（$T_{3a}N_1M_1$），并且征得患者及家属同意后，新辅助治疗效果确切，更进一步验证了术前诊断。新辅助治疗后复查显示原发及转移灶较前明显有缩小，全身评估可耐受手术，完善术前准备后，给予患者行全身麻醉下行达·芬奇机器人辅助下右肾根治性切除术，手术成功，术后恢复顺利，随访复查，术后2年内未见复发转移。不足之处：术前及术后病理未能明确肾癌，可能与新辅助的应用及肿瘤自身坏死等因素有关，不失为一个值得探讨的临床问题，比如是否术前再次行穿刺活检，病理多中心会诊。

近年来随着靶向及免疫调节药物的应用，给转移性肾癌患者的治疗提供了更多选择，并有效改善患者OS。本病例采用靶向联合免疫药物新辅助方案，术前达到明显缩瘤，并有效控制转移灶，联合减瘤手术，达到比较理想的效果。目前新辅助治疗策略及效果仍缺少多中心前瞻性大样本数据支持，并且术后靶向或者免疫药物维持治疗时间，仍需要规范，并达成共识。

（病例提供者：徐　路　王昌国　郑州大学第一附属医院）

（点评专家：贾占奎　郑州大学第一附属医院）

参考文献

[1]Klattle T，Pantuck AJ，Riggs SB，et al.Prognostic factors for renal cell carcinoma with tumor thrombus extension[J].J Urol，2007，178（4Pt1）：1189-1195.

[2]Sheth S，Scatarige JC，Horton KM，et al.Current concepts in the diagnosis and management of renal cell carcinoma：role of multidetector CT and three-dimensional CT[J]. Radiographics，2001，21（1）：237-254.

[3]Motzer RJ，Russo P.Cytoreductive nephrectomy-patient selection is key[J].N Engl J Med，2018，379（5）：481-482.

[4]Chwartz MJ，Smith EB，Trost D，et al.Renal artery embolization clinical indications and experience from over 100cases[J].BJU Int，2006，99（4）：881-886.

[5]王道虎，莫承强，蒋双键，等.肾癌合并静脉癌栓的外科治疗体会[J].中华泌尿外科杂志，2015，36（9）：665-668.

[6]Zini L，Capitanio U，Peppotte P，et al.Population-based assessment of survival after cytoreductive nephrectomy versus no surgery in patients with metastatic renal cell carcinoma[J]. Urology，2009，73（2）：342-346.

[7]Heng DY，Wells JC，Rini BI，et al.Cytoreductive nephrectomy in patients with synchronous metastases from renal cell carcinoma：Results from the international metastatic renal cell carcinoma database consortium[J].Eur Urol，2014，66（4）：704-710.

[8]Patel HV，Shinder B，Srinivasan R，et al.Challenges and opportunities in the management of metastatic renal cell carcinoma：combination therapy and the role of cytoreductive surgery[J]. Curr Opin Oncol，2020，32（3）：240-249.

[9]Negrier S，Riouxi Leclercq N，Ferlay C，et al.Axitinib in first-line for patients with metastatic papillary renal cell carcinoma：Results of the multicentre, open-label, single-arm，phase II AXIPAP trial[J].Eur J Cancer，2020，129（5）：107-116.

[10]Conti SL，Thomas IC，Hagedorn JC，et al.Utilization of cytoreductive nephrectomy and patient survival in the targeted therapy era[J].Int J Cancer，2014，134（9）：2245-2252.

病例19　原发性附睾腺癌的综合治疗

一、病历摘要

（一）基本信息

患者男性，63岁，主因"右侧睾丸胀痛1年余"于2021年8月1日至我院就诊。

既往有左侧睾丸鞘膜积液手术治疗史，无其他特殊病史，无食物和药物过敏史。门诊阴囊彩超提示：右侧附睾区域不规则囊性占位，边界不清的不均匀混合回声肿块，大小约4cm×3cm×2cm，局部同睾丸界限欠清，可见较丰富血流信号。MRI提示：右侧附睾饱满，内见不规则囊实混杂信号影，大小约2.6cm×2.8cm×2.1cm，边界不光整，与右侧睾丸上缘分界欠清（病例19图1）。腹膜后CT和胸部CT未见明显阳性结果。甲胎蛋白3.6ng/ml，人绒毛膜促性腺激素0.3mIU/ml，乳酸脱氢酶220U/L，均在正常范围。

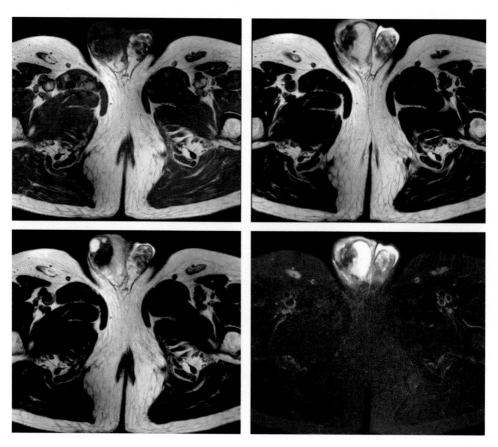

病例19图1　术前MRI（2021年8月）示右侧附睾囊实性混杂信号影

（二）临床初步诊断

右侧附睾肿瘤

（三）诊疗经过

患者右侧附睾肿瘤，良恶性未定，恶性肿瘤不排除，同患者及家属就可行处理措施进行充分沟通后患者选择直接行右侧睾丸附睾根治性切除手术。积极完善准备后经右侧腹股沟切口行右侧睾丸附睾根治性切除手术。术后大体标本：右侧带附睾全切睾丸一个，大小5.5cm×5cm×3cm，附睾大小3cm×2.5cm×2cm，切开见睾丸组织灰黄海绵状，附睾处可见大小约3.5cm×3cm×2cm灰白色肿物，肿物切面灰白实性质中。镜下见肿瘤细胞结构不一，核大，异型性明显，胞质深染，可见腺样结构（病例19图2）。免疫组化结果：PCK（＋），EMA（＋），CEA（－），WT-1（＋），CK5/6（＋），CR（Calretinin）（＋），CD30（－），SALL4（－），Ki-67（LI约20%），OCT-3/4（－），CK7（＋），β-catenin（细胞质）（＋），Inhibin-α（－），MC（HBME-1）（－），D2-40（－），PAX-8（－），Cam5.2（＋）。综合镜下形态及免疫组化结果，支持附睾腺癌，侵犯睾丸；神经可见癌累犯，脉管内未见癌栓。进一步完善胃镜、肠镜检查、电子喉镜、颈部增强MRI及PET/CT检查均未提示全身其他部位有肿瘤可能。故综合考虑右侧附睾原发性腺癌，考虑到附睾原发性腺癌恶性程度高，容易发生腹膜后淋巴结转移，有学者指出附睾原发性腺癌患者腹膜后淋巴结清扫不仅在伴有淋巴结肿大的病例中，而应作为临床N_0期患者的预防性治疗，故针对该病例建议积极行腹膜后淋巴结清扫术。

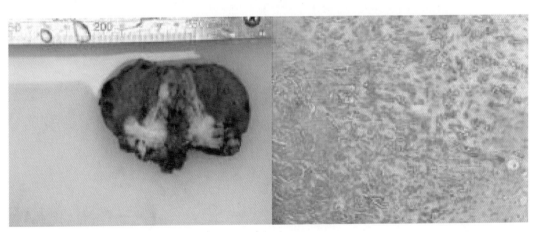

病例19图2　肿瘤标本大体观和电镜照片（HE×40）

两周后再次行腹腔镜下腹膜后淋巴结清扫术，术中超声刀分离腹膜后脂肪，辨认腹膜反折，纵行切开肾周筋膜前层，于肾周筋膜前后层之间靠近背侧向肾门分离，寻找右侧输尿管。将右侧输尿管游离充分显露后以输尿管为解剖标志，将腰肌前方淋巴脂肪组织整块向内侧剥离。逐渐靠近右侧肾蒂附近，切开肾动脉血管鞘，游离肾动脉，向下后方仔细游离显露右侧肾静脉，并顺右侧肾静脉走行向中线游离至腔静脉处。同法将肾脏动静脉周围淋巴脂肪组织整块剥离。近心端界限平右侧肾静脉上缘水平，逐渐向腔静脉后方推进，绕过腔静脉进一步向中线直至主动脉周围。主动脉右侧部分淋巴结略增大，超声刀仔细游离清扫后绕至主动脉后方继续游离。直至将主动脉完全脉络化，并显露出左侧肾静脉，渗血处超声刀仔细止血后将淋巴组织块向远心端牵拉游离，直至髂血管分叉水平，超声刀离断淋巴脂肪组织块，整个创面充分止血后未见明显活动性渗血出血，无菌蒸馏水反复冲洗创面后将标本组织装袋取出（病例19图3）。术后标本大体观：灰黄脂肪组织一块，大小7.5cm×4.5cm×2.5cm，其内查见结节数枚，直径0.5～3cm。镜检结果：查见淋巴结11枚，可见癌转移（1/11）。

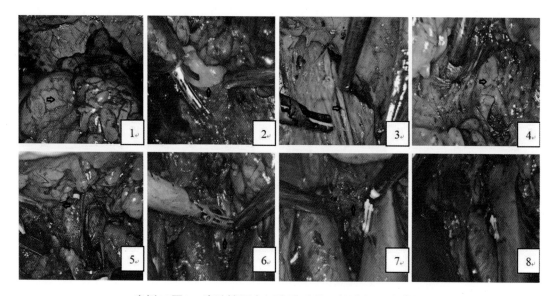

病例19图3　腹腔镜下右侧腹膜后淋巴结清扫手术截图

1.清理腹膜后脂肪；2.打开肾周筋膜；3.显露输尿管；4.显露腔静脉；5.清扫范围上缘超过肾动脉水平；6.显露主动脉并清扫腹主动脉和腔静脉之间淋巴组织；7.显露对侧肾静脉；8.清扫术后整体观。

（四）术后诊断

1. 原发性右侧附睾恶性肿瘤
2. 腺癌
3. 右侧腹膜后淋巴结继发恶性肿瘤

二、病例分析

该患者63岁时因"右侧阴囊胀痛1年余"入院就诊，后检查超声提示右侧附睾内边界不清、不均匀混合回声肿块，局部同睾丸界限欠清，可见较丰富血流信号。MRI检查进一步证实右侧附睾内不规则囊实性混杂信号影，边界不光整，与右侧睾丸上缘分界欠清。盆腔及腹膜后淋巴结未见异常。考虑右侧附睾肿瘤性病变，良恶性不能确定，恶性不排除。治疗上同患者及家属充分沟通后直接经腹股沟切口行右侧睾丸附睾根治性切除手术，术后病检结果提示附睾腺癌，进一步评估全身情况，排除继发性改变，考虑原发性附睾腺癌。据相关文献报道其容易较早发生淋巴结转移和远处转移，区域淋巴结以腹膜后和盆腔淋巴结为主，远处转移则以肺、骨、腹部器官为主。治疗方法首选患侧附睾睾丸根治性切除，辅助腹膜后及盆腔淋巴结清扫，而放疗和化疗价值可能有限。故推荐患者原发肿瘤切除术后积极辅助腹膜后淋巴结清扫并积极完成腹腔镜下右侧腹膜后淋巴结清扫手术，创伤小，术后恢复顺利，病检结果提示1/11淋巴结阳性。

原发性附睾肿瘤相对少见，占所有男性泌尿生殖系统肿瘤的2.5%。其中，恶性肿瘤发病率更低，仅为所有附睾肿瘤的20%，远低于同系统的前列腺恶性肿瘤。附睾组织相对表浅，体积增大后理应容易被发现，但因其缺乏特异性的临床症状，加之发生率极低，容易被忽视，从而导致误诊、漏诊率极高。高分辨率超声无创且阳性检出率较高，在附睾肿瘤的诊断中发挥着重要作用，并在一定程度上可以鉴别精液囊肿、附睾结核、慢性炎症后的附睾结节等良性疾病。目前尚无特别有效的实验室检查指标对附睾肿瘤的诊断提供帮助，常用针对睾丸肿瘤的相关指标CEA、AFP和β-HCG均无特异性。综合病史、体检、超声等影像资料可以对附睾肿瘤做出初步诊断，但最终确诊则有赖于病理结果，主要包括针吸细胞学结果、活组织检查结果或者肿块切除术后的病理结果，包括术中快速冰冻结果和常规病理结果，常常需借助多种免疫组织化学分析方法予以确认。

附睾恶性肿瘤中以腺癌最常见，其他较常见的病理类型主要有横纹肌或平滑肌肉瘤、纤维肉瘤、胚胎性癌、肌上皮癌、恶性蝾螈瘤、恶性间皮瘤、恶性淋巴瘤等。所有恶性肿瘤大都生长迅速，呈浸润性生长，肿瘤组织包膜不完整或者根本不明显，常累及同侧睾丸和精索组织导致肿瘤组织同周围正常组织界限不清。甚至向盆腔淋巴结、腹膜后淋巴结转移，或者肺、肝、骨等远处转移。总体来讲，附睾恶性肿瘤预后差，因为不易被早期发现和确诊，多于确诊后2年内死于广泛转移和全身衰竭。治疗上首选方式为最大化切除肿瘤组织，术后根据病理结果辅助其他治疗以尽可能降低局部复发和远处转移机会。腺癌以淋巴结转移为主，建议积极行腹膜后淋巴结清扫并辅以化疗；肉瘤建议联合化疗为主，可考虑辅助放疗；而未分化癌则以放疗为主，必要时辅助化疗。

上述案例中患者术前检查考虑右侧附睾肿物，同患侧睾丸组织界限不清，恶性肿瘤可能性较大，盆腔及腹膜后未见肿大淋巴结，肺部CT未见明显异常，而患者为老年男性，和患者及家属沟通拟订方案后直接选择接受右侧睾丸附睾根治性切除术，从而直接进行右侧睾丸附睾根治性切除术。术后病检结果考虑腺癌。术中连同鞘膜组织一并切除，确保局部肿瘤完整切除。术后进一步检查评估继发肿瘤可能性，最终考虑原发性附睾腺癌，充分告知患者腹膜后淋巴结清扫手术必要性后顺利实施腹腔镜下标准右侧腹膜后淋巴结清扫手术，最终病理结果提示1/11的淋巴结阳性，再次证明腹膜后淋巴结清扫的意义。前期治疗经过科学、合理。术后综合相关文献报道，就进一步可行辅助治疗措施及随访方案再次同患者及家属交换意见后患者选择严密随访至今，未发现明显肿瘤复发或进展征象。

对于这类发病率极低、容易被误诊和漏诊而预后极差的临床罕见病例，需要临床工作者特别留意，充分考虑到原发性附睾恶性肿瘤的可能性，并综合病史、临床症状和体征、辅助检查结果进行充分评估后制订科学的治疗措施。综合相关文献报道，针对附睾肿物目前主要推荐手术探查并术中行快速冰冻活检，如病检结果提示恶性肿瘤则积极行经腹股沟路径附睾肿瘤根治性切除术。术后结合最终病理结果及全身情况决定进一步辅助治疗项目，如腹膜后或盆腔淋巴结清扫、化疗、放疗。情况允许时甚至可探索免疫治疗、靶向治疗等综合治疗的疗效。由于临床病例数目非常有限，目前并没有附睾恶性肿瘤的标准化诊疗流程，不同化疗、放疗等治疗方案的疗效及预后尚缺乏系统性评估，有待更多临床数据等循证医学证据支持。

三、疾病介绍

附睾原发性恶性肿瘤属于临床罕见病种，发病率不足整体男性生殖系肿瘤的7%。发病年龄范围较广，但多见于30~50岁，较附睾良性肿瘤的平均发病年龄晚10年。其中，不同病理类型患者年龄分布不一，胚胎性横纹肌肉瘤发病较早，截至目前国内报道的最小患者仅仅14月龄。腺癌的发病年龄则偏大，多在40岁以上。暂无不同地域或种族之间发病率差异的相关报道。原发性附睾恶性肿瘤多为单侧发病，左侧多于右侧，且肿瘤多位于附睾尾部，双侧者非常罕见。鉴于解剖结构特点，附睾肿瘤理论上容易被发现，但因为临床症状隐匿，且多为良性肿瘤、慢性炎性结节或精子淤积等情况，恶性肿瘤发生率低，导致患者甚至临床医师警觉性不高而延误诊疗时机。同时，附睾恶性肿瘤整体恶性程度较高，多容易发生转移，预后差，且国内外文献目前也大多为部分案例报道，尚缺乏系统性研究和相对标准化的诊疗模式。复习现有相关文献，针对原发性附睾恶性肿瘤患病的高危因素未做系统阐述，但有文献提及隐睾或睾丸下降不全是否与附睾恶性肿瘤发生有关目前还没有任何相关报道。

附睾原发性恶性肿瘤缺乏特异性的症状和体征，大多表现为阴囊内无痛性包块，多位于附睾尾部，头部次之。部分患者伴有局部酸胀感，或者局部胀痛伴下坠感。包块多呈进行性生长，直径常常大于3cm，与周围组织界限不清，可伴患侧精索或输精管增粗，触诊呈结节状或串珠状。当附睾肿瘤合并精索静脉曲张时触诊可及明显增粗的精索血管。伴鞘膜积液时睾丸体积明显增大，透光实验可呈阳性。另有部分患者合并急性附睾炎，患侧睾丸附睾同时明显增大，触痛明显，阴囊皮肤红肿，皮温明显升高，严重时可伴有脓性分泌物。当出现原发性附睾恶性肿瘤局部或远处转移时则出现相应症状和体征。

早期临床实验室检查可无明显异常，合并急性炎症时血常规中白细胞计数、中性粒细胞计数及C反应蛋白、降钙素原等指标可明显高于正常范围。当疾病进展至终末期恶病质状态各血液指标均可能出现明显异常，如电解质紊乱、严重低蛋白血症、肝肾功能异常、碱性磷酸酶升高等。截至目前暂无报道提示针对原发性附睾恶性肿瘤较特异的肿瘤标志物，常见睾丸恶性肿瘤相关肿瘤标志物血AFP、LDH、HCG、CEA等多为正常，而附睾继发性恶性肿瘤则可能出现特异性的肿瘤标志物异常值，如前列腺恶性肿瘤转移至附睾时血PSA可能出现明显升高。

附睾恶性肿瘤组织来源复杂，故缺乏典型的影像学表现。高分辨率超声因其无创、方便等优点被认为是睾丸附睾肿瘤的首选影像学检查方式，可提供部分带有共性的表现：附睾区或附睾精索区不规则较大的（多大于3cm）囊性、囊实性或实性占位性病变，肿瘤容易侵犯周围组织如精索、睾丸或阴囊壁，部分瘤体较大者睾丸附睾形态不清，肿瘤内血供常常较丰富，但不同组织来源的肿瘤表现不一。可伴有睾丸鞘膜积液和精索明显增粗。同时超声还可仔细探查双侧精索区、盆腔及腹膜后区以判断有无淋巴结转移。CT同样可较清楚显示阴囊内睾丸旁异常密度灶，明确肿瘤同睾丸附睾之间的关系，增强扫描可协助判断肿瘤血供情况。在评估肺部情况和腹腔、腹膜后转移情况时具有一定优势。MRI多表现睾丸偏外侧不规则结节，与附睾关系密切，结节内部信号欠均匀，增强扫描可呈渐进性强化，主要以边缘强化为主，DWI明显弥散受限，同样可协助判断局部及远处转移情况。颅脑CT或MRI、ECT骨扫描、PET/CT等均可作为补充检查。

因为罕见发病且缺乏特异性临床表现，术前明确诊断难度高。傅强等报道一组资料中，术前诊断为附睾肿瘤的病例很少，大多误诊为附睾其他疾病，误诊率为63%。针对术前针刺细胞学穿刺检查，Smith等报道称可能导致约0.006%的恶性肿瘤种植，而Andersson等人的结论则认为细针穿刺发生种植转移的可能性基本上可忽略证实了该方法的可行性。但仔细分析相关文献后发现针对病灶相对局限的患者并不常规选择针吸细胞学检查，更多人选择直接行手术探查后术中行快速冷冻病检并根据结果决定进一步综合处理措施。

上皮来源的附睾恶性肿瘤较少见，多来源于间质组织。其所有病理类型中临床上以腺癌多见，其次为胚胎性横纹肌肉瘤，余组织类别相对复杂，且不同病理类型具有不同的临床特点和预后，术前往往难以明确，需待术后病理分析。综合国内外文献现有报道较多见的原发性附睾恶性肿瘤主要有如下类别：①来源于附睾腺上皮的腺癌：较早发生淋巴结转移和远处转移，区域淋巴结以腹膜后和盆腔淋巴结为主，远处转移以肺、骨、腹部器官为主。治疗上首选患侧附睾睾丸根治性切除，推荐积极行腹膜后淋巴结清扫，必要时行盆腔淋巴结清扫，放疗和化疗价值可能有限；②来源于横纹肌组织或向横纹肌分化的原始间叶组织的横纹肌肉瘤：早期可广泛转移至附近淋巴结和骨、骨髓、肺、肝、脑及乳腺等远处脏器，约40%可经血液或淋巴道转移，治疗上主要推荐根治性手术联合化疗、放疗的综合治疗，早期化疗敏感，故术前化疗效果多较理想，必要时可多种抗癌药物联合应用，一般对放疗不敏感；③来源于平滑肌组织的平滑肌肉瘤：一般来讲较少发生转移，部分患者可经血行转移至肝、肾等远处脏器，罕见淋巴结转移，但超40%肿瘤易局部复发，治疗应尽可能根治性切除肿瘤组织，一般不主张行淋巴结清扫；④来源于纤维母细胞的纤维肉瘤：为相对低度恶性的肉瘤，但局部复发率高，同样可发生远处转移，治疗上首选根治性肿瘤切除，CT检查阴性者不推荐腹膜后淋巴结清扫，术后辅助放疗和化疗可降低局部复发和转移概率；⑤来源于肌上皮组织的肌上皮癌：整体上约1/3患者发生转移和疾病进展，包括区域淋巴结转移和远处转移，局部复发率较高，治疗上主要为根治性肿瘤切除，并根据具体情况适当辅以放、化疗；⑥来源于神经组织和骨骼肌组织的恶性蝾螈瘤：恶性程度极高，易复发及转移，复发率和转移率均接近50%，复发或进展的中位时间仅仅为6个月，根治性手术切除是目前的主要治疗手段，术后可积极辅以放射治疗，系统性化疗可缓解晚期或转移性疾病，但一般认为其对化疗不敏感；⑦来源于间皮细胞的恶性间皮瘤：高于52%的患者出现局部复发和转移，常见腹膜后淋巴结转移，治疗上提倡早期行根治性肿瘤切除，如果髂腹股沟淋巴结没有转移，多数学者认为没有必要行预防性淋巴结清扫，放疗和化疗对其常常不敏感；⑧来源于淋巴造血组织的恶性淋巴瘤：恶性程度较高，生长较快，几乎都会累及邻近组织，早期即可发生远处转移，建议在睾丸附睾根治性切除的同时积极辅助化疗和放疗；⑨来源于生殖细胞的胚胎性癌：系高度恶性肿瘤，体积较小时即可有广泛转移，可直接侵犯精索、睾丸及白膜，通过淋巴管和血管转移至远处脏器，首选手术根治性切除，术后可辅助化疗或放疗；10其他罕见类型：如浆液癌、黏液癌、鳞状细胞癌、髓样肉瘤、腺鳞癌等，尚缺乏典型性特征。

原发性附睾恶性肿瘤主要需结合病史、体检、术前影像资料、实验室结果、针吸穿刺细胞学或活组织检查、术中术后病理结果等同如下疾病进行鉴别：①附睾囊肿：多位于附睾头部，囊肿光滑圆润，边界清晰，触之有弹性和囊性感，较大者透光试验阳性。

超声检查多表现为附睾头部边缘光滑圆形液性暗区，后方回声增强。囊肿穿刺液可呈乳白色，不透明，镜下可见不活动精子和脂肪小体等；②附睾肉芽肿：附睾炎症或者外伤致输精管道损伤后精子溢出至间质内而引起的非细菌性炎性肉芽肿性结节。一般好发于附睾头部，质地中等，边界清晰，病程较长，进展缓慢。常有阴囊隐痛，射精时疼痛加重等表现。当疾病导致睾丸、附睾及输精管全部肿大时出现明显触痛，病灶也可不累及输精管，对抗生素治疗无反应；③慢性附睾炎：大多既往有附睾急性炎症发作史，残留附睾结节，结节表面欠光滑且可有触痛，常合并精道和尿道炎症，可出现发热等全身症状，阴囊局部可见明显炎症表现如红、肿、热、痛等，但输精管一般不会形成串珠状硬结，对抗生素治疗有效。超声探查附睾结节常表现为边界不清的局限性肿块，内部回声多增强；④附睾结核：临床并不少见，多发生于合并其他脏器结核性疾病的年轻人，一般病程较长，早期症状较轻。结核病灶多位于附睾尾部，随着病情进展可累及头部及睾丸。临床表现为阴囊肿胀，附睾触及无痛性结节，与周围组织粘连，边界不清，输精管多变粗并成串珠样改变，局部易形成窦道或慢性冷脓肿，部分患者可出现睾丸鞘膜积液，累及睾丸时可有睾丸破坏性改变，对抗结核药物诊断性治疗有效。超声探查病灶多表现为不规则的低回声或回声不均匀结节，病灶内可见大小不一钙化灶。当出现干酪样坏死液化时常可提示形态不规则、边界不清、透声差的无回声区，如果形成寒性脓肿，可探及阴囊皮下窦道。病灶累及输精管致串珠样改变时超声可探及输精管管壁不规则增厚。当合并泌尿系结核时超声可提示输尿管或肾盂积水积脓等表现；⑤附睾良性肿瘤：附睾肿瘤中约80%为良性肿瘤，常见类型有腺样瘤、平滑肌瘤、囊腺瘤、腺瘤、淋巴管瘤、纤维瘤、血管瘤、间皮瘤、畸胎瘤等，其中以腺样瘤多见，其次为平滑肌瘤及良性囊腺瘤。同原发性恶性肿瘤相比，附睾良性肿瘤体积大多较小，直径一般小于3cm，生长较慢，病程较长，肿块多呈圆形或椭圆形，边界清晰，表面光滑，通过仔细查体比较容易触及。辅助检查中超声具有较高应用价值，主要表现为附睾内类圆形实性团块，中等回声，或稍低回声，内部不均质。从病理类型上主要分为以下类型：①来源于米勒氏管残余组织：如腺瘤；②来源于午非氏管：如平滑肌瘤；③发生于胚胎组织：如畸胎瘤；④发生于间皮组织：如间皮瘤；⑤发生于间叶组织：如纤维瘤等；⑥附睾继发性恶性肿瘤：结合相关文献报道，附睾继发性恶性肿瘤常常来源于胃肠道、胰腺等消化道器官，也有前列腺癌、肺癌、肾癌等转移至附睾的报道。目前比较一致的观点认为可能的转移途径有：经交通性精索睾丸鞘膜积液发生的种植性转移和经淋巴道或血行转移，也有报道提示通过输精管的逆行转移。因此，如临床考虑附睾恶性肿瘤可能，需进一步完善系列检查排除继发性恶性肿瘤可能，可优先考虑胸腹部CT、盆腔MRI等影像学检查，联合内镜和相应肿瘤标志物和术后病检时的免疫组织化学检测结果综合分析。

附睾恶性肿瘤最常见的转移方式为血行转移和淋巴转移。附睾的淋巴循环同睾丸组织，两者淋巴管之间相互吻合，其集合淋巴管在精索内随精索内动、静脉上行，从起始处经精囊段、精索段、腹股沟段和腹段，经腹膜后间隙注入相应的淋巴结，其最常见的淋巴转移部位为髂总淋巴结和腹膜后淋巴结，且不论局部有无转移腹膜后淋巴结均有可能已发生转移，故有学者主张附睾恶性肿瘤在根治性附睾睾丸切除后常规行腹膜后淋巴结清除术。另有学者建议10岁之前的患者，若术前影像学检查未提示肿大淋巴结，则不必行腹膜后淋巴结清扫，而10岁以上的患者如术前CT检查提示淋巴结转移可能，则必需行腹膜后淋巴结清扫。血行转移最常见部位为肝脏和肺，早期即可发生，常见分化不良的鳞癌或未分化癌，文献提示这类患者多于诊断后8个月内死亡。

目前针对附睾恶性肿瘤可能的占位性病变优先推荐术前全面评估后在情况允许时直接行手术探查，术中行快速冷冻病检，如病检结果提示良性肿瘤，则切除肿块或附睾。如考虑恶性肿瘤，则经腹股沟行附睾肿瘤根治性切除，将肿瘤连同附睾、睾丸、精索及鞘膜经腹股沟完整切除。肿瘤侵犯阴囊者，需行单侧阴囊切除。术前如考虑精索区、盆腔、腹膜后淋巴结转移，建议积极行区域淋巴结清扫术。术后再根据病理结果决定进一步综合处理措施。其中，如病理结果提示腺癌，即便暂时无明显淋巴结转移征象，因其主要以淋巴结转移为主，仍建议积极施行腹膜后淋巴结清扫术，术后再辅以化疗。肉瘤则以化疗、放疗联合治疗为主，未分化癌以放疗为主，必要时辅助化疗。

四、专家点评

附睾位于阴囊内睾丸的后上方，其解剖结构同睾丸大致相似，由起始于睾丸网的睾丸输出小管向远端移行汇入附睾管，管外充填间质组织和脉管系统。包括高度不均一的上皮细胞，管外细胞层和包含血管、淋巴管的间质组织。而附睾上皮细胞主要有主细胞、透明细胞、基底细胞、晕细胞、顶端细胞和狭窄细胞等。附睾中的生殖细胞局限于小管中，依赖于上皮细胞存活，周围分布平滑肌细胞。间质不如睾丸明显，以间充质成纤维细胞和较少的巨噬细胞为主。不同部位其巨噬细胞、T细胞分布和构成以及所表达抗原均不相同，构成了相对特殊的免疫环境，可能同附睾原发肿瘤的低发生率和生殖细胞赖以成熟的环境相关。

附睾肿瘤的发生率仅为其他男性恶性肿瘤的0.03%，大约是睾丸原发肿瘤发生率的1/50，肾脏原发肿瘤的1/100，以至于在众多癌症登记报告中，附睾甚至并不作为一个单独的肿瘤发生部位而被统计。附睾组织在逃避肿瘤原性方面的优势在转基因小鼠模型中得到过证实，同样的模型鼠，其他脏器都容易被诱导成瘤，附睾却成为例外。Yeung等系统研究后提出附睾组织似乎有些特殊功能：①凭借缺乏某些干细胞，同时有强大的抗氧化机制，富含活性肿瘤抑制物质和无活性的原癌基因产物而阻止肿瘤起源；②通过强有力的免疫监测和清除能力，以及细胞衰老机制促进肿瘤监测和破坏；③借助稳固的紧密连接，抗血管生成因子的参与和抗血管生成因子的错位抑制增生和血管生成；④同时存在的作用机制可能还有促进细胞休眠而抑制其分裂增生的功效。综上所述，附睾组织细胞可能通过某些机制使得其对其他肿瘤组织中的诱导因子呈现无反应状态，将肿瘤起源的阈值提高到高于其他器官，明显缩小了肿瘤细胞在附睾组织中的生存空间。

附睾肿瘤尤其是恶性肿瘤发生率低，临床罕见，但进展可能很快，预后多不佳，如文章前面所述。对于这类发病率极低、容易被误诊和漏诊而预后极差的临床罕见病例，需要临床工作者特别留意，充分考虑到原发性附睾恶性肿瘤的可能性，并综合病史、临床症状和体征、辅助检查结果进行充分评估后制订科学的治疗措施。该例患者首次直接行右侧睾丸附睾肿瘤根治性切除术，将肿瘤组织充分切除，待病检回归后再次积极接受腹膜后淋巴结清扫手术，术后病检结果提示1/11腹膜后淋巴结阳性，印证了治疗方案选择的科学性。但终究因为这类临床病例数目非常有限，尚无标准化诊疗流程提供参考，不同化疗、放疗甚至免疫治疗、靶向治疗等治疗方案的效果及原发性附睾恶性肿瘤的预后尚缺乏系统性评估。所以，进一步更系统地总结和学习附睾恶性肿瘤的发生和进展、诊断和治疗、预后评估和预防我们任重而道远。

（病例提供者：肖建华　宜昌市中心人民医院）

（点评专家：董自强　宜昌市中心人民医院）

参考文献

[1]Michal S，Jan D，Daniel M，et al.Primary adenocarcinoma of the epididymis：The therapeutic role of retroperitoneal lymphadenectomy[J].International Urology and Nephrology，2012，44（4）：1049-1053.

[2]王莉，莫合塔，石明，等.原发性附睾恶性肿瘤5例报告[J].中华泌尿外科杂志，2002，23（1）：53.

[3]殷波，宋永胜，费翔.原发性附睾恶性肿瘤4例报告[J].中华男科学，2006，12（10）：944.

[4]周树军，马利民，蔡晓晴，等.原发性附睾恶性肿瘤的诊断和治疗（附5例临床报告）[J].临床论著，2010，17（4）：36-38.

[5]谭郁彬，张乃鑫.外科诊断病理学[M].天津：天津科学技术出版社，2000：639-640.

[6]敬基刚，李永忠，彭玉兰，等.超声诊断原发性附睾恶性肿瘤5例[J].声学技术，2015，34（4）：282-286.

[7]郭应禄，胡礼泉.临床男科学[M].武汉：湖北科学技术出版社，1996：213.

[8]林德洪，陆士娟，杜子军，等.急性下肢动脉闭塞的血管内介入治疗[J].海南医学，2007，18（10）：3-4.

[9]Smith EH.Complications of percutaneous abdominal ine-needle biopsy[J].Radiology，1991，178（1）：253.

[10]Andersson R，Andren-Sandberg A，Lundstedt C，et al.Implantation metastases from gastrointestinal cancer after percutaneous puncture of drainage[J].Eur J Surg，1996，162（7）：551.

[11]徐卓群，徐汇义，仇学文.附睾胚胎性横纹肌肉瘤二例报告[J].中华外科杂志，1990，11（6）：356.

[12]周浩，杨顺良，徐廷昭，等.原发性附睾肿瘤17例报告[J].福建医药杂志，2007，29（4）：53-54.

[13]王建新，迟玉友，陈步凤.附睾粘液腺癌误诊为附睾结核病例分析并文献复习[J].滨州医学院学报，2013，36（5）：334-338.

[14]Zhang J，Dong M，Hu X，et al.Prostatic adenocarcinoma presenting with metastases to the testis andepididymis：A case report[J].Oncol Lett，2016，11（1）：792-794.

[15]朱帅科，杨勇.结肠癌附睾转移1例[J].临床泌尿外科杂志，2009，24（1）：20-21.

[16]Carmelo Agostino DF，Bruno R，Daniele P，et al.Metastasis of the epididymis and spermatic cord from pancreatic adenocarcinoma：A rare entity.Description of a case and revision of literature[J].Arch Ital Urol Androl，2018，90（1）：72-73.

[17]Xu F，Wang Y.Metastatic tumour of spermatic cords，epididymis and seminiferous duct from gastric carcinoma[J].West Indian Med J，2013，62（9）：859-860.

[18]张弋，孙玉成，陈晓松，等.原发性附睾肿瘤7例报告[J].中华男科学，2003，9（3）：229-230.

[19]Stewart RJ，Martelli H，Oberlin O，et al.Treatment of children with nonmetastatic paratesti-cular rhabdomyosarcoma：results of the malignant mesenchymal tumors studies（MMT 84 and MMT 89）of the international society of pediatric oncology[J].J Clinical Oncology，2003，21（5）：793-798.

[20]Matsumoto F，Onitake Y，Shimada K.Paratesticular rhabdomyosarcoma presenting with a giant abdominoscrotal hydrocele in a toddler[J].Urology，2016，87：200-201.

[21]Boudahna L，Benbrahim Z，Amaadour L.Paratesticular pleomorphic rhabdomyosarcoma in an adult：diagnosis and management[J].Cancer Radiother，2007，11（5）：280-283.

[22]Voisin A，Whitfield M，Damon-soubeyrand C，et al.Comprehensive overview of murine epididymal mononuclear phago cytes and lymphocytes：Unexpected populations arise[J]. JReprod Immunol，2018，126：11-17.

[23]Ching-Hei Y，Kai W，Trevor GC.Why are epididymal tumours so rare？[J].Asian Journal of Andrology，2012，14（3）：465-475.

病例20　寡转移前列腺癌的三明治治疗法

一、病历摘要

（一）基本信息

患者男性，62岁，因"急性尿潴留1天，下腹剧烈疼痛"到当地医院就诊。

直肠指诊：前列腺Ⅱ度增大，中央沟浅，双侧叶质硬，移动性差。查tPSA（2019年3月19日）66.716ng/ml，外院前列腺MRI（2019年3月19日）：前列腺癌并侵犯前列腺包膜、精囊腺、膀胱颈部，右侧坐骨及耻骨异常信号灶，考虑为转移灶，右侧髂血管周围淋巴结肿大考虑为转移（病例20图1）。于当地医院行前列腺穿刺活检病理报告：双侧前列腺腺癌，Gleason评分4＋4＝8分。患者于2019年3月20日来我院寻求进一步治疗。门诊以"前列腺癌"收入我科。

既往史：高血压1年，糖尿病10年，控制可；无家族性肿瘤病史。

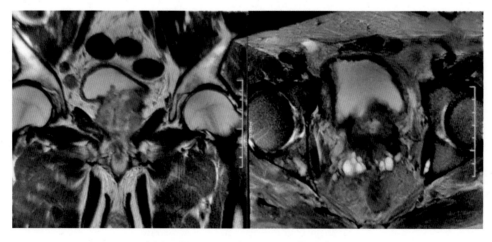

病例20图1　2019年3月19日前列腺MRI

（二）临床诊断

寡转移转移性激素敏感性前列腺癌（$T_4N_1M_{1b}$）

（三）诊疗经过

入院后完善检查。PSMA PET/CT（2019年4月1日）：①前列腺增大，代谢增高，结合临床考虑为肿瘤性病变；②盆腔右侧淋巴结转移；骶骨左侧、右侧髋臼、右侧耻骨、双侧坐骨转移可能性大。心电图、胸片、其余生化检验均未见明显异常。基因检测（2019年4月1日）：两个基因突变TP53和APC。

患者于2019年4月行联合全雄激素阻断治疗（醋酸亮丙瑞林3.75mg＋比卡鲁胺50mg）和4个周期新辅助化疗（多西他赛75mg/m^2＋泼尼松，21天1个周期）。第1周期PSA：tPSA 11.296ng/ml，fPSA 0.872ng/ml，第2周期PSA：tPSA 0.759ng/ml，fPSA 0.05ng/ml，第3周期PSA：tPSA 0.1ng/ml，fPSA 0.018ng/ml，第4周期PSA：tPSA 0.031ng/ml，fPSA 0.031ng/ml；前列腺MRI（2019年6月10日）：前列腺癌综合治疗后改变，肿瘤活性显著性减弱，膀胱充盈可，膀胱壁增厚，未见异常信号（病例20图2），PSMA PET/CT（2019年6月12日）：①前列腺代谢未见明显增高，盆腔右侧淋巴影，代谢未明显增高，上述考虑为治疗后改变；②骶骨左侧、右侧髋臼、右侧耻骨、双侧坐骨代谢增高，考虑骨转移。

经过MDT讨论，决定于2019年6月18日在全身麻醉下前列腺根治性切除术＋双侧盆腔淋巴结清扫术。术后病理结果示：前列腺腺癌（癌细胞巢呈萎缩构象，可能为治疗所致），伴左盆腔淋巴结（1/6枚），右盆腔淋巴结（1/9枚）转移；双侧输精管断端、前列腺各切缘、双侧精囊腺均未见癌组织（病例20图3、病例20图4）。

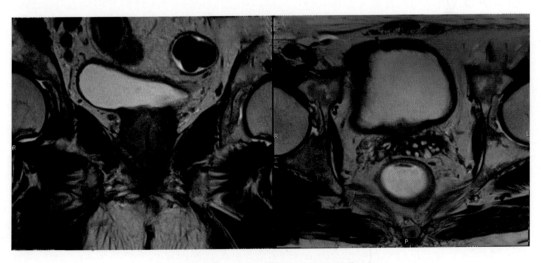

病例20图2　2019年6月10日前列腺MRI

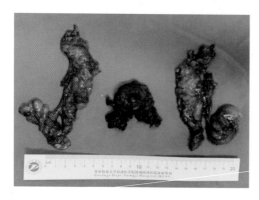

病例20图3　前列腺根治术后标本

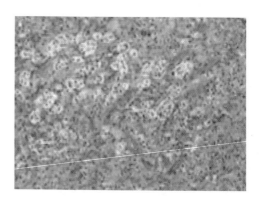

病例20图4　肿瘤组织HE染色

二、病例分析

新辅助治疗是指在手术切除或放射治疗前进行的辅助性化疗、内分泌治疗或放疗等全身性治疗，在许多肿瘤中具有一定的治疗效果，包括膀胱、睾丸、乳房、结肠和肺。从理论上来说，局限高危或者局部晚期前列腺癌新辅助治疗可以减少原发性肿瘤负担以及治疗未发现的微转移，将有助于更完整的切除前列腺肿瘤，增加手术切除的机会，从而提高患者的预期生存率。近年来多个前瞻性和随机试验报告了新辅助ADT＋RP与单纯RP的对照，显示新辅助ADT与肿瘤分期缩小、手术切缘阳性率降低和淋巴结阳性率降低有关，但无生化复发率、无进展生存率或总生存率并没有得到改善。

Soloway在1988年对转移性前列腺癌患者用骨扫描进行分层，发现其与生存率相关，经由临床观察和分子学特征将前列腺癌寡转移定义为在前列腺原发灶以外出现≤5个转移灶（包括骨或软组织转移）的mHSPC。Axel Heidenreich回顾性分析发现存在骨寡转的前列腺癌患者接受根治术可延长无进展生存期和肿瘤特异性生存率。Satkunasivam等发现接受根治术或调强放疗均能改善寡转移前列腺癌患者生存，比单纯内分泌治疗的患者死亡率下降约50%。Albert H Kim等研究指出对于T_4期局部进展性前列腺癌患者，相比系统性治疗（单纯ADT或化疗），行局部治疗（RT＋ADT或RP＋ADT或RT＋RP＋ADT）可显著提高生存率。由于转移性前列腺癌符合多西他赛化疗的适应证，在借鉴新辅助治疗的思路和方法，该患者接受了"三明治"式的综合治疗方案，治疗理想，具有不错的借鉴价值。

三、疾病介绍

前列腺癌是全世界最常见的泌尿系肿瘤之一，在我国的发病率逐年升高，且大部分患者确诊时已属晚期，预后不佳。研究显示，局部治疗、内分泌治疗、化疗等多种治疗方法有望延长寡转移前列腺癌患者的总生存期。转移性激素敏感性前列腺癌（mHSPC）治疗基石仍然是雄激素剥夺治疗（ADT），但是大多数的mHSPC都会转变为去势抵抗性前列腺癌（mCRPC），如何延迟mHSPC进入mCRPC成为现在的研究热点。E3805（CHAARTED）、STAMPEDE和GETUG-AFU 15等多项临床试验证实了在mHSPC患者中ADT＋多西他赛治疗与单独ADT治疗相比，能显著延长总生存时间，且在高肿瘤负荷患者（内脏转移或≥4个骨转移灶，其中至少1个骨盆或脊柱外的骨转移灶）中受益更多。转移性前列腺癌化疗中国专家共识（2019年版）和各国指南都推荐高肿瘤负荷且身体状况适合化疗的mHSPC患者在ADT治疗基础上联合使用化疗，低肿瘤负荷者也可联合使用多西他赛化疗，但其生存获益还有争议。低肿瘤负荷mHSPC患者中，初诊有骨转移的mHSPC患者比治疗过程中出现骨转移的患者更具有生存获益的趋势，所以初诊有骨转移的低肿瘤负荷mHSPC患者也可以选择联合使用多西他赛化疗。

在AX327和SWOG 9916研究表明，转移性去势抵抗前列腺癌的治疗中，多西他赛治疗的总生存率相对提高了20%～30%。多项体外和体内研究表明，AR核定位需要正常的微管功能，在晚期前列腺癌中最有效的细胞毒性药物（如多西他赛和卡巴他赛）都是微管抑制剂，而其他与微管抑制无关的细胞毒性药物的反应率都不高。因此，紫杉烷的治疗能阻止微管解聚，破坏细胞周期有丝分裂，并且会下调雄激素途径的信号传导。此外，有研究表明，对ADT的耐药不仅会随着雄激素途径信号的改变而发生，也会随着旁路信号和组织学改变而发生。综上所述，新辅助内分泌加化疗不仅能更早的治疗临床常规影像学检查不能检测到的微小转移灶，而且有可能杀灭仅用ADT治疗的激素抵抗细胞。

Thalgott M等的研究指出，选取30例局部晚期高危前列腺癌患者，接受新辅助化疗内分泌治疗（neoadjuvant chemo-hormonal therapy，NCHT），ADT加多西他赛3个周期治疗后，接受RP治疗，基线中位PSA为25.8ng/ml，NCHT治疗后PSA降低97.3%（$P<0.001$），中位无生化复发生存期为38.6个月（95% CI 30.9～46.4），5年无生化复发生存提高达到40%，中位OS为85.3个月。另一个前瞻性随机对照Ⅲ期研究Alliance纳入788例局限性高危PCa按照1∶1随机接受RP或RP＋新辅助ADT＋多西他赛（3周一次，6次），中位随访5.1年，整个随访期，相对于单独RP组，新辅助治疗组提高无生化进展生存bRFS，改善总生存OS率。Narita S等研究指出，选取60例高危PCa患者，接受ADT、多西他赛（6个周期）和磷酸雌二醇后接受RP治疗，与349例单纯RP的高危PCa患者进行倾向评分匹配，中位随访时间为42.5个月，倾向得分匹配分析，新辅助ADT＋多西他赛组生化复发率显著低于仅RP组。

四、专家点评

由于该患者存在TP53突变，多项研究认为可能导致对放疗的敏感性下降。经MDT讨论后，给予ADT基础上4周期多西他赛化疗（系统全身获益）＋机器人辅助腹腔镜下前列腺癌根治术（局部治疗获益）。虽然没有直接的临床证据支持寡转移mHSPC患者行新辅助治疗联合局部治疗，但是mHSPC可以从多西他赛化疗中获益，寡转移性前列腺癌局部治疗可获益。基于已有的理论体系行逻辑推演和类比分析，新辅助化疗联合手术治疗有望强化该患者的肿瘤控制。随访显示，综合治疗2年间该患者PSA保持较低水平，影像学也未见进展，取得了较好的治疗效果。综上所述，基于间接的临床证据以及我们有限的临床实践，去势治疗联合多西他赛化疗＋前列腺癌根治术有望提高局部肿瘤切除率、延迟残余肿瘤组织进展为去势抵抗的时间，进而延长寡转移前列腺癌患者的无生化复发生存期。

（病例提供者：吴子曦　杨春光　华中科技大学同济医学院附属同济医院）
（点评专家：胡志全　华中科技大学同济医学院附属同济医院）

参考文献

[1]王嘉毅，薛蔚.前列腺癌新辅助治疗研究进展[J].中华泌尿外科杂志，2020，41（06）：477-480.

[2]Gravis G，Fizazi K，Joly F，et al.Androgen-deprivation therapy alone or with docetaxel in non-castrate metastatic prostate cancer（GETUG-AFU 15）：a randomised，open-label，phase 3 trial[J].Lancet Oncol，2013，14（2）：149-158.

[3]Sweeney CJ，Chen YH，Carducci M，et al.Chemohormonal Therapy in Metastatic Hormone-Sensitive Prostate Cancer[J].N Engl J Med，2015，373（8）：737-746.

[4]James ND，Sydes MR，Clarke NW，et al.Addition of docetaxel，zoledronic acid，or both to first-line long-term hormone therapy in prostate cancer（STAMPEDE）：survival results from an adaptive，multiarm，multistage，platform randomised controlled trial[J].Lancet，2016，387（10024）：1163-1177.

[5]中华医学会泌尿外科学分会，中国前列腺癌联盟.转移性前列腺癌化疗中国专家共识（2019版）[J].中华泌尿外科杂志，2019，40（10）：721-725.

[6]Soloway MS，Hardeman SW，Hickey D，et al.Stratification of patients with metastatic

prostate cancer based on extent of disease on initial bone scan[J].Cancer，1988，61（1）：195-202.

[7]Heidenreich A，Pfister D，Porres D.Cytoreductive radical prostatectomy in patients with prostate cancer and low volume skeletal metastases：results of a feasibility and case-control study[J].J Urol，2015，193（3）：832-838.

[8]Satkunasivam R，Kim AE，Desai M，et al.Radical Prostatectomy or External Beam Radiation Therapy vs No Local Therapy for Survival Benefit in Metastatic Prostate Cancer：A SEER-Medicare Analysis[J].J Urol，2015，194（2）：378-385.

[9]Kim AH，Konety B，Chen Z，et al.Comparative Effectiveness of Local and Systemic Therapy for T4 Prostate Cancer[J].Urology，2018，120：173-179.

[10]何威，沈周俊，祝宇，等.新辅助内分泌治疗结合机器人辅助根治性前列腺切除术治疗高危前列腺癌的优势[J].临床泌尿外科杂志，2013，028（001）：35-37.

病例21　多次尿FISH阳性膀胱镜检阴性伴血尿的综合治疗

一、病历摘要

（一）基本信息

患者男性，61岁，2020年6月因"肉眼血尿1年余"于我院住院。

检查提示：尿脱落细胞镜下见可疑癌细胞，尿荧光原位杂交（FISH）阳性。2020年7月7日于全身麻醉下行经尿道膀胱病损电切术，术后病理结果：（膀胱病变组织）送检组织全取制片，镜下见黏膜组织大部缺失，局灶被覆上皮鳞状上皮化生，并伴高级别鳞状上皮内瘤变，切片中未见明确浸润，请结合临床。术后未行膀胱灌注等治疗。出院后患者仍长期血尿，截至2020年11月于我科住院4次治疗，期间患者多次尿FISH阳性，但影像学及镜检未见明显阳性改变，终于2020年12月22日在我院全身麻醉下行"经尿道膀胱病损诊断性电切术"，术后病理示：（膀胱三角区黏膜组织）高级别浸润性尿路上皮癌，肿瘤侵及固有层，未见肌层侵犯，出院后规律膀胱灌注，密切随访2年，未见肿瘤复发。

回顾既往病史，患者既往有糖尿病病史多年，口服二甲双胍控制血糖，血糖控制不详，其余未诉特殊不适。

（二）临床诊断

1. 膀胱高级别浸润性尿路上皮癌
2. 糖尿病
3. 肾功能不全
4. 泌尿道感染

（三）诊疗经过

患者2020年6月入院后完善检查，2020年6月28日尿脱落细胞学检查诊断：镜下见可疑癌细胞，另见中性粒细胞、上皮细胞。2020年6月28日CT-双肾输尿管膀胱平扫＋体层成像检查所见：双肾大小形态正常，实质密度未见明显异常改变，双侧肾盂、肾盏未见积水扩张，双侧输尿管走行区未见阳性结石影，膀胱充盈可，未见明显异常。肝脏多发点状高密度影，升结肠多发小憩室。尿FISH结果阳性。2020年7月6日CT-全腹增强＋体层成像（病例21图1）检查诊断：肝脏多发点状高密度影，钙化灶或肝内胆管结石可能；膀胱充盈差，膀胱壁增厚强化，结合病史，膀胱炎所致可能，请结合临床；升结肠多发憩室。患者膀胱病变需要排除肿瘤可能，具有手术探查指征，无明显手术禁忌证，于2020年7月7日全身麻醉下行经尿道膀胱病损电切术，术中见膀胱三角区及输尿管嵴后方膀胱黏膜弥漫性水肿、隆起改变，成苔藓样，局部可见坏死。术后病理结果（病例21图2）：（膀胱病变组织）送检组织全取制片，镜下见黏膜组织大部缺失，局灶被覆上皮鳞状上皮化生，并伴高级别鳞状上皮内瘤变，切片中未见明确浸润，请结合临床。患者膀胱高级别鳞状上皮内瘤变，已行TURBT手术治疗，但不排除同时合并癌可能，建议患者密切复查，必要时行二次电切手术或者其他治疗，术后未行膀胱灌注，予以出院。

2020年8月12日因间断血尿发作再次住院治疗，2020年8月14日盆腔平扫+灌注成像+弥散+多方位延迟增强（病例21图3）检查诊断：右侧输尿管盆段管壁增厚并其内少许积血，考虑炎性病变可能；膀胱壁增厚，部分为膀胱充盈不佳所致，合并炎症可能，建议充分饮水膀胱充盈后复查；双侧输尿管下段局部扩张。2020年8月18日复查尿FISH阳性，2020年8月18日复查尿BTA阳性。2020年8月18日于全身麻醉下行经尿道膀胱镜检查+经尿道右侧输尿管镜检查+右侧双J管置入术，术中见膀胱三角区弥漫性充血水肿，局部黏膜糜烂，触之易出血，局部呈术后改变；右侧输尿管膀胱壁内段稍狭窄，黏膜炎性改变。2020年8月25日CT–全腹增强+体层成像（病例21图4）检查诊断：右肾双J管置管术后改变；膀胱充盈差，膀胱壁增厚强化，结合病史，膀胱炎所致可能，请结合临床；肝脏多发点状高密度影，钙化灶或肝内胆管结石可能；升结肠多发憩室。因患者诊断不明确，术后行全科会诊讨论，会诊意见：①建议患者行经尿道膀胱病损电切术+双侧输尿管软镜检查；②建议行全身PET/CT检查；③必要时行膀胱灌注治疗。详细告知患者相关检查和讨论意见，患者拒绝行PET检查，暂时不愿行经尿道膀胱病损电切术+双侧输尿管软镜检查，遂办理出院，嘱患者1个月后复查。

2020年9患者再次到我院住院，复查尿脱落细胞学：可疑癌细胞，尿FISH阳性，尿BTA阳性。2020年9月22日于全身麻醉下行经尿道双侧输尿管软镜检查+经尿道膀胱病损电切术，术中见膀胱内血块，各壁多发滤泡水肿，少许条索状黏膜裂纹，未见明显新生物；输尿管及肾盂内未见明显新生物。术后病理诊断（病例21图5）：（膀胱肿物）送检组织全取制片，镜下见膀胱黏膜充血、水肿，部分区域可见血凝块附着和急慢性炎症细胞浸润，局灶尿路上皮具有一定非典型性，考虑为炎症所致反应性非典型增生，建议患者出院后复查。

2020年11月患者因间断肉眼血尿，伴有会阴疼痛，难以忍受，再次来就诊，入院后完善相关检查，尿脱落细胞学提示可疑癌细胞，尿FISH阳性。2020年11月30日磁共振腹部任一器官平扫+弥散+灌注（病例21图6）检查诊断：膀胱壁稍增厚，以膀胱后壁为显著，膀胱炎所致可能，建议结合临床；双侧输尿管下段炎性病变伴右侧输尿管下段局部炎性狭窄可能，双侧输尿管下段稍扩张积水，较前2020年8月14日大致相仿。2020年11月30日CT-小肠结肠双期增强＋体层成像（病例21图7）检查诊断：双侧输尿管下段管壁增厚、强化，以右侧为重，伴右侧输尿管扩张及右肾积水，建议结合临床；膀胱充盈差，膀胱壁增厚强化，炎症所致可能，强化较前（2020年8月15日）明显；肝脏多发点状高密度影，钙化灶或肝内胆管结石可能；升结肠多发憩室。于2020年12月2日全身麻醉麻醉下予行"经尿道膀胱病损诊断性电切术＋右侧输尿管支架置入术"，术后予吉西他滨即时灌注化疗一次，术后病检结果回报（病例21图8）：（膀胱三角区黏膜组织）高级别浸润性尿路上皮癌，肿瘤侵及固有层，未见肌层侵犯。出院后规律膀胱灌注，密切随访2年，未见肿瘤复发。

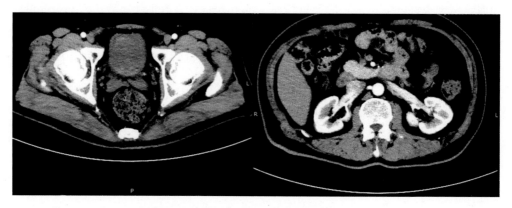

病例21图1　2020年7月6日全腹增强CT

膀胱充盈差，膀胱壁增厚强化，结合病史，膀胱炎所致可能。

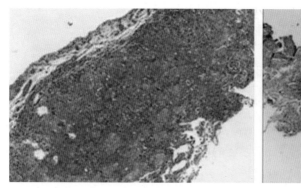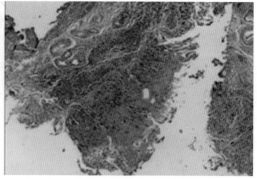

病例21图2　术后病理

（膀胱病变组织）送检组织全取制片，镜下见黏膜组织大部缺失，局灶被覆上皮鳞状上皮化生，并伴高级别鳞状上皮内瘤变，切片中未见明确浸润，请结合临床。

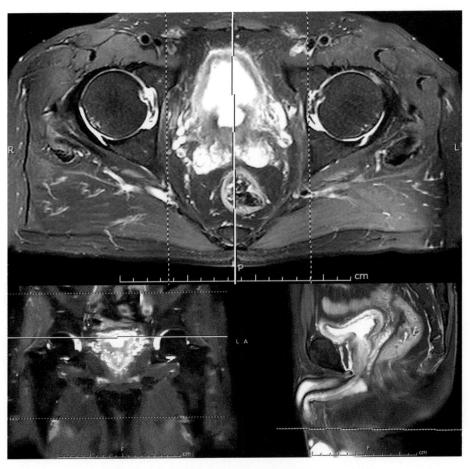

病例21图3　2020年8月14日盆腔MRI平扫+增强

右侧输尿管盆段管壁增厚并其内少许积血；膀胱壁增厚。

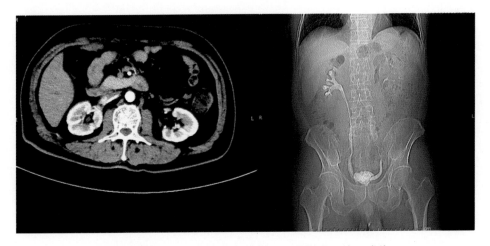

病例21图4　2020年8月25日CT-全腹增强+体层成像

检查诊断：右肾双J管置管术后改变；膀胱充盈差，膀胱壁增厚强化，结合病史，膀胱炎所致可能。

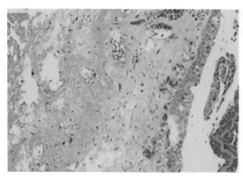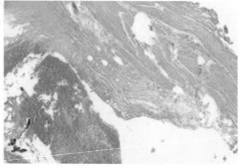

病例21图5　炎症所致反应性非典型增生

肉眼所见：灰白灰褐碎组织 1.5cm × 1cm × 1cm。病理诊断：（膀胱肿物）送检组织全取制片，镜下见膀胱黏膜充血、水肿，部分区域可见血凝块附着和急慢性炎症细胞浸润，局灶尿路上皮具有一定非典型性，考虑为炎症所致反应性非典型增生，建议治疗后复查。

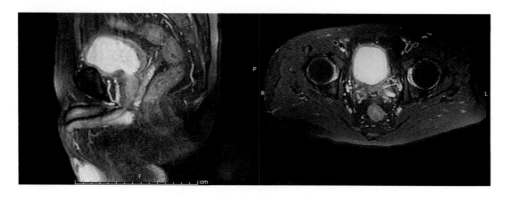

病例21图6　2020年11月30日磁共振腹部任一器官平扫＋增强

膀胱壁稍增厚，膀胱炎所致可能；双侧输尿管下段炎性病变伴右侧输尿管下段局部炎性狭窄。

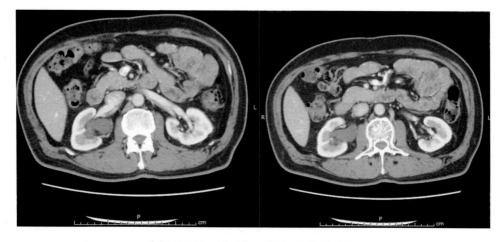

病例21图7　2020年11月30日泌尿系CT

右侧输尿管下段增厚，伴右肾积水；膀胱充盈差，膀胱壁增厚强化，炎症所致可能，强化较前（2020 年 8 月 25 日）明显。

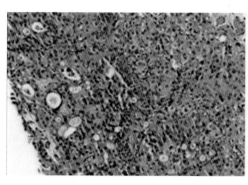
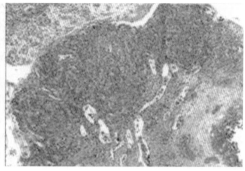

病例21图8　（膀胱三角区黏膜组织）高级别浸润性尿路上皮癌，
肿瘤侵及固有层，未见肌层侵犯

二、病例分析

该患者因"肉眼血尿1年余"入院接受第一次治疗，入院后完善检查，初次尿脱落细胞学检查可疑阳性，尿原位杂交试验（FISH）阳性，泌尿系CT未见明显异常，考虑该患者血尿症状明显，膀胱肿瘤不能排除，遂与家属沟通后决定行诊断性膀胱肿瘤电切术，术后病理结果：（膀胱病变组织）黏膜组织大部缺失，局灶被覆上皮鳞状上皮化生，并伴高级别鳞状上皮内瘤变。因术后病理未见明显肿瘤病变，未予以膀胱灌注治疗；患者经系统治疗后出院。出院后1个月余，患者多次出现血尿入院治疗，期间多次尿FISH阳性，但影像学检查、膀胱镜检查及输尿管镜检查均未见明显异常，终于2020年12月22日在我院全身麻醉下行"经尿道膀胱病损诊断性电切术"，术后病理示：（膀胱三角区黏膜组织）高级别浸润性尿路上皮癌，肿瘤侵及固有层，未见肌层侵犯，出院后规律膀胱灌注，密切随访2年，未见肿瘤复发。

该患者治疗时4次尿FISH阳性，3次脱落细胞学可疑阳性，行4次膀胱/电切镜检，1次膀胱活检、2次膀胱局部电切活检、2次输尿管镜检，直达第4次膀胱电切活检才得以确诊膀胱肿瘤，前几次治疗由于诊断不明确，难以制订精准的治疗方案，为临床工作带来了较大的难度。

血尿作为膀胱癌最常见的症状，因此指南推荐对于血尿患者，膀胱镜检查联合病理活检是诊断膀胱癌的"金标准"。但是膀胱癌初期缺乏特异性症状与体征，临床诊断又完全依赖于膀胱镜检查，而膀胱镜作为一种有创性操作，成本较高、具侵入性；此外，频繁镜检可能导致泌尿道感染、前列腺损伤、尿道狭窄等并发症，对于一些膀胱扁平癌，膀胱镜检查也不容易切除，同时也难以在临床上广泛应用；而非侵入性检验不受这些因素限制，可作为膀胱癌诊断的常规辅助检查手段，亦可用于膀胱癌患者术后的随访监测，甚至随着现代医学技术的进步，最终取代膀胱镜检查。膀胱镜检查作为一种侵入性检查无法难避免给患者带来痛苦，且成本较高。因此，寻找更简易、应用价值高的无创检查方法已经成为一种新的需求。尿液作为一种生理体液，与膀胱直接接触，若膀胱癌细胞生长代谢的某些特定产物脱落后进入尿液，通过检测尿液中脱落癌细胞反映肿瘤的存在。

荧光原位杂交（FISH）是一种检测基因改变的方法，该方法是用荧光物质或酶标记的寡核苷酸探针杂交这些基因，用荧光显微镜识别目标，已被广泛用于检测各种癌症的染色体异常；此外，与常规病理检查相比，它可以清楚地检测到特定的基因位点，因此被认为是一种客观的检查。UroVysion是一种用于膀胱癌的分子细胞学检测，它使用FISH专属探针检测3号、7号和17号染色体的非整倍体，以及9p21位点的缺失。这4种探针源于在膀胱癌中发现的染色体3号、7号和17的拷贝数增加，以及肿瘤抑制基因P16所在的9p21的缺失，只有当3号、7号或17号染色体中有两个以上的扩增（即3个或更多信号）或9p21基因位点缺失时，则检测结果为阳性。该技术已被FDA批准作为诊断膀胱癌的一种非侵入性测试，用于检测疑似膀胱癌的所有阶段和级别的肉眼或镜下血尿患者，同时也支持用于膀胱癌的诊断或随访监测。

作为一个新兴的检查手段，FISH在大量临床研究中体现了相对较高的灵敏度和特异度，特别是在膀胱癌的诊断应用中。UroVysion作为一种客观的检查，相比于尿脱落细胞学，在诊断膀胱尿路上皮癌的灵敏度优于细胞学，特异度和细胞学相近；在一项荟萃分析中报道了UroVysion优于尿液细胞学，其灵敏度为72%，特异度为84%，而尿脱落细胞学分别为42%和96%；也有报道对尿脱落细胞学检查不能进行诊断的标本再行FISH检测，灵敏度及特异度分别提升至100%和89%；Mischinger等研究学者也研究发现，对可疑诊断膀胱尿路上皮癌的患者行FISH检查，肿瘤的检出率明显高于尿脱落细胞学检测。

正是由于FISH检测在泌尿系肿瘤诊断中独特的诊断价值，其具有较高的灵敏度且操作无创性，促进了该患者的最终确诊，并最终制订精准的治疗方案。

三、疾病介绍

据2020年全球新发恶性肿瘤统计，膀胱癌病例数位于第10位，在中国，膀胱癌位于第13位。由于膀胱癌具有发病率高，且易复发，晚期膀胱癌患者预后较差等特点，它是一种直接严重威胁患者生活质量和生存时间的疾病。

因而目前国内外学者都在致力于寻求新的无创检查方式，用于膀胱癌的早期诊断。近年来随着荧光原位杂交（FISH）技术在临床不断完善改进，其已广泛应用于肿瘤学领域，特别是尿路上皮癌的辅助治疗中。2020年CSCO《尿路上皮癌诊疗指南》在膀胱癌诊疗原则中也指出：尿FISH技术可用于尿液标本中膀胱癌筛查及肿瘤复发的检测。虽然膀胱镜的地位无可替代，但在长期临床工作中发现，一些膀胱镜检查阴性的患者，其尿

FISH检查却是阳性的，而且这些患者的泌尿系影像学检查均未提示泌尿系肿瘤，但临床表现高度怀疑膀胱癌。分析其原因可能是：①肿瘤的隐匿性：部分早期膀胱肿瘤或原位癌，影像学或镜检不可见；②肿瘤的自限性：部分肿瘤有自我消退的可能性；③FISH检测的假阳性：方法学的局限性或操作误差可以出现假阳性，从而影响临床决断；④有文献报道，12%～48%的尿路上皮癌发生在前列腺等部位，易漏诊。一项EORTC的调查发现，二次膀胱镜检查可以将膀胱癌3个月复发的风险降低30%～35%。虽然膀胱镜检查未能发现异常，但尿FISH阳性结果提示不能排除肿瘤诊断。Niko等也曾报道在204例可疑膀胱肿瘤的患者中，大约有10%膀胱镜检查阴性、肾和膀胱超声阴性的病例漏诊膀胱癌，最终通过FISH阳性结果而造成额外的诊断程序加以确诊。Kim等人也研究表明FISH阳性可以预测膀胱镜检查阴性但可疑膀胱癌患者的复发和进展。Ruth等也曾报道过大约41%尿FISH检查阳性但膀胱镜检查阴性的患者怀疑有泌尿系肿瘤，其中82%的患者在二次评估时发现肿瘤，76%诊断为膀胱高级别尿路上皮癌。这提示临床医生，对于FISH多次阳性、膀胱镜阴性的患者，切不可轻易漏诊。

四、专家点评

本例患者是一个多次尿FISH阳性，但影像学及膀胱镜检均为阴性的少见病例，但经过严密的随访，最终确诊为膀胱癌。目前临床上膀胱镜检查取病理活检仍是诊断膀胱癌的"金标准"，然而，膀胱镜检查具有侵入性，有一些患者因无法耐受膀胱镜的有创检查操作而贻误膀胱癌的最佳确诊时机，从而造成了较差的预后。FISH是一种检测基因改变的方法，该方法是用荧光物质或酶标记的寡核苷酸探针杂交这些基因，用荧光显微镜识别目标，已被广泛用于检测各种癌症的染色体异常；此外，与常规病理检查相比，它可以清楚地检测到特定的基因位点，因此被认为是一种客观的检查。通过本例报道，当尿FISH结果阳性而影像学和膀胱镜检查阴性，不应排除尿路上皮癌的风险，而应当密切、长期随访，避免漏诊。通过此次报道，可以给在临床工作中的泌尿外科医生带来一些启发。虽然FISH技术尚不能完全取代内镜诊断，但是本文和其他研究表明，尿FISH和内镜检查在尿路上皮癌的诊断中各具优势、相互补充。

（病例提供者：陈博文 武汉市第五医院）

（点评专家：杨春光 华中科技大学同济医学院附属同济医院）

参考文献

[1]Sung H，Ferlay J，Siegel RL，et al.Global Cancer Statistics 2020：GLOBOCAN Estimates of Incidence and Mortality Worldwide for 36 Cancers in 185 Countries[J].CA Cancer J Clin，2021，71（3）：209-249.

[2]Li HZ，Zheng RS，Du LB，et al.Bladder cancer incidence，mortality and temporal trends in China[J].Zhonghua Zhong Liu Za Zhi，2021，43（3）：293-298.

[3]刘东操，石洪波，陈斌.吉西他滨与吡柔比星行膀胱灌注治疗膀胱癌的对照研究[J].实用癌症杂志，2018，33（2）：328-330.

[4]Kamat AM，Hegarty PK，Gee JR，et al.ICUD-EAU International Consultation on Bladder Cancer 2012：Screening，diagnosis，and molecular markers[J].Eur Urol，2013，63（1）：4-15.

[5]Palou J，Brausi M，Catto J.Management of Patients with Normal Cystoscopy but Positive Cytology or Urine Markers[J].Eur Urol Oncol，2020，3（4）：548-554.

[6]Kavcic N，Peric I，Zagorac A，et al.Clinical Evaluation of Two Non-Invasive Genetic Tests for Detection and Monitoring of Urothelial Carcinoma：Validation of UroVysion and Xpert Bladder Cancer Detection Test[J].Front Genet，2022，13：839598.

[7]Kim PH，Sukhu R，Cordon BH，et al.Reflex fluorescence in situ hybridization assay for suspicious urinary cytology in patients with bladder cancer with negative surveillance cystoscopy[J].BJU Int，2014，114（3）：354-359.

[8]Montalbo R，Izquierdo L，Ingelmo-Torres M，et al.Urine cytology suspicious for urothelial carcinoma：Prospective follow-up of cases using cytology and urine biomarker-based ancillary techniques[J].Cancer Cytopathol，2020，128（7）：460-469.

[9]Zheng W.The Role of Fluorescence In Situ Hybridization in the Surveillance of Non-Muscle Invasive Bladder Cancer：An Updated Systematic Review and Meta-Analysis[J].Diagnostics（Basel），2022，12（8）：2005.

病例22 肝脏包绕的右肾上腺肿瘤切除的综合治疗

一、病历摘要

（一）基本信息

患者女性，50岁，主因"高血压半年，发现右肾上腺占位"入院。

患者于2022年10月无明显诱因出现高血压，无明显血钾异常。无腰腹痛，无尿频、尿急、尿痛、血尿。至当地医院就诊，外院诊疗行B超检查发现肝占位，遂至上级医院就诊提示肾上腺来源可能性大。2023年3月首次于我院就诊，行肾上腺CT平扫＋增强提示：右侧肾上腺占位（13mm×12mm）（病例22图1），初步诊断：右侧肾上腺占位，高血压，低钾血症，门诊以"右侧肾上腺占位"收入院。

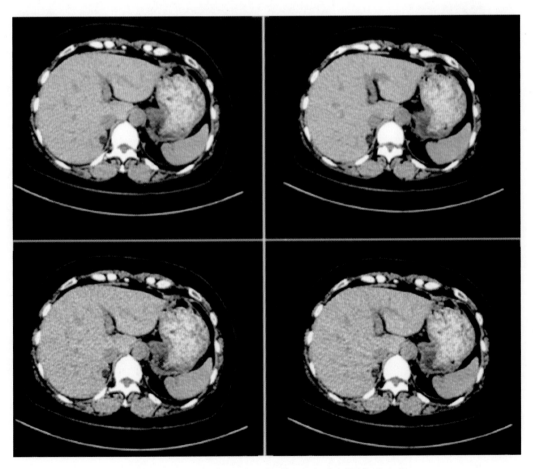

病例22图1 术前CT（2023年4月）右侧肾上腺占位

回顾系统病史，患者高血压病史半年余，现提示低血钾。否认糖尿病史、吸烟、饮酒个人史，否认肿瘤家族史，6年余前行房间隔缺损介入手术。

（二）临床诊断

1. 右侧肾上腺占位性病变

2. 高血压病2级（极高危）

3. 低钾血症

（三）诊疗经过

患者低血钾，于术前一日补钾。腹腔镜肾上腺肿瘤切除术术中见肿瘤位于右肾上腺上级，大小约1.5cm×1.2cm，和肝脏包绕紧密（病例22图2）。术中发现肾上腺占位和肝脏粘连紧密，术中仔细将肾上腺游离，分离出肾上腺占位部分，切除占位，保留肾上腺，术后静滴补钾，术后出院2周规律补充激素。术后临床病理显示为肾上腺腺瘤。

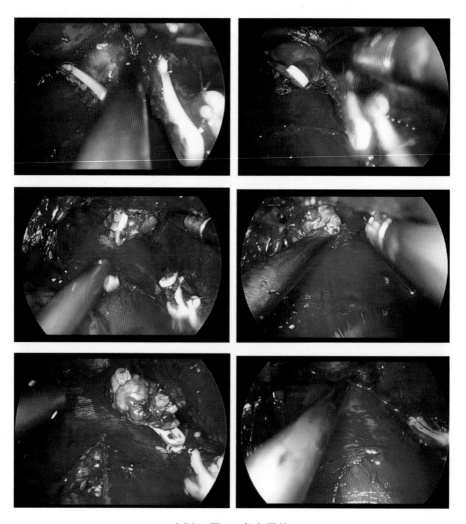

病例22图2　术中照片

2023年4月15日（术后第1个月），复查血液指标、肾CT平扫未见异常。术后停用激素2周。

2023年7月15日（术后第3个月），复查血液指标、肾CT平扫未见异常。

二、病例分析

综上所述，该例患者在术前控制血压，调整电解质，补充钾离子，为手术的进行创造了必要的条件。手术方式采用经腰腹膜后入路行肾上腺肿瘤切除术，尽最大努力保留正常肾上腺组织。

三、疾病介绍

肾上腺是位置较深的腹膜后脏器，其腺体由外周皮质和内部髓质组成，均可分泌多种激素。少数异位肾上腺组织可位于腹主动脉旁、肾脏，甚至睾丸/卵巢附件等处。肾上腺皮质分泌类固醇类激素如皮质醇、雄性类固醇激素、醛固酮等为主。髓质分泌儿茶酚胺类物质如多巴胺、肾上腺素以及去甲肾上腺素等。因此，不同成分的细胞或不同位置的组织病变引起的疾病和临床表现各异。

肾上腺皮质分泌的糖皮质激素可以激活分解脂肪的信号通路，超生理量糖皮质激素分泌或是长期使用后会导致脂肪重新分布，如颈项躯干和锁骨上的脂肪堆积，四肢部分则相对缺乏。糖皮质激素会引起高胰岛素血症，骨量减少，骨质疏松进而导致骨折，皮肤萎缩与退变、伤口愈合缓慢等。过量分泌或是使用糖皮质激素导致皮质醇增多症，又称库欣综合征（cushing's syndrome，CS）。主要表现为满月脸、向心性肥胖、水牛背、悬垂腹等，而四肢及臀部一般正常或消瘦。皮肤方面出现紫纹、多发痤疮、高血压、甚至骨质疏松等。由垂体分泌过量促肾上腺皮质激素（adreno cortico tropic hormone，ACTH）导致的肾上腺皮质增生而引起的临床表现称为库欣病（cushing's disease）。CS目前分为ACTH依赖性和ACTH非依赖性。ACTH依赖性CS占80%～85%，其中70%又是垂体分泌异常ACTH所致。ACTH非依赖性CS一般是由肾上腺肿瘤所致，多数为皮质腺瘤，少数为皮质癌及结节状增生导致。临床表现为过量糖皮质激素浓度引起的糖、脂肪、蛋白质代谢紊乱，从而引起的内分泌紊乱，抵抗力降低，水钠潴留、血容量扩张、血压上升并可伴有血钾降低。通常肾上腺皮质腺瘤诱导的高血压往往不是非常高，一般表现为轻至中度的收缩压和舒张压升高。严重高血压伴有顽固的低钾血症主要见于异位ACTH或促肾上腺皮质激素释放激素综合征以及肾上腺皮质癌。对性征影响中男性表现为阴茎萎缩缩小、睾丸变软、性欲下降、勃起功能障碍等，而在女性表现为月经不规则、闭经、不孕，甚至出现体毛旺盛。在儿童中可能表现为腋毛和阴毛提早出现。

　　皮质醇增多症中最容易治疗的类型是肾上腺腺瘤，一般只要切除肿瘤病灶即可。对于肾上腺皮质癌患者应手术切除，无远处转移的患者应一并切除瘤体附近的淋巴结；对于肾上腺皮质癌已有远处转移的情况，应尽可能切除原发病灶以及转移瘤，这样可提高药物治疗或局部放射治疗的疗效，如甲基吡唑酮联合米托坦化疗治疗晚期肾上腺皮质癌。异位ACTH综合征的首选治疗方式仍为手术治疗。除了手术治疗，药物治疗也是皮质醇增多症一个重要方法，不过只是一种辅助治疗，而且不良反应大，疗效不确切。药物治疗的适应证为：①患者身体不佳，有手术禁忌证，或患者不愿手术；②不能明确病因的异位ACTH综合征；③姑息性治疗皮质癌；④术前准备。常用的药物有两类，分别是皮质醇生物合成的抑制剂以及直接作用于下丘脑-垂体的药物。肾上腺皮质肿瘤可分泌大量的皮质醇，在人体内存在反馈抑制，可以抑制垂体分泌ACTH，从而影响患侧或对侧肾上腺皮质功能，甚至萎缩。因此在切除肿瘤侧的肾上腺后不及时补充皮质激素，有可能诱发急性肾上腺皮质功能不足的表现。

　　盐皮质激素如醛固酮激素过量分泌导致的高血压、低钾血症等临床表现称为原发性醛固酮增多症（primary hyperaldosteronism，PHA），目前是最常见的继发性高血压的原因之一。PHA的临床表现主要由过量分泌醛固酮大量重吸收钠、排钾，H^+排泄而酸化尿液所致钠量增高和血钾不足。

　　PHA的综合治疗包含外科手术和药物治疗，这取决于PHA的病因和患者对药物的反应。醛固酮腺瘤、单侧肾上腺增生患者首选手术治疗。如患者不能耐受手术或是不愿接受手术可选择药物治疗。糖皮质激素可抑制性醛固酮增多症或是特发性醛固酮增多症患者可首选药物治疗。对于分泌醛固酮的肾上腺皮质癌患者，由于疾病发展迅速，易发生转移，应尽早行外科手术切除原发病灶；如已发生局部转移，也应尽可能切除原发病灶及转移灶，术后辅助药物治疗。PHA手术指征为：①醛固酮腺瘤；②单侧肾上腺增生；③异位分泌醛固酮或是肾上腺皮质癌；④药物不耐受又需药物维持的患者。无手术指征、存在手术禁忌或不愿接受手术者，或术后血压仍未完全降至正常的原发性醛固酮增多症患者，需选用药物治疗。选择药物治疗的患者应定期复查血电解质、肝肾功能、血压，以便调整药物剂量。盐皮质激素受体拮抗剂首选，螺内酯是目前应用最普遍的药物，ACEI和ARB或是β-受体阻滞剂等疗效不一定理想，而选用钙离子拮抗剂。

　　对于髓质激素异常如嗜铬细胞瘤（pheochromocytoma）的治疗，目前主要还是切除肿瘤作为基本治疗方法。手术治疗后患者的血管和心脏方面的异常也会得到改善。对于良性患者手术之后可治愈；而恶性嗜铬细胞瘤除了手术中需尽可能切除肿瘤，之后还需要辅以放射性核素治疗或放化疗等。嗜铬细胞瘤和副神经节瘤主要推荐腹腔镜手术治疗，相对于经腹入路，腹膜后入路恢复相当较快。巨大肿瘤或肾上腺外的嗜铬细胞瘤、转移性嗜铬细胞瘤和副神经节瘤则推荐开放手术。对于遗传性嗜铬细胞瘤以及对侧肾上腺已切除等需保留部分肾上腺皮质的情况，进而避免术后肾上腺皮质功能终身减退。由于该疾病长期处于高血压状态以及儿茶酚胺对心血管功能的损害，患者容量负荷非常重以及其对低血容量的代偿能力差，患者需要术后行24~48小时ICU监护，以便及时发现和处理并发症。术后儿茶酚胺下降后可出现低血糖，应常规适量补充血容量来维持适量的正平衡。

无功能肾上腺肿瘤是指仅产生少量或是不产生激素的肿瘤，因此临床症状和体征为阴性，儿茶酚胺血症不伴有高血压为主的临床表现。包括无功能肾上腺髓质肿瘤、无功能肾上腺皮质肿瘤、肾上腺转移性癌、肾上腺髓质瘤及肾上腺囊肿、肾上腺偶发性肿瘤等。

本案例中的肾上腺肿瘤病理学方面主要分为良性，相对较小，直接手术切除，是目前泌尿外科比较常见的病症，但是其位置和肝脏粘连紧密，需注意鉴别。肾上腺良性肿瘤有肾上腺腺瘤、增生、肾上腺囊肿等。而恶性肿瘤包含肾上腺肉瘤、肾上腺皮质癌等。

四、专家点评

肾上腺是腹膜后器官，是内分泌器官，分泌激素种类繁多，相关疾病较多，种类繁杂，解剖位置深，需要手术治疗时手术难度大，本例患者于当地医院就诊，超声提示为肝脏来源，于上级医院就诊提示肾上腺来源，后至我院就诊提示肾上腺占位可能性较大，和肝脏毗邻叫紧密，需与肾上腺异位肝脏相鉴别，术前患者低血钾，需及时纠正电解质紊乱后行手术治疗，采用腹腔镜经后腹腔入路，术中需充分游离肾上腺，保留正常肾上腺组织，手术顺利，术中静滴补充激素以及术后补充激素2周预防皮质激素不足，目前患者规律随访，暂无复发或转移，血压控制可，无低血钾表现。

腹腔镜肾上腺手术适应证：无功能或具有内分泌功能（分泌醛固酮、皮质醇、性激素等）的肾上腺皮质腺瘤；异位ACTH综合征原发灶处理后症状复发或原发灶寻找以及库欣病，单侧增生型原发性醛固酮增多症；其他肾上腺肿瘤或肿物：ACTH非依赖性肾上腺大结节增生、原发性色素沉着性结节性肾上腺皮质病、肾上腺囊肿、肾上腺节细胞神经瘤、肾上腺淋巴管瘤、肾上腺血管瘤、肾上腺髓样脂肪瘤等。

肾上腺相关疾病的综合治疗需要药物和手术结合，避免内分泌紊乱，进一步导致的不良后果。根据患者的临床表现，辅助检查结果明确手术指征，术前、术中、术后应注意电解质、皮质醇的储备和补充。激素的替代治疗目前尚无统一方案，其基本原则为：①术中及术后禁食期间给予琥珀酸氢化可的松静脉滴注，进食后改口服氢化可的松；

②之后皮质激素递减直到停药；③出现肾上腺皮质功能减退的症状时应增加剂量，症状明显时静脉滴注氢化可的松。通常，在除去过多ACTH来源或肾上腺肿瘤切除后，患者接受大剂量氢化可的松（超过每天20mg）一般感觉良好。当补充剂量接近正常生理排出量时，患者可出现恶心或类似胰腺炎的腹痛（有时可发生胰腺炎）和极度软弱（肾上腺皮质除去综合征），因此，术后几天应逐渐减少皮质醇替代量。激素补充方法如下：①麻醉后以及术后给予氢化可的松100mg加入5%葡萄糖或葡萄糖盐水中静脉滴注；②术后第1天，氢化可的松50~100mg/d，之后逐渐递减，过渡到口服40~60mg，每2周递减至4~6个月，或维持1年以上。等待对侧肾上腺或是保留部分皮质功能完全恢复后，则停止皮质激素的替代治疗。综上所述，肾上腺相关疾病的综合治疗需要药物和手术结合，术后取得良好手术效果。

（病例提供者：肖　文　阮海龙　华中科技大学同济医学院附属协和医院）

（点评专家：章小平　华中科技大学同济医学院附属协和医院）

参考文献

[1]Penezic Z，Zarkovic M，Vujovic S，et al.Diagnosis and differential diagnosis of Cushing's syndrome[J].Srp Arh Celok Lek，2006，134（11-12）：558-566.

[2]Reincke M，Fleseriu M.Cushing Syndrome：A Review[J].JAMA，2023，330（2）：170-181.

[3]Nieman LK，Ilias I.Evaluation and treatment of Cushing's syndrome[J].Am J Med，2005，118（12）：1340-1346.

[4]Newell-Price J.Diagnosis/differential diagnosis of Cushing's syndrome：a review of best practice[J].Best Pract Res Clin Endocrinol Metab，2009，23（Suppl 1）：S5-14.

[5]Fleseriu M，Auchus R，Bancos I，et al.Consensus on diagnosis and management of Cushing's disease：a guideline update[J].Lancet Diabetes Endocrinol，2021，9（12）：847-875.

[6]Claps M，Cerri S，Grisanti S，et al.Adding metyrapone to chemotherapy plus mitotane for Cushing's syndrome due to advanced adrenocortical carcinoma[J].Endocrine，2018，61（1）：169-172.

[7]Sang X，Jiang Y，Wang W，et al.Prevalence of and risk factors for primary aldosteronism among patients with resistant hypertension in China[J].J Hypertens，2013，31（7）：1465-

1471；discussion 71-2.

[8]Funder JW，Carey RM，Mantero F，et al.The Management of Primary Aldosteronism：Case Detection，Diagnosis，and Treatment：An Endocrine Society Clinical Practice Guideline[J].J Clin Endocrinol Metab，2016，101（5）：1889-1916.

[9]Nishikawa T，Omura M，Satoh F，et al.Guidelines for the diagnosis and treatment of primary aldosteronism--the Japan Endocrine Society 2009[J].Endocr J，2011，58（9）：711-721.

[10]Romero DG，Yanes Cardozo LL.Clinical Practice Guideline for Management of Primary Aldosteronism：What is New in the 2016 Update[J].Int J Endocrinol Metab Disord，2016，2（3）：2.

[11]Naruse M，Katabami T，Shibata H，et al.Japan Endocrine Society clinical practice guideline for the diagnosis and management of primary aldosteronism 2021[J].Endocr J，2022，69（4）：327-359.

[12]Plouin PF，Amar L，Dekkers OM，et al.European Society of Endocrinology Clinical Practice Guideline for long-term follow-up of patients operated on for a phaeochromocytoma or a paraganglioma[J].Eur J Endocrinol，2016，174（5）：G1-G10.

[13]Pamporaki C，Berends AMA，Filippatos A，et al.Prediction of metastatic pheochromocytoma and paraganglioma：a machine learning modelling study using data from a cross-sectional cohort[J].Lancet Digit Health，2023.

[14]黄健，孔垂泽，李虹，等.中国泌尿外科和男科疾病诊断治疗指南[M].北京：科学技术出版，2019：558.

[15]Patrova J，Mannheimer B，Lindh JD，et al.Mortality in Patients With Nonfunctional Adrenal Tumors[J].JAMA Intern Med，2023.

[16]Fassnacht M，Arlt W，Bancos I，et al.Management of adrenal incidentalomas：European Society of Endocrinology Clinical Practice Guideline in collaboration with the European Network for the Study of Adrenal Tumors[J].Eur J Endocrinol，2016，175（2）：G1-G34.

[17]关辉，苗红，刘博，等.罕见肝脏异位肾上腺腺瘤综合影像表现特点分析[J].影像研究与医学应用，2019，3（18）：59-60.

[18]曹德宏，荣伟利，沈思魁，等.肾上腺肿瘤手术方式的研究进展[J].微创泌尿外科杂志，2022，11（5）：333-337.

[19]Shah MH，Goldner WS，Halfdanarson TR，et al.NCCN Guidelines Insights：Neuroendocrine and Adrenal Tumors，Version 2.2018[J].J Natl Compr Canc Netw，2018，16（6）：693-702.

病例23 右侧肾癌合并下腔静脉Ⅳ级癌栓行右肾根治性切除及下腔静脉离断术

一、病历摘要

（一）基本信息

患者男性，52岁，主因"1周前体检发现下腔静脉瘤栓"来我院就诊。

患者2022年9月6日于当地卫生所行彩超检查结果提示：下腔静脉瘤栓；后转至上级医院行CT示：①右肾占位，考虑右肾癌并右肾静脉、下腔静脉及右心房瘤栓形成；②右肾盂肾盏管壁增厚并腔内密度稍增高，提示受侵可能；③左侧输尿管末端结石，左肾及输尿管轻度积水，左侧肾盂及输尿管壁稍增厚，考虑炎性改变；④腹膜后多发小淋巴结。患者2022年9月9日行PET/CT检查结果提示：①右肾肿块，右肾静脉-下腔静脉-右心房内占位，代谢性弥漫增高，多考虑右肾恶性肿瘤伴右肾静脉-下腔静脉-右心房内癌栓形成；②腹膜后多发小淋巴结，代谢轻度增高，不排除转移淋巴结；③左侧肾上腺增生，左输尿管末端结石，左肾及输尿管轻度积水；④双肺小结节，代谢不高，暂考虑良性。

回顾系统病史，既往体健，无高血压、心脏疾病病史，无糖尿病、脑血管疾病病史，无肝炎、结核、疟疾病史，预防接种史随社会计划免疫接种，无手术、外伤、输血史，无食物、药物过敏史。

（二）临床诊断

右肾肿瘤伴下腔静脉Ⅳ级癌栓

（三）诊疗经过

患者入院后，2022年9月13日在我院行MRI提示：①右肾占位，考虑癌栓？②右肾静脉、下腔静脉及右心房异常信号，考虑癌栓形成（病例23图1）。

患者术前行心脏彩超提示：①右房内异常回声（结合病史考虑癌栓可能性大，30mm×17mm，LVEF＝60%）；②左房增大；③二尖瓣后瓣脱垂并中重度关闭不全；④三尖瓣轻度关闭不全。另外，患者术前化验血红蛋白104g/L，肌酐109μmol/L。

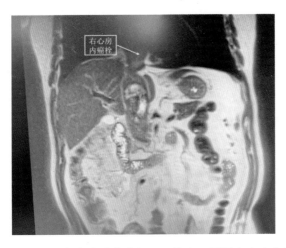

病例23图1　患者在我院术前行MRI检查，可见右心房内癌栓

在手术之前，我们邀请心外科、麻醉ICU等科室开展多学科会诊，商讨手术方案及围术期注意事项。做好充分的术前准备（备红细胞6U，备冰冻血浆800ml），于2022年9月14日行手术治疗，拟行右肾根治性切除＋下腔静脉切开取栓术（备下腔静脉离断术）。患者麻醉成功后，平卧位，行胸部正中切口，劈开胸骨，主动脉和上腔静脉分离后建立体外循环。打开心房，可见癌栓（病例23图2）。

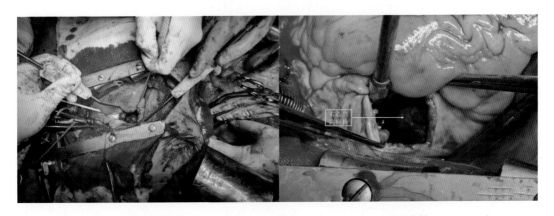

病例23图2　心外科建立体外循环，打开心房，可见癌栓

取右侧肋缘下切口，逐层切开皮肤及皮下各层进入腹腔。可见腹腔内肠管粘连明显，予以松解。置入悬吊拉钩，充分暴露术野，显露下腔静脉，可见下腔静脉周围粘连严重，界限不清。结合术前影像学检查，下腔静脉癌栓已堵塞下腔静脉并侵犯下腔静脉壁及周围，遂决定行下腔静脉离断术。在下腔静脉左侧、左肾静脉下方游离出右肾动脉，近端上3个hem-o-lok夹后离断。游离出左肾静脉，采用直线切割闭合器离断（病例23图3）。

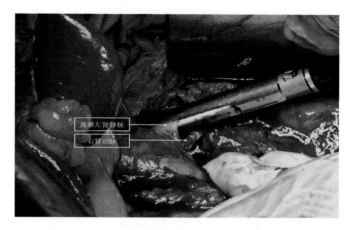

病例23图3　采用hem-o-lok夹离断右肾动脉和采用直线切割闭合器离断左肾静脉

在右肾下方打开Gerota筋膜，游离出输尿管和生殖静脉离断。沿腰大肌层面钝性分离右肾后方，然后ligasure分离右肾外侧。游离出癌栓下方的下腔静脉，采用直线切割闭合器离断（病例23图4）。

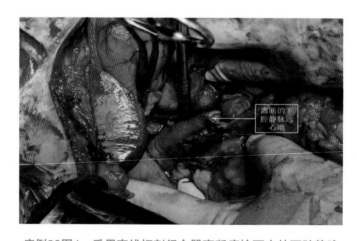

病例23图4　采用直线切割闭合器离断癌栓下方的下腔静脉

抬起肝脏，沿肝肾韧带间隙分离，可见肝脏与肾实质粘连，继续往内侧分离至下腔静脉。继续分离右肾与周围的粘连，充分暴露下腔静脉。游离出第一肝门并用血管器械阻断，环形切开第一肝门水平下腔静脉，将癌栓自心房完整拖出，完整切除右肾及下腔静脉癌栓（病例23图5）。

采用4-0滑线连续缝合关闭下腔静脉近心端。将右心房缝合关闭，开放第一肝门，下腔静脉近心端明显充盈（病例23图6）。创面彻底止血后，留置可吸收止血材料预防出血，留置纵隔和心包引流管各1根，留置腹腔引流管2根。清点器械无误，依次关闭胸部和腹部切口。手术过程顺利，术中患者生命体征平稳。

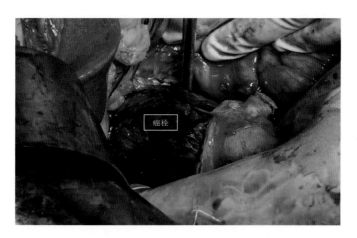

病例23图5 完整切除右肾及下腔静脉癌栓

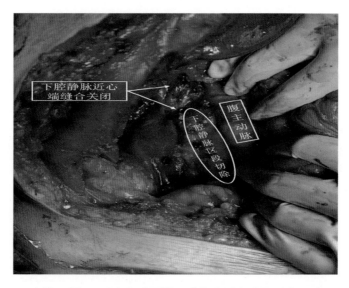

病例23图6 手术之后显露下腔静脉近心端及手术区域

患者术后第1天尿量约3 000ml，肌酐152μmol/L。术后4天下床活动，术后11天出院，出院前肌酐已恢复至正常水平。术后病理提示：①（右肾及下腔静脉癌栓）考虑肾细胞癌；可见静脉内瘤栓，选取输尿管断端、肾门脉管及肾周脂肪未见特殊；②（A4）AE1/AE3（＋），CK7（－），CK8/18（＋），Vimentin（＋），PAX-8（＋），SDHB（＋），P504s（＋），TFE-3（部分+）。

二、病例分析

虽然有些晚期肾癌会表现为腰痛、血尿、腹部肿块，但是部分患者没有这些典型的临床表现。像这位患者，平常无明显不适，在体检时发现右肾癌合并肾静脉、下腔静脉和心房内癌栓。对于这种情况，手术难度极大，手术风险极高，采用腹腔镜和机器人手术将难以完成，所以我们选择了开放手术。另外，该患者癌栓已经侵犯下腔静脉壁，如果只是切除癌栓，下腔静脉壁上会有癌栓残留，术后容易复发，而且癌栓、血栓脱落容易引起肺栓塞，所以需要将受侵犯的下腔静脉壁切除，也就是离断下腔静脉。既往担心下腔静脉离断后，侧支循环代偿不充分，出现下肢肿胀，影响对侧肾脏功能。根据我们临床经验，发现经过一段时间的恢复，大部分患者尿量和肾功能逐渐恢复正常，下肢肿胀也能明显缓解。另外，因为癌栓已经进入心房，所以需要与心外科联合建立体外循环，才能将进入心房的癌栓完整取出。这也提示我们，对于下腔静脉癌栓进入心房的患者，并非手术禁区，通过和心外科等科室合作，可以完全的切除肾肿瘤和癌栓。

三、疾病介绍

肾癌，也称为肾细胞癌，是一种起源于肾脏的恶性肿瘤。肾癌在全球范围内发病率不断增加，尤其是在发达国家。根据世界卫生组织的数据，全球肾癌的发病率自20世纪90年代以来呈现上升趋势。男性患肾癌的风险较女性高，男女比例约为2∶1，通常在50岁以上的中老年人中发病较多，尤其是在60～70岁。

肾癌合并下腔静脉癌栓是一种罕见但严重的情况，通常指肾癌细胞侵犯下腔静脉并形成癌栓。影像学检查如常规的CT扫描、MRI或超声检查可以检测到下腔静脉癌栓，并帮助确定癌栓的位置、大小和范围。血液检查，包括肾功能检查、肿瘤标志物检测等，以评估肿瘤的活动性和患者的一般情况。对于可以手术切除的患者，手术切除是一种常用的治疗方法。手术包括肾癌肿瘤切除和下腔静脉癌栓切除，并可能需要进行下腔静脉修复或重建。对于无法手术切除的患者，放疗、靶向治疗、免疫治疗等也可以考虑作为辅助治疗或姑息治疗的选项。

四、专家点评

肾癌是泌尿外科常见肿瘤，对于不同分期的肾癌，治疗方法并不相同。对于早期的肾癌，可以采取保肾策略；对于中晚期肾癌，需要行根治性肾切除。如果没有合并下腔静脉癌栓，即使肾肿瘤体积较大，手术难度也不算大，采用腹腔镜、机器人或者开放手术都可以顺利完整。但是，对于肾癌合并下腔静脉癌栓的患者，既要根治性切除患肾，还要切开下腔静脉取栓，甚至需要下腔静脉离断，手术难度明显增大。

对于癌栓仅限于肾静脉的患者，可以采用腹腔镜或机器人手术来完成。我们一般将肾静脉提起，采用直线切割闭合器靠近下腔静脉离断。对于下腔静脉Ⅰ级和Ⅱ级癌栓，虽然采用腹腔镜手术可以完成，但是机器人手术在降低手术难度、减少出血量和缩短手术时间方面具有明显优势。对于下腔静脉Ⅲ级癌栓，既往多采用开放手术，对于有经验的术者，采用机器人手术也可以完成，除了充分游离肝脏，还需要游离膈肌下方的下腔静脉并进行阻断。对于下腔静脉Ⅳ级癌栓，需要联合心外科同时手术，所以一般是做开放手术，心外科采用切口多为经胸骨纵形切口，而泌尿外科采用的切口多为肋缘下斜切口。

对于下腔静脉癌栓分级较高的患者，是否行新辅助治疗，采用哪些药物进行新辅助治疗，目前还存在争议。我们需要认识到，采用新辅助靶向治疗和（或）免疫治疗，有一部分患者能起到缩瘤降期的效果，有些无法手术的可以有机会接受手术治疗，有些手术难度大的可以降低手术难度。我们曾经诊治一例右侧肾癌合并下腔静脉Ⅳ癌栓的患者，做了16个月的新辅助治疗，癌栓已下降至肾静脉开口附近（Ⅰ级癌栓），后来我们采用腹腔镜右肾根治性切除术，直线切割闭合器紧贴下腔静脉壁完整切除癌栓。需要注意的是，有些患者对新辅助治疗不敏感，在治疗期间可能出现癌栓的进展，甚至有些患者可能出现严重的药物并发症。如何选择合适的患者进行新辅助治疗，选择哪些药物进行新辅助治疗，如何根据标志物预测新辅助治疗的效果，这将可能成为未来研究的热点问题。

通过这例患者的诊治，我们有以下体会：①在术前尽量完善下腔静脉磁共振、超声造影、心脏超声等检查，明确癌栓位置和高度，判断癌栓有无侵犯下腔静脉壁，对可疑下腔静脉壁受侵犯的患者，做好下腔静脉离断的准备；②在处理患肾和下腔静脉癌栓之前，首先要阻断患肾动脉。对于右侧肾癌，我们一般在下腔静脉左侧、左肾静脉下方游离出右肾动脉，然后上hem-o-lok夹后离断。对于左侧肾癌合并下腔静脉癌栓，我们一般先游离左肾动脉并上hem-o-lok夹后离断，然后再处理下腔静脉癌栓；③对于Ⅳ级癌栓患者，需要和心外科合作，建立体外循环，这样能最大限度保证患者安全。

（病例提供者：张雪培　朱照伟　郑州大学第一附属医院）

（点评专家：张雪培　郑州大学第一附属医院）

参考文献

[1]Padala SA，Barsouk A，Thandra KC，et al.Epidemiology of Renal Cell Carcinoma[J].World J Oncol，2020，11（3）：79-87.

[2]Bray F，Ferlay J，Soerjomataram I，et al.Global cancer statistics 2018：GLOBOCAN estimates of incidence and mortality worldwide for 36 cancers in 185 countries[J].CA Cancer J Clin，2018，68（6）：394-424.

[3]Callahan CL，Hofmann JN，Corley DA，et al.Obesity and renal cell carcinoma risk by histologic subtype：A nested case-control study and meta-analysis[J].Cancer Epidemiol，2018，56：31-37.

[4]Haferkamp A，Bastian PJ，Jakobi H，et al.Renal cell carcinoma with tumor thrombus extension into the vena cava：prospective long-term followup[J].J Urol，2007，177（5）：1703-1708.

病例24 左肾癌伴下腔静脉Ⅲ级癌栓新辅助治疗

一、病历摘要

（一）基本信息

患者女性，49岁，主因"体检发现左肾占位1周"入院。

患者1周前外院体检彩超提示"左肾上极占位6cm×6.8cm，左肾静脉及下腔静脉癌栓可能，肝多发占位，转移灶？"。无肉眼血尿，无腰痛腹痛，无尿频、尿急、尿痛等不适，为进一步诊治就诊我院。完善PET/CT提示：①左肾上极恶性肿瘤伴左肾静脉及腔静脉癌栓形成，伴腹膜后淋巴结转移可能；②肝左外叶高代谢肿块，肝脏原发肿瘤待排；③肝Ⅳ段稍高代谢结节，血管瘤？门诊拟诊为"左肾恶性肿瘤伴下腔静脉癌栓（Mayo Ⅲ级）、肝肿物"收住院进一步治疗。

回顾系统病史，高血压病史3年余，未口服药物治疗，血压控制不详。既往1998年行胆囊切除术、2018年行痔疮切除术、2019年行宫外孕手术，否认吸烟、饮酒个人史，否认肿瘤家族史。近期无明显体重下降。

（二）临床诊断

1. 左肾恶性肿瘤伴腔静脉癌栓（Mayo Ⅲ级）（$cT_{3b}N_xM_x$）
2. 肝占位性病变
3. 高血压
4. 肝纤维化（中度）

（三）诊疗经过

2020年5月肝脏＋肾脏MRI示：①左肾上极恶性占位，边界欠清，左肾静脉及腔静脉癌栓形成，向上越过第二肝门约2cm，膈肌下水平，向下达左肾静脉下缘水平，腹膜后多发小淋巴结，转移不排除；②肝S4两枚富血供占位，大者约6.8cm×4.3cm（病例24图1）。

2020年5月PET/CT（全身）示：肝左外叶团块状混杂低密度灶，大小约5.3cm×6.7cm，代谢不均匀增高（SUVmax 4.6），肝脏原发肿瘤待排。左肾上极不规则团块影，密度欠均匀，最大横截面积约6.7cm×8.0cm，代谢不均匀增高（SUVmax 8.3）。左肾静脉及腔静脉代谢弥漫性增高（SUVmax 6.9），考虑癌栓形成。腹膜后多发淋巴结，较大者直径约1.0cm，代谢稍高（SUVmax 2.7），淋巴结转移可能。

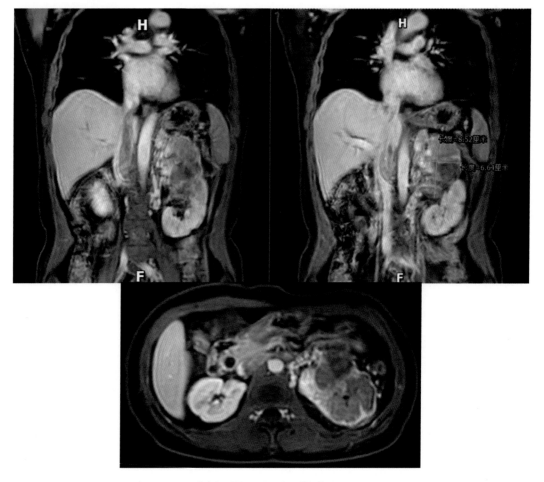

病例24图1　肝脏＋肾脏MRI

经完善影像学检查后，患者临床诊断为左肾恶性肿瘤伴腔静脉癌栓（Mayo Ⅲ级），并肝脏占位性病变不能排除转移，遂于2020年6月1日行左肾穿刺和肝脏穿刺活检，病理结果提示：肾透明细胞癌，ISUP分组Ⅱ级，免疫组化：CK7（－），Vimentin（＋），CD10（＋），CA-9（＋），P504s（＋），SDHB（＋），CK18（－），CD117（－），TFE3（－），PAX8（＋），Ki-67（3%＋），SMA（－），HBM45（－），MelanA（－），FH（＋）；肝脏为海绵状血管瘤。

考虑患者病情较复杂，进行了MDT，会诊总结：患者左肾透明细胞癌伴肾静脉腔静脉癌栓，癌栓顶部达第二肝门上1～2cm，膈肌下；并肝脏大血管瘤，术中需完全游离肝脏并阻断第二肝门，且有血管瘤破裂可能，出血量大，手术时间长，则会导致肝细胞缺血性损伤，进而影响患者的术后肝功能；并且有瘤栓脱落风险，需准备体外循环，甚至台上死亡可能。或可先进行免疫检测点抑制剂联合靶向药物的新辅助治疗缩小癌栓范围后再行手术，但新辅助方案仅有文献少量报道，无明确指南推荐，并且药物不是百分比有效，若无效甚至引起肿瘤进展风险。

2020年7月14日患者开始行第一次新辅助治疗（阿昔替尼5mg 2次/日，口服，替雷利珠单抗200mg静脉注射），21天1个周期，共进行3周期。用药期间无3/4级不良反应发生，出现手足综合征（1级）、高血压（1级）、腹泻（1级），均能经药物对症处理缓解。

2020年10月5日复查双肾MRI：左肾上极恶性占位，较前缩小；左肾静脉及下腔静脉癌栓形成（下达左肾静脉开口水平，上达第一肝门水平上约2cm，上下径约5cm），范围较前明显缩小（病例24图2）。

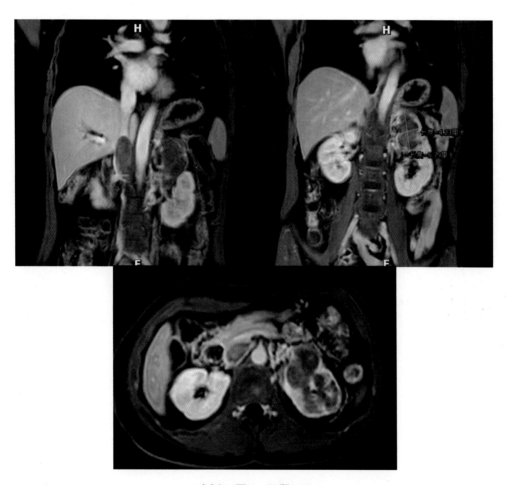

病例24图2　双肾MRI

2020年10月13日患者停用药物两周后入院评估，拟接受手术治疗。在充分的术前准备下，先于2020年10月27日在局部麻醉下行经皮左肾动脉介入栓塞术，于2020年10月28日在全身麻醉下行开放左肾肿瘤根治术并腔静脉瘤栓取栓术。

手术步骤：上腹部双侧肋沿下做"奔驰人字"切口，长约30cm。经腹探查腹腔内无腹水，大网膜无种植，大网膜与肝表面粘连明显，肝左侧大小约7cm×6cm肝血管瘤，左肾多发曲张肿瘤血管，左肾上腺与左肾上极及肿瘤局部粘连，下腔静脉在左右肾静脉汇入水平明显增粗，左肾静脉明显增粗。松解粘连，切断肝结肠韧带，暴露肝圆韧带和肝冠状韧带，左右三角韧带，离断韧带，暴露肝裸区，显露第二肝门，将肝右叶翻向左侧，注意保护肝左叶血管瘤。暴露肝后下腔静脉，游离下腔静脉表面，结扎并离断肝短静脉，暴露右肾静脉和左肾静脉，左肾静脉结扎并离断，右肾静脉分离后备用（病例24图3）。按照先下腔静脉远心端、右肾静脉、下腔静脉近心端顺序阻断静脉，然后切开下腔静脉前壁，见瘤栓完整，仅靠近下腔静脉右侧少部分与腔静脉壁粘连，游离后腔静脉瘤栓完整切除，左肾静脉瘤栓同样清除干净（病例24图4）。用5-0 Polane线连续缝合腔静脉切口，关闭前肝素水反复冲洗，排出腔静脉气体和血栓。腔静脉处理结束后，行左肾肿瘤根治术，局部组织粘连水肿，但未见明显分离困难，完整游离左肾和肾上腺并切除，手术总时间120分钟。术中出血约800ml，术后转ICU 1天，未出现肺部感染、下肢静脉血栓等并发症，于术后第8天拆线出院。

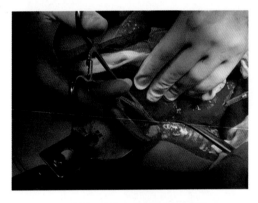 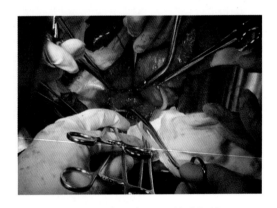

病例24图3　暴露下腔静脉　　　　病例24图4　切开腔静脉取栓

术后病理示："肾透明细胞性肾细胞癌，伴坏死，WHO/ISUP分级Ⅱ级，大小5cm×4.7cm×4cm，癌紧邻肾被膜，累及肾窦脂肪组织；肾血管断端、输尿管断端、肾周脂肪囊、肾盂及肾上腺组织均未见癌累及；周围肾组织间质少量淋巴细胞浸润。（瘤栓）见透明细胞性肾细胞癌"。免疫组化结果：CK7（-），CK20（-），CA-9（+），CD10（+），Vimentin（+），HMB45（-），CD117（-），TFE3（-），AMACR（+），FH（+），SDHB（+），Ki-67（5%+）。

2020年11月19日（术后1个月），复查血液指标和CT未见明显异常。

2021年1月5日（术后2个月），开始行辅助免疫治疗（替雷利珠单抗200mg静脉注射，21天1周期），共完成16周期。随访至今复查颅脑CT、胸腹部CT均未见复发转移。

二、病例分析

该例患者为中年女性，患者平素无自觉症状，因体检才发现左肾占位伴有下腔静脉癌栓。大多数肾癌伴腔静脉癌栓患者早期可无明显的症状，但是随着腔静脉癌栓的增大和增粗逐渐完全堵塞腔静脉的回流时会产生双下肢水肿、孤立的右侧下肢静脉曲张、腹壁浅静脉怒张和腹水等症状。一旦发现肾癌伴腔静脉癌栓，目前对于单个患者而言，完整切除肿瘤和癌栓是唯一可能治愈的方法，不伴有局部淋巴结转移且无远处转移的各类型癌栓患者均首选手术治疗，积极的手术切除可以明显改善患者预后，使患者获得较好的生活质量。而外科手术治疗的关键在于术前准确评估下腔静脉内癌栓的高度，手术方式取决于癌栓分级以及是否侵犯下腔静脉壁，不同的癌栓高度需要有不同的手术处理策略。本例患者通过全腹部增强CT、PET/CT和左肾穿刺活检明确了左肾透明细胞肾细胞癌的临床诊断并排除远处转移，MRI增强检查确定了腔静脉癌栓生长达肝内下腔静脉水平，超过第二肝门上2cm，接近膈肌水平，所以通过完善以上检查，根据Mayo癌栓分级系统可以比较明确诊断为左肾透明细胞癌伴左肾静脉、腔静脉癌栓（Mayo clinic Ⅲ）。

对于Ⅲ级癌栓常规手术方法需采用背驮式肝脏游离技术充分游离肝后下腔静脉段，依次控制癌栓下方下腔静脉、左右肾静脉、第一肝门、膈下下腔静脉后切开取栓，而本例患者其癌栓高度根据Mayo分级虽然仍是Ⅲ级癌栓，但其癌栓已达到第二肝门以上2cm，接近膈肌水平，手术时需充分考虑三个重要因素：①由于腔静脉癌栓位置较高，较难充分显露肝后下腔静脉，肝脏需完全游离翻转角度较大，且合并较大的血管瘤，术中出血可能较多。若需阻断肝上下腔静脉通常会严重影响血液回流，而血流动力学的变化以及可能伴随的血压下降会显著增加患者术中和术后的风险；②需阻断肝脏血供，长时间的阻断肝脏血流可能会导致肝细胞缺血性损伤，进而影响患者的术后肝功能；③分离过程中挤压腔静脉造成癌栓脱落，需准备体外循环，以备开胸的需要。如果术前能通过新辅助药物降低癌栓高度，特别是能下降到第二肝门以下，则无须阻断肝脏血管，只需阻断肝下下腔静脉，将极大地降低手术难度和创伤。

通过术前穿刺病理活检已证实为透明细胞肾细胞癌，是药物治疗效果最好的病理类型。结合文献报道目前靶向联合免疫检测点抑制剂的联合治疗对于晚期肾透明细胞癌的客观缓解率能高达60%，但不良反应发生率较高。考虑该患者年轻耐受性好，我们选择了替雷利珠单抗联合阿昔替尼作为新辅助治疗药物。通过3个周期（21天1个周期）的靶免联合治疗，影像学评估治疗反应为PR，肿瘤原发灶体积缩小，腔静脉内瘤栓高度也明显下降，虽然仍为Ⅲ级癌栓，但已降到第二肝门以下。在整个治疗过程中，药物不良反应均为Ⅰ级，经对症处理后患者耐受性良好。综合评价后，患者通过靶免新辅助治疗后癌栓高度下降，原本预计的癌栓手术难度明显下降，遂计划给患者进行开放左肾癌根治性切除术＋腔静脉切开取栓，局限于游离肝下下腔静脉就成功完成了手术，手术区域无明显组织粘连，时间2小时，出血800ml，明显减小了创伤。

对于局部进展期肾癌术后的辅助治疗能否降低术后复发转移率，影响预后仍存争议。该患者在术前运用新辅助治疗后起到了明显缩瘤作用，并且不良反应可控，依据最新的临床研究结果，我们选择了术后继续行辅助免疫检测点抑制剂治疗1年并进行了2年的随访，到目前为止仍未发现复发转移等异常。

综上所述，该例患者在术前经充分评估后诊断为左肾透明细胞癌伴腔静脉癌栓（Mayo Ⅲ级），癌栓超过了第二肝门2cm，接近膈肌水平，直接手术难度大、创伤大。经过新辅助靶向加免疫治疗后达到了较明显的缩瘤作用，并将癌栓高度下降到了第二肝门下，为降低手术难度创造了良好的条件，避免了肝静脉阻断和开胸治疗，减少了患者的手术创伤。结合术后辅助免疫治疗，患者目前随访3年无复发转移，达到了令人满意的肿瘤控制效果。

三、疾病介绍

肾细胞癌是泌尿系统常见的恶性肿瘤，发病率占成人恶性肿瘤的2%～3%，仅次于前列腺癌和膀胱癌。因肾细胞癌具有血管浸润的生物学倾向，易侵犯肾静脉和腔静脉形成静脉癌栓，新诊断的局部进展期肾癌中有4%～10%合并肾静脉和下腔静脉癌栓，其中10%～25%为Ⅲ级以上癌栓。未经治疗的肾癌合并下腔静脉癌栓患者自然病程短，预后差，中位生存时间约5个月，1年内肿瘤特异性生存率约29%。手术仍然是目前肾癌伴下腔静脉癌栓最主要的治疗方式，若能成功切除伴发的肾静脉和下腔静脉癌栓将可提高约50%患者的长期生存率。无转移患者的术后5年生存率达64%，即使伴发转移，术后联合全身治疗仍能明显改善生活质量，延长生存期。但该术式是泌尿生殖系最高难度的手术之一，通常伴随着严重的术后并发症和较高的围术期死亡率，且随着癌栓级别的升高，手术的难度和风险也随之增加。通常Ⅲ级以上癌栓，若癌栓近心端高度高于第二肝门水平，则需要阻断第一肝门和肝后下腔静脉，手术难度和创伤明显增大。因此术前准确评估十分重要，常规的术前影像学检查包括多普勒超声、CT增强、MRI增强等，特别是多参数MRI增强能更准确地判断癌栓顶端的位置、长度、最大径、占下腔静脉管壁周径比例以及是否浸润下腔静脉壁等。患者条件允许者可行正电子发射计算机断层显像（PET/CT）对全身情况进行评估，发现可能存在的远处转移病灶，对于有远处转移的肾癌癌栓患者更需仔细评估手术能否为患者带来生存获益。

梅奥分类系统（Mayo Clinic Classification）是应用最广泛的癌栓分级标准，在开放手术时代发挥了重要作用。对于瘤栓局限于肾静脉内（Mayo 0级）的肾癌，手术方式总体与根治性肾切除术类似，但需注意的是在离断肾静脉前，必须通过术中超声等手段反复确认瘤栓近心端位置，以避免在瘤栓中段离断，导致近心端脱落引起肺栓塞等相关并发症。对于Mayo Ⅰ～Ⅱ级癌栓则术中需打开下腔静脉取栓，传统以开放手术为主，但对于有丰富微创手术经验的术者，也可选择经腹腔镜或机器人辅助手术。而Mayo Ⅲ～Ⅳ级下腔静脉癌栓达肝内下腔静脉水平以上，是肾癌手术的困难病例，手术难度极大，目前仍以开放手术为主。即使选择开放下腔静脉取栓，患者仍存在大出血、血栓脱落等致命并发症的风险，需心脏、血管和肝脏外科医生以及有经验的麻醉团队的协助下进行手术，并应用体外循环合并深低温停循环以降低死亡率，但创伤大费用高。近年随着腔镜手术机器人系统推动微创技术进一步发展，以往被公认为"微创手术禁区"的肾癌伴腔静脉癌栓手术也在微创化，特别是我国张旭院士团队基于应用解剖学研究及血流动力学规律，发现了肠系膜上动脉、第一、第二肝门血管是决定手术策略的关键解剖标志，提出了适用于微创手术的癌栓分类方法（301分级系统），做到了癌栓手术微创化，甚至部分Ⅳ癌栓也能避免体外循环，实现Ⅰ～Ⅳ级下腔静脉癌栓全面微创化。癌栓手术也从"巨创"到"微创"，使围术期死亡率从5.7%～22.2%降低到0.6%，5年生存率也从18%～51%增长到69%。

　　近年随着晚期肾癌治疗迎来靶向甚至靶向联合免疫时代，客观缓解率（ORR）、缩瘤率都有明显提高，研究者开始探索肾癌静脉癌栓新辅助治疗，目标是降低癌栓分级、缩小静脉癌栓、提高手术切除率和降低手术难度。多项研究表明，舒尼替尼、阿昔替尼、培唑帕尼术前新辅助可能具有降低静脉癌栓分级的作用。一项肾癌合并下腔静脉瘤栓患者的多中心研究，19例患者术前接受舒尼替尼新辅助治疗，与34例患者直接手术进行对比，结果显示新辅助治疗组42.1%瘤栓水平降低，CSS新辅助组中显著提高（72个月vs 38个月，$P=0.023$），并发症发生率无差异（50%对31.6%，$P=0.194$）。另一项研究显示培唑帕尼术前治疗可降低癌栓级别，ORR达44%，78%患者癌栓缩小降级，4例患者避免打开胸腔及体外循环，3例患者避免肝脏移动及肝静脉夹闭，且可减少术中出血和住院时间。这表明靶向药物术前治疗可缩小下腔静脉癌栓，控制原发灶，进一步转化CSS获益。进入靶免治疗时代后，客观缓解率、缩瘤率更是有进一步提高，虽然目前无相关癌栓新辅助的报道，但是已有高危非转移肾透明细胞癌行阿维鲁单抗联合阿昔替尼术前新辅助治疗的报道，结果显示该方案可使原发肿瘤PR率达到30%，并改善了患者的DFS。也有单用纳武利尤单抗新辅助的报道显示所有患者的最佳反应是疾病稳定，1年的中位复发生存率为82%。这些研究都显示了新辅助治疗的潜力，在Mayo Ⅲ～Ⅳ级下腔静脉癌栓的治疗前景备受关注，但术前新辅助免疫治疗是否能够降低复发率、是否会增加瘤体周围纤维化加大手术难度、药物副反应造成手术延迟是否导致疾病进展等需要更多的数据来证实。

四、专家点评

本例患者诊断为左肾癌合并下腔静脉癌栓（Mayo Clinic Ⅲ级，$cT_{3b}N_0M_0$），考虑到患者初诊时下腔静脉癌栓已超过第二肝门，接近膈肌水平，并且伴有肝脏巨大血管瘤，直接手术创伤较大，难度较大，故给予患者行肾穿刺活检，病理提示：肾透明细胞癌。充分告知后行4个周期免疫联合靶向新辅助治疗，完成后再次评估患者，原发病灶较前缩小，癌栓高度下降约3cm，虽然并未降级，但癌栓已下降至第二肝门下，故我们开放手术中未完全游离肝脏，也未游离肝后下腔静脉就完成了手术，时间短、出血量少，明显减少了创伤，患者术后8天出院，目前规律随访3年，暂无复发或转移。本案例唯一美中不足的地方是未采用微创化的机器人辅助技术，原因有两个：①因本中心达·芬奇机器人刚装机不久，对于该类手术经验不足，担心失败率高；②该患者进行了靶向联合免疫的新辅助治疗，为本中心首例，是否会因组织药物反应造成手术难度加大，特别是腔静脉分离；基于上述两个原因，我们选择开放手术，现如今我科已完成达·芬奇机器人手术突破1000例，目前对于该类癌栓手术（Ⅰ级、Ⅱ级甚至部分Ⅲ级）常规行机器人辅助微创手术，都取得了良好的效果。

另外新辅助治疗是目前肾癌合并腔静脉癌栓综合治疗的新热点，如何将腔静脉内癌栓降期降级（特别是Ⅲ/Ⅳ级癌栓），从而可以选择创伤更小的手术方式，甚至完全微创化机器人辅助？如何降低术后复发率和转移率？如何确定新辅助用药时间和停药时间？如何延长患者的无疾病进展生存时间和总体生存时间？如何寻找对新辅助药物敏感人群？这些都是目前新辅助治疗尝试解决的问题。但就目前关于新辅助治疗的研究，仍然多是样本量较小、回顾性的、证据级别较低的研究。最近报道了几项前瞻性研究给人留下深刻印象，特别是NAXIVA研究显示阿昔替尼新辅助治疗伴静脉癌栓的肾透明细胞癌，客观缓解率达到31.3%，29.4%的患者癌栓水平降低，41%的患者手术范围缩小，但有4个患者未能按计划进行手术。另一项重磅研究NeoAvAx显示阿维鲁单抗联合阿昔替尼新辅助治疗局限性高复发风险肾癌的部分缓解率（PR）达到30%，中位肿瘤缩小20%，并改善了DFS，无治疗相关的手术延迟和原发灶疾病进展发生。尽管如此，仍缺乏强有力的循证医学证据支持肾癌合并腔静脉癌栓患者可以从新辅助治疗中获益，但是从目前现有的部分研究让我们看到了新辅助治疗的可行性。

（病例提供者：王雪刚　蒋炳良　厦门大学附属第一医院）

（点评专家：王雪刚　厦门大学附属第一医院）

参考文献

[1]Blute ML，Leibovich BC，Lohse CM，et al.The Mayo Clinic experience with surgical management，complications and outcome for patients with renal cell carcinoma and venous tumour thrombus[J].BJU Int，2004，94（1）：33-41.

[2]Haferkamp A，Bastian PJ，Jakobi H，et al.Renal cell carcinoma with tumor thrombus extension into the vena cava：prospective long-term followup[J].J Urol，2007，177（5）：1703-1708.

[3]Lenis AT，Burton CS，Golla V，et al.Cytoreductive nephrectomy in patients with metastatic renal cell carcinoma and venous thrombus-Trends and effect on overall survival[J].Urol Oncol，2019，37（9）：577.e9-577.e16.

[4]Pouliot F，Shuch B，Larochelle JC，et al.Contemporary management of renal tumors with venous tumor thrombus[J].J Urol，2010，184（3）：833-841；quiz 1235.

[5]马鑫，宣云东，黄庆波，等.肾癌合并下腔静脉癌栓的机器人手术策略[J].临床外科杂志，2021，29（02）：104-107.

[6]Lebacle C，Bensalah K，Bernhard JC，et al.Evaluation of axitinib to downstage cT2a renal tumours and allow partial nephrectomy：a phase Ⅱ study[J].BJU Int，2019，123（5）：804-810.

[7]Field CA，Cotta BH，Jimenez J，et al.Neoadjuvant Sunitinib Decreases Inferior Vena Caval Thrombus Size and Is Associated With Improved Oncologic Outcomes：A Multicenter Comparative Analysis[J].Clin Genitourin Cancer，2019，17（3）：e505-e512.

[8]Okamura Y，Terakawa T，Sakamoto M，et al.Presurgical Pazopanib Improves Surgical Outcomes for Renal Cell Carcinoma With High-level ⅣC Tumor Thrombosis[J].In Vivo，2019，33（6）：2013-2019.

[9]Bex A，van Thienen JV，Schrier M，et al.A Phase Ⅱ，single-arm trial of neoadjuvant axitinib plus avelumab in patients with localized renal cell carcinoma who are at high risk of relapse after nephrectomy（NEOAVAX）[J].Future Oncol，2019，15（19）：2203-2209.

[10]Carlo MI，Attalla K，Mazaheri Y，et al.Phase Ⅱ Study of Neoadjuvant Nivolumab in Patients with Locally Advanced Clear Cell Renal Cell Carcinoma Undergoing Nephrectomy[J].Eur Urol，2022，81（6）：570-573.

[11]Stewart GD，Welsh SJ，Ursprung S，et al.A Phase Ⅱ study of neoadjuvant axitinib for reducing the extent of venous tumour thrombus in clear cell renal cell cancer with venous invasion（NAXIVA）[J].Br J Cancer，2022，127（6）：1051-1060.

病例25　肾脏原发尤文肉瘤的临床分析

一、病历摘要

（一）基本信息

患者男性，28岁，主因"突发右上腹痛1小时"入院。

患者于2022年10月曾有尿色偏红，当时有轻微腹痛不适，无尿频、尿急、尿痛，无恶心、呕吐等不适，未予重视，未行诊疗，后尿色转黄。2022年11月无明显诱因下突发右上腹痛就诊，为持续性胀痛，程度较剧烈，伴尿色偏红，可疑血凝块解出，遂至急诊就诊。查全腹增强CT显示：右肾门处血肿伴右肾包膜下积血考虑，右肾上极显示不清，右肾周间隙、结肠旁沟渗出。排除禁忌后行右肾动脉栓塞术，术后好转出院。2023年1月门诊复查肾脏增强CT显示：右肾术后，右肾巨大混杂密度影，肿瘤伴出血首先考虑，对照2022年11月CT右肾周渗出减少。建议住院手术治疗，门诊拟"右肾肿瘤"收住入院。

回顾系统病史，患者既往身体健康。否认高血压、糖尿病等病史，否认吸烟、饮酒个人史，否认肿瘤家族史和手术史。

（二）临床诊断

1. 右肾占位性病变

2. 右肾肿瘤破裂出血栓塞术后

（三）诊疗经过

患者急诊入院，我院2022年11月29日全腹增强CT显示：右肾增大，肾门部可见团块状混杂密度影，大小约11.0cm×9.8cm，增强后强化不明显。右肾周围可见环形高密度影，增强后未见明显强化，右肾上极显示不清。右肾动静脉受压狭窄。右侧肾周筋膜增厚，右肾周间隙、结肠旁沟见少许片絮状低密度影。诊断：右肾门处血肿伴右肾包膜下积血考虑，右肾上极显示不清，右肾周间隙、结肠旁沟渗出（病例25图1）。肺部CT：两肺胸膜下炎症考虑，以两肺下叶为著，建议治疗后复查。右侧少许胸腔积液。2022年11月29日1：24血常规：血红蛋白122g/L。凝血功能：纤维蛋白原4.60g/L；活化部分凝血活酶时间3.6秒；D-二聚体7 294μg/L。超敏C反应蛋白48.71mg/L。初步诊断为右肾肿瘤破裂出血，错构瘤考虑。经充分告知后，患者及家属决定暂拒绝急诊手术，要求保守治疗。嘱患者卧床，监测血常规变化，完善肾增强MRI，根据检查结果再制订具体手术方案。介入科会诊认为患者右肾病灶缺乏血供，暂不考虑急诊介入治疗，暂予支持治疗。观察血常规变化，完善肾动脉CTA。

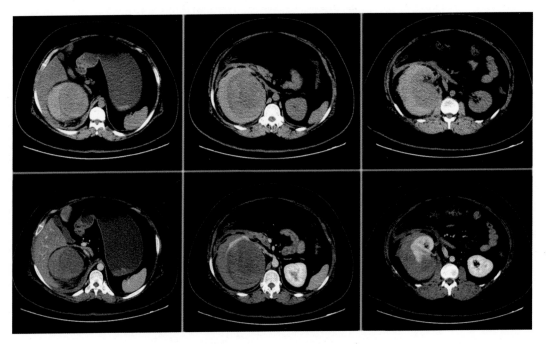

病例25图1　全腹增强CT

显示右肾门处血肿伴右肾包膜下积血，右肾周间隙、结肠旁沟渗出。

2022年11月29日肾脏增强MRI显示：右肾中上部见团块状异常信号影，边界尚清，范围约9.3cm×10.5cm×11.9cm，信号欠均匀，T_2WI上呈混杂高信号，T_1WI上呈偏低信号，内见絮状高信号，DWI上呈混杂高信号，增强后强化欠均匀。右肾周可见弧形T_1高T_2低信号影，DWI上呈高信号，增强后其内絮状强化影，右肾周见片状类似信号影。诊断：右肾中上极占位，首先考虑血管平滑肌脂肪瘤（AML）伴肾包膜下及肾周间隙积血，请结合临床及其他检查（病例25图2）。2022年11月29日双肾动静脉CTA：右肾前极动脉可见小片状造影剂，右肾实质和肾周围可见大片高密度影。左侧肾动脉全程显示良好。左侧动脉血管壁显示光整，管径粗细均匀一致，未见局部狭窄。两侧肾静脉及下腔静脉未见明显狭窄，未见明显充盈缺损。周围未见明显异常迂曲血管团。诊断：右肾前极假性动脉瘤考虑，建议DSA检查。2022年11月29日15：56血常规：红细胞计数$3.73×10^{12}$/L；血红蛋白98g/L。患者血红蛋白进行性下降，考虑进行性出血。经专科会诊后急诊行右肾选择性肾动脉造影＋栓塞术。VTE筛查为中危VTE风险＋高出血风险，暂不予抗凝治疗。后患者病情稳定，予以出院，嘱定期随诊，限期手术治疗。

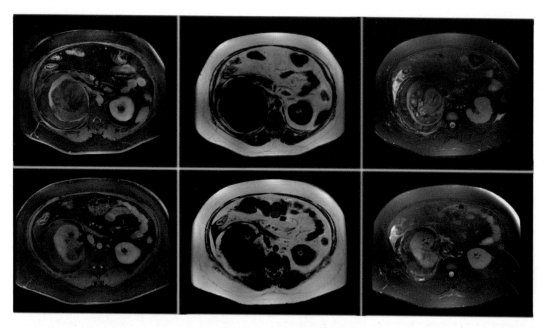

病例25图2　肾脏增强MRI

显示右肾中上极占位，首先考虑AML伴肾包膜下及肾周间隙积血。

2023年1月患者至门诊复查，2023年1月29日肾脏增强CT显示：右肾栓塞术后，术区可见金属影。右肾体积增大，肾外形饱满，右肾内可见一大小约12cm×11cm类圆形边缘清楚的软组织块影，内密度不匀，增强后动脉期病灶实性成分强化；病灶周围见片絮状稍高密度影，右侧肾前筋膜增厚。左肾形态正常，未见明显异常密度影，周围脂肪间隙清晰。腹膜后未见明显肿大淋巴结影。诊断：右肾术后，右肾巨大混杂密度影，肿瘤伴出血首先考虑，对照2022年11月29日CT右肾周渗出减少（病例25图3）。2023年2月1日肺部CT：右肺上叶及中叶纤维增殖灶，对比前次CT原炎症基本吸收。考虑患者目前病情稳定，遂住院行右侧根治性肾脏切除术。

手术标本病理检查（病例25图3）：右肾全切除标本，大小14.5cm×12cm×9cm，于肾中上极见一多彩样肿物，大小11cm×9cm×10cm，切面灰白、灰黄、灰褐多彩样，局部见坏死出血。镜示：肿瘤细胞由形态单一的小圆细胞组成，呈实性巢团状、器官样排列，局灶呈菊形团排列，细胞核圆，浓染。核分裂像易见，可见广泛坏死，输尿管切缘阴性。免疫组化：CK7（-），CK20（-），CD44v6（-），GATA-3（-），Ki-67（+，60%），P53（散在+），PAX-8（-），HER2（0），CD45（-），CK（pan）（-），Bcl-2（弱+），S-100（-），Desmin（-），Syn（-），CgA（-），CD99（膜+），WT1（-），Cyclin D1（核+），Fli-1（核+），BCOR（灶性+）。诊断意见：（右肾肿瘤）小圆细胞恶性肿瘤，结合形态、免疫组化及分子检测结果符合尤文肉瘤。荧光染色体原位杂交（FISH）（EWSR1分离）检测：计数细胞100个，信号分离的细胞有1个，占比为1%；另可见80个细胞呈黄色融合信号＋单独红色信号（不典型阳性信号），占比为80%，结果为阳性（采用阴性阈值为15%）。结合术后病理、免疫组化和FISH检查结果，考虑诊断为肾脏原发尤文肉瘤。患者术前影像检查结果未见可疑肺部、肝脏、腹腔淋巴结转移。术后患者恢复顺利，后转入肿瘤科，采用VAC（长春新碱、阿霉素和环磷酰胺）方案化疗和放射治疗。术后随访4个月，肿瘤未见复发及转移病灶。

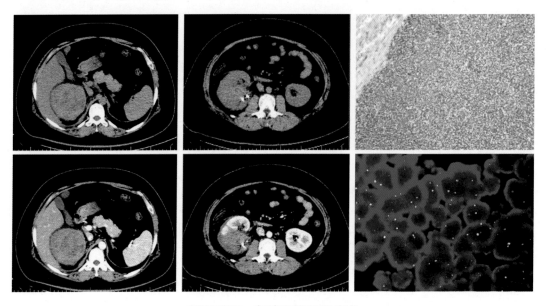

病例25图3　肾脏增强CT及病理

CT显示右肾栓塞术后，右肾巨大混杂密度影，考虑肿瘤伴出血。右侧图片为术后病理及FISH检测结果。

二、病例分析

该例患者为年轻男性，首发症状为肉眼血尿，伴轻微腹痛不适，未行诊疗，尿液自行转黄。后突发持续性右上腹剧烈胀痛，伴血尿，尿中可见血凝块。急诊检查发现右肾上极巨大占位性病变，考虑右肾肿瘤破裂出血。"肉眼血尿、腰痛和腹部肿块"为肾癌"三联征"。肾脏ES/PNET非常罕见，好发于20～30岁的青壮年群体。疾病临床表现缺乏特异性，与散发性肾癌相似，早期常无任何症状。本例患者突发右上腹剧烈胀痛伴血尿和血凝块，往往提示肿瘤破裂出血，因出血牵张肾包膜或刺激肾周组织导致疼痛，血凝块通过输尿管时可发生肾绞痛。本例患者身高170cm，体重90kg，BMI 31.1，体型肥胖，查体时可触及肿块，但患者自己平时难以察觉。与散发肾癌相比，肾脏ES/PNET恶性程度高、生长速度快，患者就诊时，病灶体积一般较大。由于肿瘤生长过快，瘤体过大，容易因外力或其他因素导致肿瘤破裂出血。该病例临床表现为典型的"三联征"、右肾上极巨大肿瘤及肿瘤破裂出血，其发病年龄和临床表现符合肾脏ES/PNET发病年龄早、肿瘤生长速度快的特点。

肾脏ES/PNET病影像学表现缺乏特异性，目前肾脏CT平扫＋增强扫描为首选检查。患者首次全腹增强CT显示右肾门部团块状混杂密度影，大小11.0cm×9.8cm，增强后强化不明显。右肾周围环形高密度影，增强后未见明显强化，右肾上极显示不清。右肾动静脉受压狭窄。右侧肾周筋膜增厚，右肾周间隙、结肠旁沟见少许片絮状低密度影。首先考虑右肾门处血肿伴右肾包膜下积血。肾脏增强MRI首先考虑右肾中上极占位（AML）伴肾包膜下及肾周间隙积血。前期影像检查因肿瘤破裂出血很难与散发肾癌相鉴别。双肾动静脉CTA提示右肾前极假性动脉瘤形成。监测血常规变化显示血红蛋白进行性下降，提示存在进行性出血。遂急诊行右肾选择性肾动脉造影＋栓塞术。后患者病情稳定，准备行手术治疗。术前肾脏增强CT显示右肾内可见一大小约12cm×11cm类圆形边缘清楚的软组织块影，内密度不匀，增强后动脉期病灶实性成分强化；病灶周围见片絮状稍高密度影，右侧肾前筋膜增厚。腹膜后未见明显肿大淋巴结影。仍考虑右肾巨大肿瘤伴出血。本病例肿瘤CT显示为类圆形边缘清楚的软组织块，与典型ES/PNET影像不完全符合，病灶内密度不匀，增强后不均匀强化等CT表现与既往文献报道基本相符。

患者栓塞术后2个月，考虑病情稳定，遂住院行右侧根治性肾切除术。术后大体病理示肾中上极一多彩样肿物，切面灰白、灰黄、灰褐多彩样，局部见坏死出血。镜下见肿瘤细胞为小圆细胞，形态单一，局灶呈菊形团排列。免疫组化示CD99（膜+），Fli-1（核+），Ki-67（+，60%）。本例患者CD99和FLi-1均呈阳性表达，与文献报道一致。患者的Ki-67（+，60%），提示肿瘤恶性程度高。荧光染色体原位杂交（FISH）（EWSR1分离）检测结果阳性。结合病理形态、免疫组化及分子检测结果，符合肾脏ES/PNET诊断。

患者术前影像检查结果未见可疑肺部、肝脏、腹腔淋巴结转移。术后患者恢复顺利，后转入肿瘤科，采用VAC（长春新碱、阿霉素和环磷酰胺）方案化疗和放射治疗。术后随访4个月，肿瘤未见复发及转移病灶。

ES/PNET恶性程度非常高，具有较强的侵袭性，常侵犯浸润周围组织，约66%的患者在诊断时存在转移，最常见的转移部位是肺（60%）、肝脏（37%），其次是腹部淋巴结（20%）、骨骼（16%），预后极差。本例患者诊断时未见周围组织浸润和转移性病变。

目前对肾ES/PNET的治疗尚无理想方案。根治性肾切除术是首选治疗方法，术后辅助放、化疗可以大幅提高患者5年生存率。本病例总体情况尚可，首选了根治性肾切除治疗。术后恢复顺利，后转入肿瘤科，采用VAC（长春新碱、阿霉素和环磷酰胺）方案化疗和放射治疗。术后随访4个月，肿瘤尚未见复发及转移病灶。

三、疾病介绍

尤文肉瘤（ewing sarcoma，ES）归类于尤文肉瘤家族肿瘤（ewing sarcoma family of tumors，ESFT），包括骨尤文肉瘤、骨外型尤文肉瘤、原始神经外胚层肿瘤（primitive neuroectodermal tumor，PNET）和胸肺部小细胞恶性肿瘤。是一种少见、生长迅速的小圆形细胞恶性肿瘤，起源于神经外胚层。好发于儿童/年轻人软组织和骨骼，骨外型尤文肉瘤好发于脊柱旁、躯干、腹膜后、四肢，少见发生于头颈和实质脏器，而肾脏原发尤文肉瘤非常罕见，国内外大多数为个案报道。美癌症研究中心对SEER数据库中1631例尤文肉瘤病例的分析显示，ES/PNET好发于儿童及青少年，初诊年龄为0～24岁的患者占76.3%，男性略多于女性，占60.3%。可发生在几乎所有的骨和软组织中，但最常发生于骨盆、中轴骨和股骨。骨外型尤文肉瘤极少见，占ES/PNET的15%～20%，占软组织恶性肿瘤的1.1%，PNET占软组织肿瘤的4%。

常见肾恶性肿瘤依次为肾细胞癌、肾盂癌、肾母细胞瘤、转移癌等，其他肾恶性肿瘤非常少见，如肾肉瘤、淋巴瘤。肾脏ES/PNET比较罕见，好发于20～30岁的青壮年群体，发病年龄略高于骨尤文肉瘤，男女比例为3∶1。临床症状主要包括疼痛（54%）、血尿（29%）和腹部包块（28%）。该病临床表现缺乏特异性，与散发性肾癌（以下简称肾癌）相似，早期常无任何症状。间断无痛肉眼血尿是肾肿瘤的常见症状，表明肿瘤已经侵入肾盏、肾盂。中晚期因肿瘤较大可产生相应的占位效应，或破裂出血而出现腰腹部胀痛。当肿瘤累及肾静脉或下腔静脉时可有精索静脉曲张表现，部分患者也可出现体质量减轻和发热等全身症状。肉眼血尿、腰痛和腹部肿块的临床表现被称为肾癌的"三联征"，由于超声、CT等检查的普及，早期肾癌检出率提高，典型的"三联征"现已少见。多数患者仅出现上述症状的一项或两项，三项都出现者占10%左右，其中任何一项都是病变发展到较晚期的临床表现。与肾癌相比，肾脏ES/PNET恶性程度高、生长速度快，患者就诊时，病灶体积一般较大，由于肿瘤生长过快，肿瘤滋养血管不能满足肿瘤生长需要，瘤体容易出现坏死囊变。

肾脏ES/PNET病影像学表现缺乏特异性，目前肾脏CT平扫＋增强扫描为首选检查。既往研究表明，肾脏ES/PNET与散发肾癌的肿瘤发生部位无显著差异。ES/PNET多表现为形态不规则的软组织肿块；而大多数肾癌形态较规则，仅少数形态不规则，这可能是由于ES/PNET恶性程度极高，生长速度快，瘤体内各区域肿瘤细胞增生活跃，但增生速度不一所致。ES/PNET具有高度侵袭性、浸润性生长的特点，影像上与正常肾组织界限不清，Ellinger等报道，57.6%的ES/PNET患者初诊时已处于临床进展期，59%的患者可浸润周围组织或出现远处转移；而肾癌生长多较缓慢，常伴有假包膜形成，也极少侵犯周围组织或出现远处转移，因此肿瘤边界多较清晰。肾癌多表现为密度均匀的实性软组织肿块，而ES/PNET瘤体内常伴有囊变坏死，CT扫描时瘤体密度不均匀，增强后肿瘤实性成分呈不均匀轻-中度渐进性强化，而囊性成分无强化，这可能与肿瘤生长速度过快，而肿瘤滋养血管和营养供应不能满足肿瘤快速生长需要有关。两者在是否伴有出血和钙化方面无明显差异。Kumar等研究认为肾脏ES/PNET具有以下特点，有助于与肾癌鉴别：①患者平均年龄（24.2±7.55）岁（12~37岁），明显低于肾癌；肿瘤体积更大，平均（13.76±5.335）cm（6~23.2cm）；②瘤内多发不规则分隔，不仅存在于坏死病灶中，也存在于实性病灶内，而典型肾癌很少有分隔；③多表现为边界模糊的浸润性内生性肿块，而肾癌多为外生性肿块，边缘受限；④具有更高的侵袭性，易侵犯周围组织，常见肾静脉、下腔静脉瘤栓形成；⑤增强动脉期和延迟期均为明显弱强化，这与巨大肿瘤血供缺乏有关，与肾透明细胞癌等富血供肾癌亚型相鉴别，但不能鉴别乏血供肾癌亚型，如肾乳头状癌、集合管癌等；但定性特征综合分析将有助于鉴别乏血供肾癌亚型，如年轻患者，巨大内生性弱强化肿块累及血管，则优先考虑肾脏ES/PNET而不是肾癌。

病理组织学是诊断肾脏ES/PNET的"金标准"。ES/PNET具有相似的病理学特征和以EWSR1基因易位为表现的分子特征。肾脏ES/PNET肉眼观察大体标本多为灰红色或灰白色、鱼肉状，质软而脆，与周围组织分界欠清晰，常见可伴有灶性出血、坏死或囊性变。镜下肿瘤细胞常呈小圆形、弥漫性排列、形态较为单一；核大、深染，易见核分裂象，胞质少，界限不清，其内可见空泡；细胞排列成片，呈不规则小叶状，叶间有丰富纤维血管间隔；局部可见细胞围绕血管形成特征性的Homer-Wright菊形团样结构，是诊断ES/PNET的重要依据。菊形团样结构也可见于其他肾脏肿瘤中，如肾脏透明细胞肉瘤，因此鉴别诊断价值有限，还需要进一步的免疫组化和细胞遗传学检查。免疫组织化学染色中，95%的病例CD99呈阳性表达，70%的病例FLI-1呈阳性表达，两者联合应用可进一步提高诊断特异性。Ki-67主要反映肿瘤细胞增殖活性，其高水平表达常提示肿瘤细胞增生活跃，恶性程度高。90%~95%的ES/PNET患者存在11号和22号染色体相互易位t（11；22）（q24；q12），并形成EWS-FLI1融合基因，可用FISH法检测。这些方法进一步提高了ES/PNET诊断的准确性。

肾脏ES/PNET恶性程度高，具有较强的侵袭性，常侵犯浸润周围组织，早期即可出现远处转移，约66%的患者在诊断时存在转移，最常见的转移部位是肺（60%）、肝脏（37%），其次是腹部淋巴结（20%）、骨骼（16%），预后极差。早期病例术后5年生存率为45%~55%，晚期病例的中位无复发生存期仅为2年。

目前对肾ES/PNET的治疗尚无理想方案，主要参考骨尤文肉瘤的治疗策略对患者进行施治，即手术切除原发灶并结合化放疗。根治性肾切除术是首选治疗方法，既往研究表明，接受或不接受肾切除术患者的2年总生存期分别为80%和30%，而术后辅助放、化疗可以将5年生存率从不足10%提高至45%~55%。而散发肾癌对放、化疗缺乏敏感性，且保留肾单位的肾部分切除术更有利于部分患者的预后。最常用的化疗方案是VAC（长春新碱、阿霉素和环磷酰胺）与IE（异环磷酰胺和依托泊苷）交替使用。本病对放疗敏感度一般，照射方案亦参考骨尤文肉瘤的治疗，在晚期患者或侵犯肾周筋膜时可考虑。

鉴别诊断：①成人肾母细胞瘤：发病年龄与ES/PNET相仿，但其侵袭性较弱，瘤体内易出现钙化，且免疫组织化学染色时WT-1多为阳性表达，可与之鉴别；②肾透明型细胞癌：好发于中老年人，坏死、囊变多见，增强后呈"快进快出"型强化，而肾脏ES/PNET发病年龄较低，增强后呈轻-中度强化；③乳头状肾细胞癌：强化方式与ES/PNET相仿，Ⅰ型乳头状细胞癌不易发生坏死囊变，易与ES/PNET区分，但Ⅱ型乳头状细胞癌恶性程度较高，肿瘤易发生坏死囊变，不易与ES/PNET区分，最终区分仍需要病理学检查。

综上所述，肾脏ES/PNET临床上较为少见，无典型临床表现，CT征象缺乏特异性，诊断主要依靠组织病理学检查；其具有较强的局部复发和远处转移能力，对化放疗不敏感，预后极差。建议一旦发现，尽早行外科手术治疗，术后常规辅助放化疗并密切随访，以期最大可能地提高患者生存率。

四、专家点评

本例患者诊断为右肾原发尤文肉瘤（ES/PNET），患者初诊时表现为肿瘤破裂出血，右肾前极假性动脉瘤形成，活动性出血，遂急诊行右肾选择性肾动脉栓塞术。栓塞术后2个月，考虑患者病情稳定，遂进行右侧根治性肾切除术，手术顺利。结合术后病理、免疫组化及FISH检测结果，诊断为肾脏ES/PNET。该疾病恶性度高，早期即可出现远处转移，患者术前影像检查结果未见可疑肺部、肝脏、腹腔淋巴结转移。术后进行PET/CT检查有助于发现早期转移灶，本例患者未进行PET/CT检查。患者术后采用VAC方案化疗和局部放射治疗。目前患者规律随访，暂无复发或转移。

肾脏原发尤文肉瘤/原始神经外胚层肿瘤（ES/PNET）是罕见的肾脏恶性肿瘤，在临床表现和CT影像上缺乏特异性，不易与散发性肾癌相鉴别。本例患者首诊时肿瘤破裂出血，且肿瘤边界相对清晰等不典型影像学表现加大了临床诊断的难度。该病的明确诊断仍需要依赖组织病理、免疫组化及FISH检测结果，同时综合考虑患者病史特点和影像学表现。多学科讨论（MDT）有助于提高该病诊断的准确性和效率。该病的临床及影像表现有一定特点，当青年患者肾脏巨大不均质肿块，瘤内见多灶性或弥漫性出血、坏死，伴周围脏器、血管侵犯，增强强化不明显并伴分隔时，应考虑本病的可能。

肾脏ES/PNET恶性程度高，进展快，一旦确诊，应尽早行肾脏根治性切除，术后辅助放化疗，并密切随访病情变化。早诊断，早治疗，多学科联合诊治，密切随访有望最大限度地提高患者生存率。

近期，美国食品和药物管理局（FDA）授予TP-1287孤儿药资格认定，用于治疗尤文肉瘤患者。TP-1287是一种正在研究的CDK9抑制剂Alvocidib的口服磷酸盐原药，通过酶解产生alvocidib。Alvocidib附着在CDK9的ATP结合位点，并阻止CDK9的磷酸化，进而抑制c-MYC和MCL-1等基因转录，导致各种肿瘤细胞的凋亡。临床实验显示Alvocidib在多种血液恶性肿瘤中能够抑制肿瘤细胞生长。该药有望为尤文肉瘤患者提供更多的治疗选择，帮助改善患者的治疗效果。

（病例提供者：马学友　何　宁　浙江大学医学院附属第一医院）

（点评专家：林奕伟　浙江大学医学院附属第一医院）

参考文献

[1]冯瑶杰，瞿姣，危春容，等.骨外尤文肉瘤/外周原始神经外胚层肿瘤的CT及MRI表现[J].放射学实践，2020，35（07）：900-904.

[2]Jawad MU，Cheung MC，Min ES，et al.Ewing sarcoma demonstrates racial disparities in incidence-related and sex-related differences in outcome：An analysis of 1631 cases from the SEER database，1973-2005[J].Cancer，2009，115（15）：3526-3536.

[3]Cotterill S J，Ahrens S，Paulussen M，et al.Prognostic factors in Ewing's tumor of bone：analysis of 975 patients from the European Intergroup Cooperative Ewing's Sarcoma Study Group[J].J Clin Oncol，2000，18（17）：3108-3114.

[4]Alasmari F，Albadawe H，Alkhateeb S，et al.Primary Ewing's sarcoma of the kidney：A case report[J].Int J Surg Case Rep，2017，41：65-67.

[5]刘畅，崔立刚，王宏磊.肾尤文氏肉瘤/原始神经外胚层肿瘤：1例报道并文献复习（英文）[J].北京大学学报（医学版），2017，49（05）：919-923.

[6]Ayati M，Farzin A，Rezazadeh S，et al.Management of primary Ewing sarcoma of the kidney with inferior vena cava（ⅣC）tumor thrombosis[J].Urol Case Rep，2021，34：101510.

[7]毕文浩，俞能旺，蒋立城.肾脏原发性尤文肉瘤1例[J].山东大学学报（医学版），

2022，60（10）：117-119.

[8]Ellinger J，Bastian PJ，Hauser S，et al.Primitive neuroectodermal tumor：rare，highly aggressive differential diagnosis in urologic malignancies[J].Urology，2006，68：257-262.

[9]Kumar P，Singh A，Deshmukh A，et a1. Qualitative and quantitative CECT features for differentiating renal primitive neuroectodermal tumor from the renal cell carcinoma and its subtypes[J].Br J Radiol，2019，92（1094）：20180738.

[10]魏晋艳，刘静妮，张学凌，等.肾脏尤文肉瘤/原始神经外胚层肿瘤与乳头状肾细胞癌的CT征象比较[J].中国医学影像学杂志，2021，29（9）：935-939.

[11]Ellinger J，Bastian PJ，Hauser S，et al.Primitive neuroectodermal tumor：rare，highly aggressive differential diagnosis in urologic malignancies[J].Urology，2006，68（2）：257-262.

[12]李世杰，陈小楠，吴斌.乳头状肾细胞癌60例临床特点及预后相关因素分析[J].中国肿瘤外科杂志，2019，11（1）：41-44，49.

[13]刘显旺，李颖，郝艳，等.肾脏尤文肉瘤/原始神经外胚层肿瘤CT表现与病理分析[J].临床放射学杂志，2021，40（10）：1974-1977.

[14]张林林，蔡文，黄吉炜，等.原发肾脏原始神经外胚层肿瘤/尤文肉瘤7例临床分析[J].现代泌尿外科杂志，2019，24（12）：1013-1018.

[15]Kumar P，Singh A，Deshmukh A，et al.Qualitative and quantitative CECT features for differentiating renal primitive neuroectodermal tumor from the renal cell carcinoma and its subtypes[J].Br J Radiol，2019，92（1094）：20180738.

[16]Murugan P，Rao P，Tamboli P，et al.Primary ewing sarcoma/primitive neuroectodermal tumor of the kidney：A clinicopathologic study of 23 cases[J].Pathol Oncol Res，2018，24（1）：153-159.

[17]Parham DM，Roloson GJ，Feely M，et al.Primary malignant neuroepithelial tumors of the kidney：a clinicopathologic analysis of 146 adult and pediatric cases from the national wilms' tumor study group pathology center[J].Am J Surg Pathol，2001，25（2）：133-146.

[18]Habermann H，Bennsch M，Schips L，et al.Findings and clinical course of a localized primitive peripheral neuroectodermal tumor of the kidney[J].Urol Int，2003，71（3）：319-321.

[19]Casella R，Moch H，Rochiltz C，et al.Metastatic primitive neuroectodermal tumor of the kidney in adults[J].Eur Urol，2001，39（5）：613-617.

[20]Albergo J，Gaston CLL，Parry MC，et al.Risk analysis factors for local recurrence in

Ewing's scarcoma: when should adjuvant radiotherapy be administered? [J].Bone Joint J, 2018, 100（2）: 247-255.

[21]Risi E, Iacovelli R, Altavilla A, et al.Clinical and pathological features of primary neuroectodermal tumor/Ewing sarcoma of the kidney[J].Urology, 2013, 82（2）: 382-386.

[22]Gelli R, Cai G.Ewing sarcoma/primitive neuroectodermal tumor of the kidney: a rare and lethal entity[J].Arch Pathol Lab Med, 2016, 140（3）: 281-285.

[23]Bacci G, Ferrari S, Longhi A, et al.Role of surgery in local treatment of Ewing's sarcoma of the extremities in patients undergoing adjuvant an neoadjuvant chemotherapy[J].Oncol Rep, 2004, 11（1）: 111-120.

病例26　左肾癌伴下腔静脉心房癌栓的综合治疗

一、病历摘要

（一）基本信息

患者男性，74岁，因"双下肢水肿伴腹水半年，B超发现左肾占位"入院。

患者于2021年1月无明显诱因出现双下肢对称性非凹陷性水肿，伴腹水半年，踝部明显，水肿约肿至小腿中段，伴乏力感。无肉眼血尿，无腰痛、腹痛，无尿频、尿急、尿痛。至当地医院就诊，外院诊疗行B超、CT等检查，排除血栓及心肺功能不全等原因，发现左肾占位，保守治疗后下肢水肿及乏力稍缓解。2020年4月首次于我院就诊，行双肾MRA示：左肾浸润性恶性肿瘤（直径约110mm×75mm）伴左肾静脉及下腔静脉内癌栓形成、向上达右心房（Mayo clinic Ⅳ），向下超过左肾静脉下缘水平约2.8cm，腰大肌深面可见侧支循环开放。门诊拟诊为"左肾肿瘤伴腔静脉癌栓形成（Mayo Ⅳ级）"，转至我院进一步诊疗。

回顾系统病史，患者高血压病史5年余，口服氨氯地平等降压药物，血压控制可。否认吸烟、饮酒个人史，否认肿瘤家族史和手术史。能自由走动及生活自理，日间近一半时间可以起床活动。

（二）临床诊断

1. 左肾肿瘤伴腔静脉癌栓（Mayo Ⅳ级）（$T_{3c}N_0M_0$）

2. 高血压2级（中危）

3. 腹水

4. 严重贫血

（三）诊疗经过

2020年4月双肾MRA示左肾浸润性恶性肿瘤伴左肾静脉及下腔静脉内癌栓形成、向上达右心房（Mayo clinic Ⅳ），向下超过左肾静脉下缘水平约2.8cm，腰大肌深面可见侧支循环开放（病例26图1）。

2020年4月17日我院PET/CT示（病例26图2）：左肾团块伴FDG代谢增高，其实质内见大小约110mm×75mm软组织团块影，边界不清，密度不均匀，FDG代谢不均匀增高，SUVmax 9.9，考虑恶性病变；伴左肾静脉、下腔静脉、右心房内见软组织影填充，FDG代谢增高，SUVmax 7.4，考虑癌栓可能大。腹主动脉旁见多发淋巴结影，FDG代谢未见明显增高，建议随访。

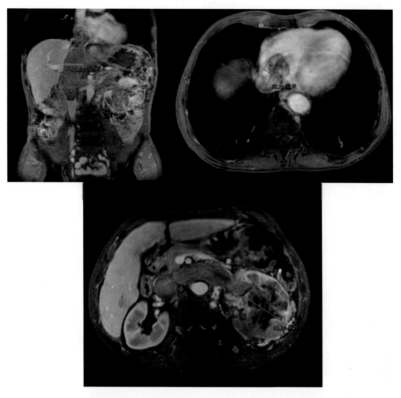

病例26图1　术前MRI（2020年4月）示左肾浸润性恶性肿瘤伴左肾静脉及下腔静脉内癌栓形成

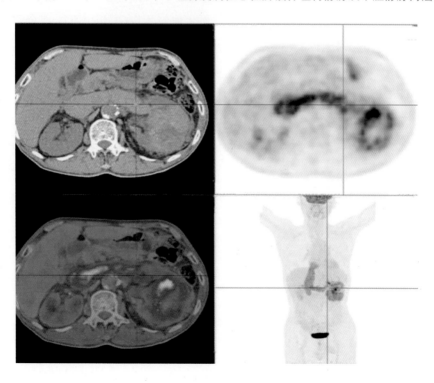

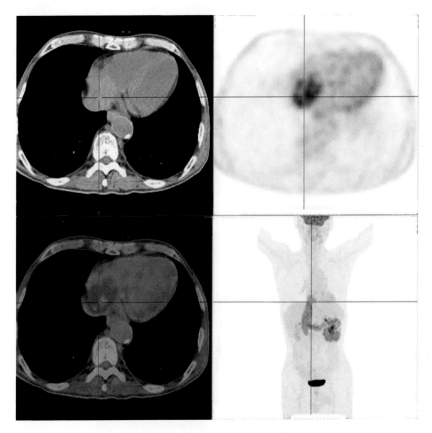

病例26图2　术前PET/CT示左肾恶性病变伴左肾静脉、下腔静脉、右心房内癌栓可能大

　　考虑到患者全身状况较差，存有严重贫血（血红蛋白69g/L）不能完全耐受较大创伤手术，逐于2020年5月5日完善相关检验检查，后于我院行"左肾肿瘤穿刺活检术"，术中穿刺2针，术后病理为："左肾穿刺活检1、2"肾细胞癌。肿瘤细胞：CK7（－），CK8（＋），Vim（＋），Ki-67（10%），CAIX（＋），TFE3（－），SDHB（＋），CD117（－）。可符合为透明细胞癌。

　　2020年5月10日开始口服阿昔替尼靶向治疗，剂量为：5mg，2次/日，口服。服用阿昔替尼治疗2个月，期间药物不良反应为轻度口腔溃疡，经药物对症处理后缓解，高血压定期常规服药比较平稳。双下肢水肿消退，腹水明显改善，胃纳和精神状态也有明显改善。能从事简单家务劳动。

　　2020年7月21日我院复查，行双肾MRA示（病例26图3）：左肾肿瘤伴癌栓形成，向上达右心房，较前（2020年4月21日）左肾病灶稍有减小，左肾静脉及下腔静脉内癌栓宽径及右心房内癌栓范围有减小且较前血供减少。且患者腹水及下肢肿胀较用药前明显缓解。血红蛋白97g/L，用药期间肌酐维持90～100μmol/L，肝功能可，无明显变化。

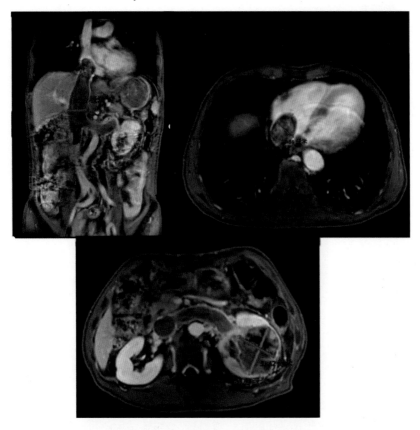

病例26图3　术前MRI（2022年7月）

左肾病灶稍有减小，左肾静脉及下腔静脉内癌栓宽径及右心房内癌栓范围有减小。

2021年8月7日患者停阿昔替尼2周入院评估，预接受手术治疗。

术前辅助检查：

心脏彩超：①下腔静脉及右房占位；②室间隔基底段增厚。LVEF 74%；下腔静脉内可见癌栓形成，长度约9cm，延伸至右房，大小约4.5cm×4.5cm。

肺功能：肺活量（VC）、最大通气量（MVV）减少，其余项目基本正常；残总比显著增高；弥散功能明显减退。

胸部CT、双下肢静脉B超、电脑多导联心电图等检查均未见明显异常。

术前：血红蛋白100g/L，肌酐104.0μmol/L，肝功能正常，B型钠尿肽23pg/ml。

在充分的术前准备（备血3 000ml、冷沉淀10U、血小板1U等）（病例26图4），并且与心外科、外科重症病房（SICU）、麻醉科等多学科会诊讨论具体手术环节后，于2020年8月12日我院开放经腹左肾癌根治＋深低温停循环辅助下腔静脉心房取栓。

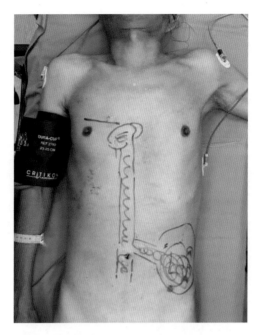

病例26图4　手术前体表标记

　　术中见肿瘤位于左肾下极，大小约9.5cm，伴下腔静脉至心房瘤栓，瘤栓大小13.5cm×9.5cm，部分瘤栓与腔静脉壁粘连，未见浸润；经腹切口，左侧做"人"字形切口。经腹后探查左肾的固定情况及肝脏、腹膜转移情况。决定进一步手术后，心外科医师建立体外循环，右侧第4肋间隙取7cm左右小切口，逐层进胸，牵开器牵开肋骨，显露心包，切开心包，全身肝素化后行右心房36号腔静脉引流管插管并过索带备用。腹股沟区游离股动脉，行股动脉20号插管，股动脉根部插停跳液灌注管。开始体外循环，经体外循环机将全身温度降温，当肛温降至28℃时出现心室颤动停跳。在继续降温同时游离患左肾静脉及肾门血管及周围组织，然后将右肾静脉及腔静脉肝下段充分游离。降温至肛温18℃时停止体外循环。

　　停循环后离断左肾静脉部切结扎左肾静脉，然后转至右侧打开肝下缘腔静脉表面取出腔静脉内瘤栓，术者示指长度均可顺利取出瘤栓。观察静脉壁及分支静脉没有瘤栓残留后用5-0血管缝线连续缝合腔静脉切口。由于瘤栓在心房内有粘连同时将右心房打开上下同时取尽癌栓，最后关闭腔心房壁（病例26图5）。

　　恢复体外循环并复温，复温时间一般需要1~2小时，在此时间段处理肾肿瘤剩余部分的游离并移去标本。大多数复温至32℃时能自行复跳，不能自行复跳者可电击除颤心脏复跳。复温至肛温36℃，循环稳定后停止体外循环，鱼精蛋白中和肝素。（心外科处理两个插管）停循环时间25分钟，体外循环时间210分钟，手术总时间260分钟。术中出血2 000ml。输注红细胞12U；血浆400ml，血小板1U，冷沉淀10U。

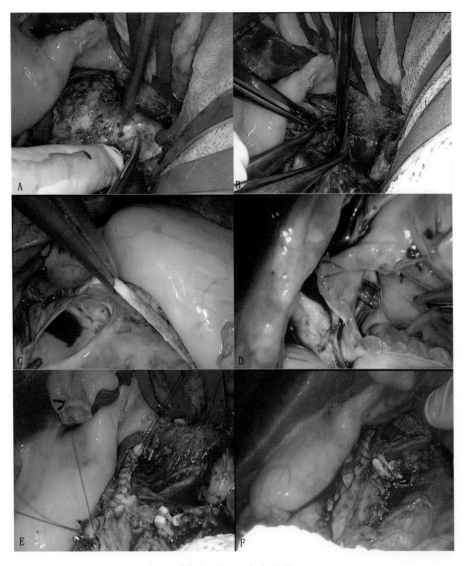

病例26图5　术中照片

A：暴露左肾静脉及下腔静脉；B：打开下腔静脉取栓；C：观察静脉壁及分支静脉无瘤栓残留；D：打开右心房取尽癌栓；E：连续缝合下腔静脉切口；F：术后创面。

术后转入SICU，1天后出ICU，胸腔引流管术后第5天拔除，腹腔引流管术后第8天拔除。术后第3天流质饮食。术后未出现肺部感染、下肢静脉血栓等并发症。患者术后第10天拆线出院。

术后病理示（病例26图6）："左肾"肾细胞癌Ⅱ～Ⅲ级，肿瘤大小（10.5cm×9cm×9cm），"脉管内癌栓"示癌组织，"腔静脉内血栓"坏死组织内见癌组织浸润或转移。输尿管截端，肾周脂肪，"肾周脂肪内淋巴结"（0/6），肾上腺，"腔静脉表面淋巴结"（0/2）均阴性。"左肾"透明细胞性肾细胞癌Ⅱ～Ⅲ级。

肿瘤细胞：CK8（＋），AMACR（＋），CA9（＋），SDHB（＋），FH（＋），TFE-3（灶+/−），VIM（＋），CD117（−），PD-1（−），PD-L1（−）。

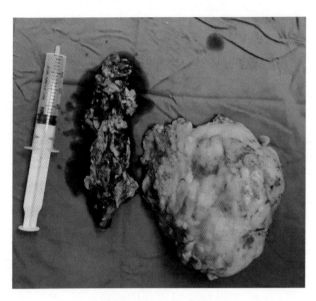

病例26图6　术后标本

随访：

2020年9月29日（术后第1个月）：复查血液指标、肾CT平扫未见异常。开始口服阿西替尼1粒2次/日，2周后出现不良反应（血小板降低，肌酐100μmol/L），使用升血小板胶囊治疗，继续阿西替尼当前剂量治疗。

2020年10月27日（术后第2个月）：因血小板降低（最低为64×10^9/L），肌酐112μmol/L，口服阿西替尼由1粒2次/日改为1粒1次/日，继续使用升血小板胶囊治疗；复查甲状腺功能正常。

2021年3月2日（术后第7个月）：血小板123×10^9/L，肌酐102μmol/L，复查肾CT、甲状腺功能、血液指标未见明显异常，停用阿西替尼辅助治疗。

2021年6月8日（术后第10个月）：肌酐101μmol/L、血常规、肝功能正常。复查肾MRI、骨扫描、肺CT未见复发转移。

二、病例分析

该例患者为中老年男性，因"双下肢水肿伴腹水半年"发现左肾占位伴有腔静脉癌栓，大多肾癌伴腔静脉癌栓患者早期不一定有明显的症状，但是随着腔静脉癌栓的增大和增粗逐渐完全堵塞腔静脉的回流会产生双下肢水肿和腹水的症状。对于肾癌伴腔静脉癌栓患者能否有手术治疗的机会，首先要评估患者是否存有远处转移，然后要评估患者全身状况是否适合做创伤较大的取栓手术。一旦有手术机会的患者就需要进一步评估腔静脉癌栓的高度，不同的癌栓高度需要有不同的手术处理策略。本例患者通过肾脏增强CT和全身PET/CT已经明确左肾癌的临床诊断并且排除存在有远处转移。MRI检查也明确了腔静脉的癌栓高度已经进入心房，所以通过以上检查可以比较明确诊断为左肾癌伴腔静脉心房癌栓（Mayo clinic Ⅳ）。

对于Ⅳ级癌栓目前大多需要心肺旁路下才能完成手术，并且手术创伤极大，对患者有非常高的体力状况要求，目前就诊的患者体力状况评估为ECOG 2分，较难耐受手术。因此我们需要积极的术前准备来纠正目前的状况，包括营养状况、腹腔积液、贫血、心肺功能，以达到手术的要求。另外还可以考虑是否通过术前治疗降低癌栓高度，将手术难度和创伤降低。新辅助靶向治疗是我们值得考虑的选择。通过术前肾肿瘤的穿刺活检证实为肾透明细胞癌，也适合进行靶向治疗的病理类型。由于患者全身状况差，所以我们选择不良反应较小的靶向药物，结合文献报告新辅助靶向药物的缩瘤情况，最终选择阿昔替尼为新辅助靶向治疗药物。通过2个月的靶向治疗，肿瘤和瘤栓均有缩小，评估反应为SD，但是癌栓的高度没有明显改变，仍为Ⅳ级癌栓。在治疗过程中药物不良反应轻度，由于瘤栓缩小，腹水和全身营养状况明显改善，2个月治疗后体力状况评估为ECOG 1分。

Ⅳ级癌栓手术方法常见是在体外循环（cardiopulmonary bypass，CPBP）或者结合深低温停循环（deep hypothermic circulatory arrest，DHCA）辅助下取瘤栓，常规的DHCA下取栓手术相对简单，但是手术时间较长，由于停循环对神经系统和其他脏器影响较大，所以较少中心选择此方法取栓。本中心根据以前的深低温停循环手术经验，采用改良深低温停循环方法。首先是手术操作流程的改良。以往的操作是在进腹后，解剖腔静脉与肾静脉，结扎切断肾动脉，游离肾脏，离断输尿管，仅保留肾静脉与腔静脉相连；然后建立CPBP及降温；在停循环期间完成取栓和肾脏切除，缝合腔静脉切口；最后恢复循环和复温。这样的操作流程有如下缺点：①此类患者肾静脉回流受阻，肾脏肿大、肾周脂肪组织内毛细血管怒张、肾周侧支循环丰富，游离结扎切断肾动脉和游离肾静脉、腔静脉及患肾耗时长，且渗血严重；②建立CPBP之前过多的游离搬动患肾，易造成瘤栓脱落；③完成游离肾脏后，在接下来建立CPBP、降温和复温的过程中，泌尿外科医生等待时间较长。改良手术流程是在明确肿瘤可切除后，仅简单显露肾静脉和下腔静脉，先行建立CPBP并降温；然后在DHCA情况下切开腔静脉完整取出瘤栓，缝合下腔静脉切口，同时游离结扎切断肾动脉。完成该步骤后，恢复循环和复温，在恢复循环和复温的同时行充分的肾脏游离和切除。这样的操作流程在停循环前减少对患肾的搬动，降低了瘤栓脱落的风险；延后游离肾脏，创面暴露时间缩短，同时也缩短了肝素化期间游离创面的渗血；原先由于肾静脉内瘤栓使肾动脉的暴露困难，改良后先离断肾静脉，为肾动脉的暴露和处理创造较大的操作空间，使手术难度明显降低。其次是手术切口的改良。传统的CPBP需要劈胸以便行主动脉及右心房插管，腹部多采用Chevron切口或胸腹联合正中切口，手术创伤大，术后疼痛明显。本中心结合肾癌手术的特点，联合心胸外科，不打开胸骨，仅于第4肋间取小切口进胸，打开心包后行右心房插管，于右腹股沟取小切口行股动脉插管，由此建立CPBP，同时由于不翻动肝脏，对于右肾癌手术腹部可取右侧肋缘下腹直肌旁切口，左肾癌仍取Chevron切口，此切口完全可以达到建立CPBP及降温的要求，亦不影响取栓手术的暴露和取栓的安全性，重要的是由于切口较小和不破坏骨骼完整性，极大减小了手术创伤，减轻了术后疼痛及切口对呼吸的影响，使术后恢复过程加快。本例患者选择改良的方法明显减少手术创伤，术后较快的康复出院。

对于进展期肾癌术后的辅助治疗是否影响预后仍存争议，但是对于此例患者运用新辅助治疗能有明显缩瘤作用，并且不良反应可控，因此我们选择术后进行与术前相同药物进行辅助治疗。由于术后病情稳定，并且术后的辅助治疗产生骨髓抑制血小板降低，故治疗半年后停药随访。

综上所述，该例患者在术前选择新辅助靶向治疗中达到改善患者全身状况和有效的缩瘤作用，为手术的进行创造了良好的条件。同时采用合适的手术方式深低温停循环辅助的开放肾肿瘤根治及取栓术技术，减少手术的创伤，增加手术的可控性和加速康复时间。结合术后靶向治疗，达到了令人满意的肿瘤控制效果。

三、疾病介绍

肾癌进一步发展容易向静脉内扩散，肿瘤侵犯至肾静脉的发生率为30%，累及到下腔静脉的发生率为4%～10%，而累及到右心房的发生率为0.4%～1%。肾癌患者形成瘤栓高于其他任何肿瘤。如果周围结构没有侵犯，并且无淋巴结转移，预后会显著改善。研究表明，根治性肾切除术伴癌栓切除术后的5年生存率在40%～68%。因此非转移性肾癌伴腔静脉癌栓患者尽量克服手术困难，纠正患者全身情况，创造手术机会。

对于肾癌合并下腔静脉癌栓的患者，若术前评估明确肿瘤局限于肾周筋膜内，排除淋巴结转移或远处转移，同时患者全身体力状况良好，可以耐受手术，限期行根治性肾切除术及下腔静脉癌栓取出术可获得较好的中长期肿瘤学效果。因此，对于肾癌合并腔静脉癌栓的患者，术前的检查需围绕肿瘤的分期情况展开：首先，需排除转移灶存在，胸肺CT检查排除肾癌肺转移，或同位素骨扫描排除骨转移。必要时可进行全身PET/CT检查排除不常见部位的转移，有远处转移的肾癌瘤栓不宜做根治性手术。其次，要了解与腔静脉癌栓相关的信息，包括癌栓的高度、近心端和远心端是否存有血栓、癌栓与腔静脉壁是否存有浸润。术前了解腔静脉瘤栓的范围是必要的，对成功的手术切除也是非常重要的。常用影像学检查方法可用来评估瘤栓，包括多普勒超声、CT、MRI、腔静脉造影和术中超声（IOUS）。术前通过影像学方法如CT、MRI、腔静脉造影、多普勒超声等确定瘤栓最近的范围，确定手术方案。MRI是一项既能了解瘤栓是否存在，又能够准确评价瘤栓头端在腔静脉延伸范围的首选诊断方法。MRI对发现腔静脉瘤栓的存在和累及程度的灵敏度非常高，并且可以进行冠状位重建比较直观显示癌栓的高度。多普勒超声特别是超声造影在腔静脉瘤栓的诊断中也有非常重要的作用，其不仅在瘤栓是否存在方面判断比较准确，更加重要在于其也能准确显示瘤栓高度与肝静脉的关系，为选择手术方式提供重要帮助。超声造影还可以提供瘤栓下方的腔静脉和下肢静脉内是否存有血栓及血栓的范围等重要信息，为手术的安全性提供帮助。术中超声对腔静脉取栓也有重要作用，其可以在腔静脉表面定位瘤栓的高度和测量腔静脉的直径进一步准确定位瘤栓，术中超声在取栓过程中也可以提供帮助，能定位取栓过程中置入腔静脉近心端的导尿管气囊位置，降低取栓过程中瘤栓的脱落和漂移。

目前腔静脉癌栓的分级主要采用Mayo分级，美国梅奥医学中心（Mayo Clinic）的五级分类法，即根据瘤栓近心端位置与不同静脉内的距离分类。

0级：瘤栓局限在肾静脉内。

1级：瘤栓侵入下腔静脉内，瘤栓顶端距肾静脉开口处2cm。

2级：瘤栓侵入肝静脉水平以下的下腔静脉，瘤栓顶端距肾静脉开口处＞2cm。

3级：瘤栓生长达肝内下腔静脉水平，膈肌以下。

4级：瘤栓侵入膈肌以上的下腔静脉内。

对于肾肿瘤伴腔静脉瘤栓的患者，根治性肾肿瘤切除及取栓术是金标准手术方式。具体手术方式及手术入路应根据原发灶情况、癌栓在肾静脉或腔静脉内位置高度、是否与静脉壁累及等癌栓相关信息制订相应的手术方案。

对于瘤栓局限于肾静脉内（Mayo 0级）的肾癌，手术方式总体与根治性肾切除术类似，但值得注意的是，在离断肾静脉前，需通过术中超声等手段反复确认瘤栓近心端位置，以避免在瘤栓中段离断，导致近心端脱落引起肺栓塞等相关并发症。Mayo Ⅰ级与Ⅱ级瘤栓，多采用开放手术的方式，经腹行Cheveron切口或腹部正中切口，然而手术创面较大往往易导致术后伤口晚期愈合、感染、延长术后住院时间等。近来腹腔镜手术已在肾肿瘤的外科治疗中广泛应用，相比国外学者报道较多的经腹腔腹腔镜手术，经后腹腔镜手术具有解剖结构简单、便于早期控制肾动脉、手术时间短、术中出血少等优势。

对于Mayo Ⅰ～Ⅱ级瘤栓的处理，可通过开放或腹腔镜/机器人手术进行。传统开放手术，一般可采用上腹正中切口、肋缘下腹直肌旁切口等，沿结肠旁沟游离患侧结肠后，充分显露并游离肾门动静脉及下腔静脉表面，使用术中B超确认瘤栓近心端及远心端位置。阻断血管时，应使用血管阻断钳分别依次阻断下腔静脉远心端、对侧肾静脉起始段及下腔静脉近心端（对于部分位于肾静脉–下腔静脉开口处的瘤栓，可使用心耳钳或肾蒂钳直接阻断部分腔静脉）。阻断确切后使用剪刀或刀片沿下腔静脉长轴方向打开下腔静脉壁，向下完整拖出瘤栓，使用5-0 Prolene线连续缝合重建下腔静脉壁。按照下腔静脉近心端、左肾静脉、下腔静脉远心端的顺序依次松开阻断钳。对于部分原发灶体积较小且不伴有肾门淋巴结转移或瘤栓合并血栓的患者，可选择经后腹腔镜下完成手术，具有早期控制肾动脉、精细解剖腰静脉等优势。

肾癌肝后与肝上瘤栓处理的难度增加，在心胸外科医师的帮助下，采取深低温停循环方法，使手术简单安全。笔者单位采取改良的深低温停循环下取栓术，减少胸骨劈开带来的创伤和并发症。深低温停循环方法的方法将体温降至18℃，可以有30分钟的时间切开腔静脉取瘤栓。此外，停循环后体内95%的血液流入循环泵中，手术是在无血状况进行，手术视野清晰，可以将瘤栓取净。

经腹切口，左侧做"人"字形切口，右侧做右肋缘下腹直肌旁切口。经腹后探查患肾的固定情况及肝脏转移情况。向腹内侧推开结肠后显露肾静脉与腔静脉表面，探查淋巴结转移情况，有高度怀疑的可行活检明确，术中B超探及瘤栓最远端的位置。决定进一步手术后，请胸外科医师建立体外循环。降温至肛温18℃时停止体外循环。

肾静脉与腔静脉交接处切开肾静脉的前壁，剪刀环形剪开肾静脉的后壁，向上延长，剪开部分下腔静脉壁。沿腔静脉管壁插入16号尿管至右心房，术中B超监控导尿管的气囊在瘤栓的上方，充盈气囊，防止瘤栓上漂，向下拖出瘤栓，大多瘤栓不能用导尿管顺利拖出，可以先固定导尿管气囊用术者示指将瘤栓挖除，切开腔静脉至肝下缘术者示指长度均可顺利取出瘤栓。观察静脉壁及分支静脉没有瘤栓残留后用5-0血管缝线连续缝合腔静脉切口。在停循环时间段离断肾动脉和尽可能多的大血管旁易出血、难游离组织。

该方法只适合瘤栓在心房以下的腔静脉内，如果瘤栓长入心房，只需延长胸第四肋间切口，待停循环后切开心房，上下一起取净瘤栓。

四、专家点评

本例患者诊断为肾癌合并下腔静脉及心房癌栓（Mayo Clinic Ⅳ级，$T_{3c}N_0M_0$），考虑到患者初诊时一般情况较差，而针对该类疾病的手术方式创伤较大，患者无法耐受手术，故给予患者行肾穿刺活检，病理提示：肾透明细胞癌。充分告知后行4个疗程免疫联合靶向新辅助治疗。新辅助治疗完成后再次评估患者，病灶较前稍有缩小（SD），并且患者一般情况较前有明显好转，全身评估可耐受手术。完善术前准备后，患者接受了开放根治性肾切除术联合深低温停循环辅助下腔静脉取栓术，手术顺利，目前患者规律随访，暂无复发或转移。

新辅助治疗是目前肾癌合并腔静脉癌栓综合治疗的新热点。如何使肾癌及癌栓降期降级，从而可以选择创伤更小的手术方式；如何延长患者的无疾病进展生存时间和总体生存时间，都是目前新辅助治疗需要解决的问题。纵观目前新辅助治疗相关研究，缺乏有力的循证医学证据支持肾癌合并腔静脉癌栓患者可以从新辅助治疗中获益，但是仍有部分研究让我们看到了这一治疗的未来可行性。ASCO GU 2021大会上，NAXIVA研究的结果报道给肾癌合并下腔静脉癌栓降期和缩小手术范围的可行性提供了前瞻性的数据。NAXIVA是一项在进展期ccRCC患者接受肾切除术和瘤栓取出术术前阿昔替尼新辅助治疗的单臂、单药、多中心、Ⅱ期可行性研究。研究结果提示，在新辅助靶向治疗后，有35.29%的患者改变为创伤更小的手术方式，下腔静脉癌栓中位缩小百分比为21.49%。

2022年2月，在ASCO GU上以壁报的形式汇报了新辅助Nibolumab治疗高危非转移性RCC患者的初步结果，术前新辅助Nivolumab未增加不良事件发生率且不造成手术延迟，证实了新辅助免疫治疗的安全性和可行性。同时，该研究中部分患者（5/21例）接受Ipilimumab＋Nivolumab联合新辅助治疗，达到病理完全缓解，提示了新辅助免疫治疗的广阔前景。此外，也有相关个案报道，介绍了新辅助免疫治疗后疾病完全缓解的肾癌合并下腔静脉癌栓病例。综上所述，新辅助治疗肾癌合并腔静脉癌栓未来可期。

（病例提供者：陈勇辉　迟辰斐　上海交通大学医学院附属仁济医院）

（点评专家：王志华　华中科技大学同济医学院附属同济医院）

参考文献

[1]Whitson JM，Reese AC，Meng MV.Population based analysis of survival in patients with renal cell carcinoma and venous tumor thrombus[J].Urol Oncol，2013，31（2）：259-263.

[2]Dominik J，Moravek P，Zacek P，et al.Long-term survival after radical surgery for renal cell carcinoma with tumour thrombus extension into the right atrium[J].BJU Int，2013，111（3 Pt B）：E59-64.

[3]Parekh DJ，Cookson MS，Chapman W，et al.Renal cell carcinoma with renal vein and inferior vena caval involvement：clinicopathological features，surgical techniques and

outcomes[J].J Urol，2005，173（6）：1897–1902.

[4]Neves RJ，Zincke H.Surgical treatment of renal cancer with vena cava extension[J].Br J Urol，1987，59（5）：390–395.

[5]Xu B，Zhao Q，Jin J，et al.Laparoscopic versus open surgery for renal masses with infrahepatic tumor thrombus：the largest series of retroperitoneal experience from China[J].J Endourol，2014，28（2）：201–207.

[6]Ebbing J，Wiebach T，Kempkensteffen C，et al.Evaluation of perioperative complications in open and laparoscopic surgery for renal cell cancer with tumor thrombus involvement using the Clavien–Dindo classification[J].Eur J Surg Oncol，2015，41（7）：941–952.

[7]Rose KM，Navaratnam AK，Faraj KS，et al.Comparison of open and robot assisted radical nephrectomy with level Ⅰ and Ⅱ inferior vena cava tumor thrombus：the mayo clinic experience[J].Urology，2020，136：152–157.

[8]周嘉乐，吴小荣，陈伟，等.完全后腹腔镜手术治疗右侧肾癌合并Mayo分级Ⅰ～Ⅱ级下腔静脉瘤栓可行性探讨（附11例报告）[J].现代泌尿生殖肿瘤杂志，2020，12（03）：133–138.

[9]Chen YH，Wu XR，Hu ZL，et al.Treatment of renal cell carcinoma with a level Ⅲ or level Ⅳ inferior vena cava thrombus using cardiopulmonary bypass and deep hypothermic circulatory arrest[J].World J Surg Oncol，2015，13：159.

[10]陈勇辉，薛蔚，孔文，等.改良深低温停循环下根治性肾切除术加下腔静脉瘤栓取出术的临床分析[J].中华泌尿外科杂志，2014，35（09）：650–654.

[11]Labbate C，Hatogai K，Werntz R，et al.Complete response of renal cell carcinoma vena cava tumor thrombus to neoadjuvant immunotherapy[J].J Immunother Cancer，2019，7（1）：66.

病例27 右肾癌伴双侧肾上腺转移的综合治疗

一、病历摘要

（一）基本信息

患者女性，54岁，主因"右侧腰部胀痛1周余"入院。

患者于2022年10月无明显诱因出现右侧腰部胀痛，不伴尿频、尿急、尿痛及肉眼血尿。至当地医院就诊，外院CT等检查提示：右侧肾上腺及肾上极、左侧肾上腺区占位性病变，恶性肿瘤可能，左肾多发囊肿，肝囊肿。未予以特殊治疗后转至我院。门诊以"右侧肾肿瘤伴双侧肾上腺占位"收入我科进一步治疗。

回顾系统病史，因子宫腺肌症行腹腔镜下子宫切除术，否认其他特殊病史，否认吸烟、饮酒个人史，否认肿瘤家族史和手术史。能自由走动及生活自理。

（二）临床诊断

1. 右肾透明细胞癌伴双侧肾上腺转移（$T_4N_1M_1$）及腹膜后淋巴结转移

2. 左肾囊肿高血压2级（中危）

3. 肝囊肿

4. 双肺结节

（三）诊疗经过

2020年10月双肾平扫＋增强示右肾上级肿瘤及双侧肾上腺肿瘤，腹膜后淋巴结肿大（病例27图1）。

2020年10月27日我院PET/CT示：①右肾恶性肿瘤伴双侧肾上腺，淋巴结转移；②右肺上叶尖段结节，代谢稍增高，考虑炎性肉芽肿性病变可能；双肺及叶间裂数枚小结节，代谢不高，考虑为炎性增生灶。考虑到患者为晚期转移性肾癌，但一般状况尚可，无明显合并症及手术禁忌证，结合各大指南及全院大讨论后建议先行全身综合治疗后再看后期是否有手术机会。遂于2020年10月29日于我院行"右肾肿瘤穿刺活检"，术中穿刺3针，术后病理为：穿刺标本（右肾肿物）透明细胞肾细胞癌，ISUP1级。免疫组化结果：CD10（＋），PAX-8（＋），vimentin（＋）。

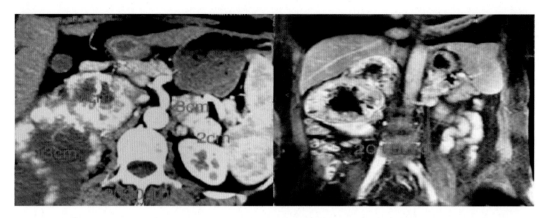

病例27图1　穿刺前CT（2020年10月）示右肾上级肿瘤及双侧肾上腺肿瘤，腹膜后淋巴结肿大

2020年11月3日开始口服阿昔替尼靶向治疗，剂量为：5mg，2次/日，口服，2020年11月5日开始行免疫治疗（因患者经济条件原因，要求选择国产免疫药物，替雷利珠单抗200mg，21天一次）。服用阿昔替尼治疗2个月及免疫治疗3个周期，期间药物不良反应为轻度双脚底溃疡及高血压，经药物对症处理。缓解，自诉右侧腰痛较前好转。2021年1月5日我院复查，行双肾CT增强示（病例27图2）：右肾肿瘤/双侧肾上腺区肿瘤较前明显缩小；左肾多发囊肿；肝囊肿。胸部CT提示：右肺上叶钙化灶，右肺中叶微小结节（较前相仿）。综合治疗4个月后2021年3月5日我院再次复查双肾CT增强示（病例27图3）：右肾肿瘤较前缩小，双侧肾上腺占位变化不明显。患者综合治疗期间主要不良反应有：高血压160/100mmHg，手足口溃疡（病例27图4），常规保湿处理，期间阿昔替尼减量至2.5mg 2次/日后血压130/80mmHg，手足口溃疡较前好转。

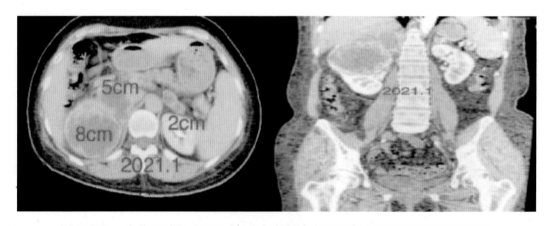

病例27图2　术前CT增强（2021年1月）右肾肿瘤/双侧肾上腺区肿瘤较前明显缩小

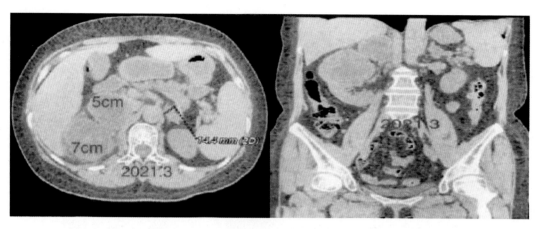

病例27图3　术前CT增强（2021年3月）右肾肿瘤较前缩小，双侧肾上腺占位变化不明显

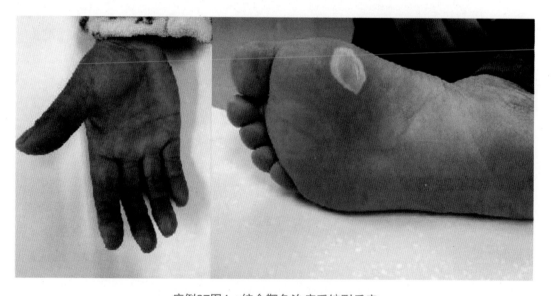

病例27图4　综合靶免治疗系统副反应

2021年4月6日患者停阿昔替尼2周入院评估，预接受手术治疗。

术前辅助检查未见明显手术禁忌证，反复与患者及家属讨论后于2021年4月11日我院腹腔镜右肾切除＋右侧肾上腺转移瘤切除。术中切除标本见病例27图5。

术中见肿瘤位于右肾上极，大小约10cm，右侧肾上腺肿瘤大小约7cm。常规后腹腔建立空间后清除腹膜外脂肪后打开肾周筋膜后，游离肾脏及周围组织粘连，肾蒂处离断肾动脉、肾静脉，肾下级离断输尿管，完整切除右肾及肾上腺，术中周围组织界限尚清除，手术总时间110分钟，术中出血约200ml。术后第2天进流质饮食并下床活动，第3天拔除引流管及尿管，手术后第5天出院，术后第9天院外拆线。

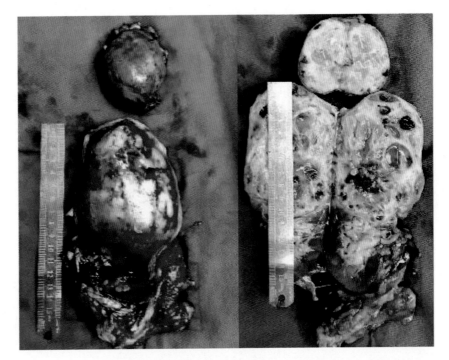

病例27图5　2021年4月术中标本切开图片

术后病理示：（右肾）透明细胞癌，ISUP 2级，肿瘤大小9.5cm×6.5cm×5cm，伴大量坏死，侵犯被膜，未见明确脉管内癌栓及神经侵犯；右侧肾上腺可见透明细胞癌累及，伴大量坏死，肿瘤大小6.5cm×4.5cm×4cm肾门处血管未见癌，肾周脂肪及输尿管断端组织未见癌，免疫组化结果显示：D10（+），CK7（-），Melan-A（-），PAX-8（+），PCK（+），Ki-67（+，约20%）。

患者术后继续辅助免疫治疗（替雷利珠单抗200mg，21天一次），2021年5月入院复查肝肾功能、电解质，肾上腺功能，甲状腺功能均未见明显异常，MRI提示左侧肾上腺多发肿瘤，结合病史，考虑转移瘤（病例27图6）。继续用药物3个月后于2021年7月再次入院评估，预接受手术治疗。相关辅助检查无特殊后于2021年7月13日在全身麻醉下行腹腔镜下左侧肾上腺肿瘤切除，术中过程顺利（病例27图7），术后第2天进流质饮食并下床活动，第4天拔除肾床引流管及尿管后出院。术后病检回报：（左侧肾上腺肿物）结合免疫组化及病史，符合肾透明细胞癌（ISUP分级：2级）转移。免疫组化结果显示：CD10（+），PAX-8（+），VIM（+），PCK（+），Ki-67（约10%）。出院后口服氢化可的松片并继续给予辅助免疫治疗（半年）。

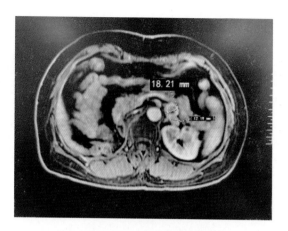

病例27图6　2021年5月术前MRI

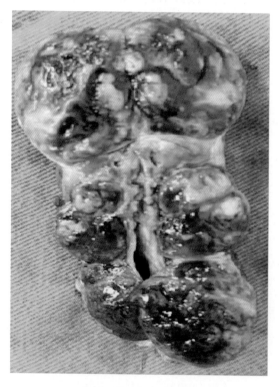

病例27图7　术中图片

随访：

2021年11月（术后第3个月）：复查血液指标、肾CT平扫未见异常（病例27图8）。继续免疫治疗＋激素替代治疗。

2022年5月（术后第9个月）：复查肝肾功能、电解质，血皮质醇，甲状腺功能未见明显异常，患者体型明显变胖，停用免疫治疗。

2022年11月（术后第15个月）：患者复查血钾偏高，其余肝肾功能、电解质，血皮质醇正常，予以降钾对症处理。

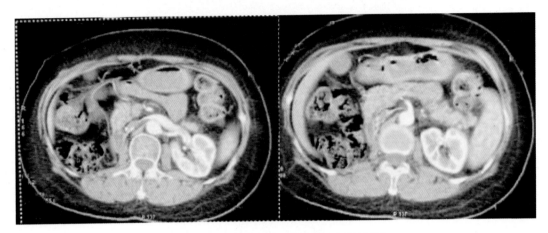

病例27图8　2021年11月术后3个月后CT

二、病例分析

该例患者为中年女性，因"右侧腰痛1周"发现右侧肾上腺及肾上极、左侧肾上腺区占位性病变。行PET/CT检查及穿刺活检最终确诊为右肾透明细胞癌伴双侧肾上腺转移及腹膜后淋巴结转移，属于晚期转移性肾癌，此类患者预后极差，5年生存率通常约为20%。对于这类患者，目前无论是EAU指南、NCCN指南以及CUA的指南都是推荐一线行靶向＋免疫的治疗（患者可耐受的情况下），对于转移灶的治疗可以给予立体定位放疗或者局部手术切除。那么对于该例患者，能否进行减瘤性右肾切除＋右肾上腺切除的关键在于是否存在生存获益。

根据最新的CARMENA研究结果显示，对于MSKCC评分为中危或高危的患者行即刻的减瘤性肾切除无明显获益。然而对于该研究B组中有40例患者进行了后续减瘤性肾切除术，显示中位OS达到了48.5个月，表明延迟的减瘤性肾切除获益明显。结合患者的MSKCC评分为低危［相关评价指标有：高LDH（超过1.5倍正常值）、高钙血症、贫血、诊断到全身治疗时间＜1年、KPS＜80分］，且没有其他远处实体脏器的转移，因此我们采用的治疗是一线靶向免疫联合治疗，后期根据复查结果再决定具体时机。

在最初进行的靶向免疫（阿昔替尼，剂量为：5mg，2次/日，口服；替雷利珠单抗200mg，21天一次）联合治疗中，我们碰到了因系统治疗副反应（高血压及手足口溃疡）的问题进行了减量及对症处理。进行了新辅助靶向免疫联合治疗5个月后我们复查CT提示右肾原发肿瘤及双侧肾上腺转移瘤明显较前减小，评估反应为SD，且患者目前一般状况及体能评分良好，能够耐受手术。

2022年4月11日我们在腹腔镜下行右肾切除及右侧肾上腺切除。手术过程顺利，术中肿瘤界限及包膜清楚，与周围组织粘连不明显，术后患者顺利通气、拔管及恢复出院。此外，在2022年7月份再次入院行腹腔镜下左侧肾上腺切除术，围术期无明显并发症发生，顺利出院。随后的随访结果未见肿瘤局部复发迹象，考虑患者双侧肾上腺切除，因此给予氢化可的松片行激素替代治疗。对于该患者术后的辅助治疗我们给予免疫治疗6个月后停药并密切随访，直至最后一次复查，局部及全身检查均未发生肿瘤复发迹象。

综上所述，该例患者在综合评估一般状况及手术耐受度的情况下，术前行靶向免疫治疗肿瘤反应明显，达到有效的缩瘤及控瘤效果，为手术的进行创造前提。此外，分次的双侧腹腔镜手术减少手术的创伤及患者手术时间，术后患者恢复迅速，没有围术期不良并发症发生。术后的继续辅助用药进一步巩固疗效，截至目前患者复查结果均未见肿瘤复发迹象，治疗效果极为满意。

三、疾病介绍

肾癌是最常见的三大泌尿系肿瘤之一，根据全球癌症统计数据显示，2020年全球新发肾癌43.1万例（2.2%），死亡17.9万例（1.8%），而我国2018年最新公布的全国肿瘤登记数据显示，2014年我国肾癌发病率为4.99/10万，死亡率为1.87/10万，其中男性肾癌发病率为6.09/10万，女性肾癌发病率为3.84/10万，同时我国的肾癌发病率逐年升高。肾癌患者往往早期无症状，待有症状再就诊时可能已经进展为晚期。对于无法手术的晚期肾癌患者，目前临床上多采用综合治疗。肾癌对化疗和放疗均不敏感，从细胞因子治疗时代到分子靶向治疗时代，再到免疫治疗时代，转移性晚期肾癌患者获得更长的生存期，但5年生存率仍较低。

目前国内外各大指南对于晚期转移性肾癌患者首选治疗方式均为靶向免疫联合治疗，最新的KEYNOTE-426研究结果显示，阿西替尼联合帕博丽珠单抗组中位的OS是45.7个月，客观缓解率达到了60.4%，相比舒尼替尼提高PFS、OS和ORR。

减瘤性肾切除术及转移灶的手术价值及时机一直存在一定争议。首先术前我们应充分评估患者肿瘤分期分级以及转移灶情况，常规应做肺部CT、颅脑CT以及同位素骨扫描，必要时可行全身PET/CT检查，明确转移位置及数量。其次要对患者进行分层，目前主要采用MSKCC和IMDC两种分层方法，其中MSKCC预后评分（5个因素）：高LDH（超过1.5倍正常值）、高钙血症、贫血、诊断到全身治疗时间<1年、KPS<80分。IMDC预后评分（6个因素）：高钙血症、贫血、诊断到全身治疗时间<1年、KPS<80分、中性粒细胞绝对值和血小板绝对值超过正常值上限。不同的预后危险分层评估是决定减瘤性

肾切除术及转移灶的手术价值及时机的前提。

最新的CARMENA研究A组结果显示即刻的减瘤性肾切除术联合舒尼替尼的治疗无生存获益，而进行预后危险分层后，不建议对中危或高危的患者行即刻减瘤性肾切除。B组结果提示对于延迟的减瘤性肾切除（40例）患者的OS获益明显（中位OS为48.5个月，而舒尼替尼组为15.7个月）。因此目前EAU指南对于MSKCC高危患者不推荐减瘤性肾切除（强推荐），MSKCC中危患者可以考虑靶向治疗＋延迟CN（弱推荐），而对于MSKCC低危患者可以考虑即刻CN减瘤性肾切除（弱推荐）。我国的指南认为减瘤性肾切除较适用于一般状态好（ECOG<2，无或轻微相关症状，转移负荷低）、手术能显著降低肿瘤负荷的转移性肾细胞癌（可选择），而MSKCC中高危不建议舒尼替尼治疗前采用减瘤性肾切除。

综上所述，对于转移性晚期肾癌患者来说，首选的治疗方式靶免治疗，能够为患者提供更长的生存期及肿瘤学获益，而减瘤性的手术或转移灶的局部切除术是否具有手术价值以及手术时机的选择需手术医生术前进行充分评估。

四、专家点评

本例患者诊断为右肾肿瘤伴双侧肾上腺转移及腹膜后淋巴结转移（$T_4N_1M_1$），结合患者全身情况以及仅有一处远处转移，给予患者行肾穿刺活检确诊肾透明细胞癌后行一线靶向免疫联合治疗（阿昔替尼，剂量为：5mg，2次/日，口服；替雷利珠单抗200mg，21天一次）。用药期间定期复查患者肿瘤反应情况，根据5个月综合治疗后的复发提示肿瘤应答明显，病灶较前明显缩小，并且患者用药期间无明显严重不良反应导致停药，全身评估可耐受手术。完善术前准备后，患者于2021年4月首先接受了腹腔镜下右肾肾上腺切除术，3个月后接受了腹腔镜下左侧肾上腺转移瘤切除术。截至目前复查情况，患者未见明显肿瘤复发迹象，肝肾功能结果正常，一般状况及体能评分良好，总体达到了很好的治疗效果。

减瘤性肾切除术在转移性肾癌患者中的应用价值目前仍存在一定争议。KEYNOTE-426研究结果显示，阿西替尼联合帕博丽珠单抗组中位的OS是45.7个月，远超靶向治疗时代，这样的结果似乎预示着减瘤性肾切除术在转移性肾癌中的作用有限。然而最新的CARMENA研究B组结果提示对于延迟的减瘤性肾切除（40例）患者的OS获益明显（中位OS为48.5个月，而舒尼替尼组为15.7个月），这一欣喜结果给减瘤性肾切除术的价值带来了新的曙光。

然而一味地对所有患者实行延迟的减瘤性肾切除术显然是不可取的，尤其是对于MSKCC高危分层患者，减瘤性肾切除术无法带来生存获益。因此晚期转移性肾癌的治疗应以一线靶向免疫联合治疗为主线，在合适的患者和适当的时机给予减瘤性肾切除和局部转移灶的切除可能为患者带来新的获益，但仍然需要更多高级别循证医学证据的支持。

（病例提供者：蒋　焜　武汉大学人民医院）

（点评专家：余伟民　武汉大学人民医院）

参考文献

[1]Aitchison M.Sunitinib alone or after nephrectomy in metastatic renal-cell carcinoma[J].New England Journal of Medicine，2018，379：417-427.DOI：10.1056/nejmoa1803675.

[2]Sung H，Ferlay J，Siegel RL，et al.Global Cancer Statistics 2020：GLOBOCAN Estimates of Incidence and Mortality Worldwide for 36 Cancers in 185 Countries[J].CA：a cancer journal for clinicians，2021，71（3）：209-249.DOI：10.3322/caac.21660.

[3]Powles T，Plimack ER，Souli è res D，et al.Pembrolizumab plus axitinib versus sunitinib monotherapy as first-line treatment of advanced renal cell carcinoma（KEYNOTE-426）：extended follow-up from a randomised，open-label，phase 3 trial[J].The Lancet.Oncology，2020，21（12）：1563-1573.DOI：10.1016/S1470-2045（20）30436-8.

病例28 右侧输尿管癌根治＋髂内动脉替代髂外动脉术

一、病历摘要

（一）基本信息

患者女性，72岁，主因"右下腹部间断疼痛"于当地医院就诊。

CT示：右肾及上段输尿管积水，右侧输尿管下段髂血管旁肿块，考虑输尿管癌并周围组织转移。后进一步行输尿管镜检＋活检，术中放置右侧输尿管支架管，术后腹痛症状减轻，病理结果示：考虑尿路上皮癌。

回顾系统病史，发现"肾功能不全"10年余，未治疗，无高血压、心脏疾病病史，无糖尿病、脑血管疾病病史，无肝炎、结核、疟疾病史，预防接种史随社会。20年前因"子宫肌瘤"行"子宫切除术"，20年前因车祸致骨盆骨折、肋骨多发骨折，10年前背部肿物切除术，4年前因"腹壁疝、肠梗阻"行腹腔镜下小肠部分切除及大网膜部分切除、腹外斜肌减张、腹壁巨大疝修补术。

（二）临床诊断

右侧输尿管尿路上皮癌，伴盆腔淋巴结转移

（三）诊疗经过

患者2022年10月14日CT提示：①右肾萎缩，右侧输尿管支架管植入术后改变；②右侧髂血管旁肿物，考虑输尿管癌可能性大；③右侧髂血管旁淋巴结肿大，考虑转移（病例28图1）。

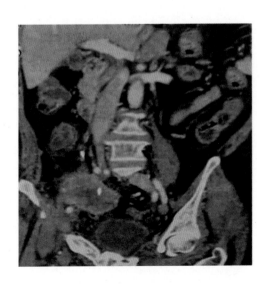

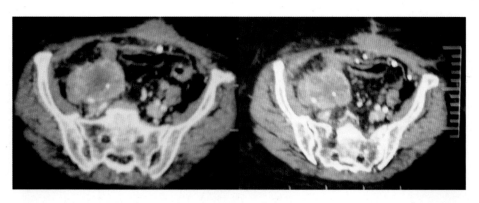

病例28图1　患者术前CT检查提示：右侧髂血管旁肿物，考虑输尿管肿瘤，伴淋巴结转移

做好充分的术前准备（备红细胞4U，冰冻血浆400ml，冷沉淀4U），我院于2022年10月19日行右侧输尿管癌根治＋髂内动脉替代髂外动脉术。患者取平卧位，下方垫高，取右侧经腹直肌切口，逐层切开皮肤及皮下各层进入腹腔，可见腹腔内肠管粘连明显，予以松解。沿Todlt线分离，先将结肠推向对侧，然后将十二指肠游离开，显露下腔静脉。在肾下极打开肾周筋膜，沿腰大肌前方向上游离，首先分离出肾动脉，近端上2个hem-o-lok夹后离断，再分离出肾静脉，近端上2个hem-o-lok夹、远端上1个hem-o-lok夹后离断。然后分离肾脏上方和背外侧，保留右侧肾上腺。提起肾脏，沿输尿管往下游离，于髂血管旁可见肿物，与髂外动脉粘连紧密，难以分离开，考虑肿物侵犯髂外动脉可能。若切除受侵犯的髂外动脉，将影响右下肢血供，故在肿物上方游离出右侧髂总动脉、髂外动脉、髂内动脉；在肿物远端游离出髂外动脉、髂外静脉，截取6cm髂内动脉备用（病例28图2）。然后将盆腔肿物上方和下方的右侧髂外动脉用血管器械阻断（病例28图3），剪刀离断髂外动脉（病例28图4）。抬起盆腔肿物，沿其与周围界限分离，将盆腔肿物及侵犯的髂外动脉及腰肌完整切除。

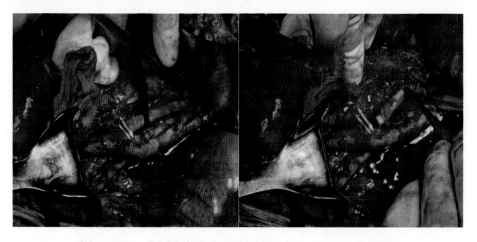

病例28图2　右侧髂内动脉近端和远端上hem-o-lok夹后切断

243

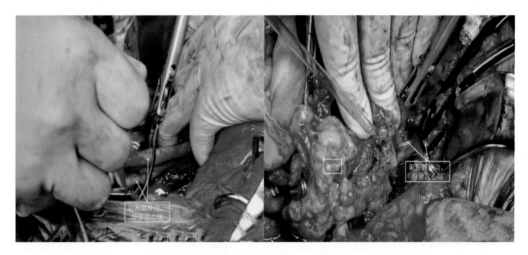

病例28图3　采用哈巴狗器械阻断右侧髂外动脉

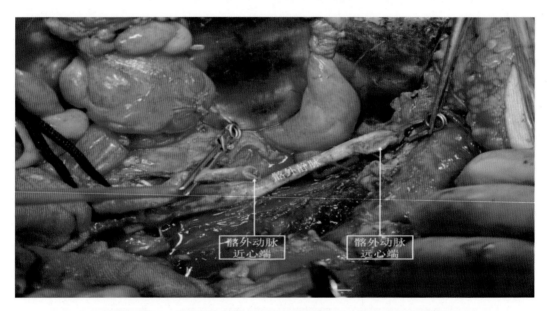

病例28图4　盆腔肿物切除之后的右侧髂外动脉近心端和远心端

　　将截取的髂内动脉两端分别与髂外动脉吻合，采用5-0滑线间断缝合，用肝素水冲洗髂外动脉预防血栓形成（病例28图5）。解除血管阻断，可见髂外动脉无明显出血（病例28图6）。仔细检查创面，予以彻底止血。术程顺利，术中患者失血量约500ml，生命体征平稳，安返回病房。

　　患者术后病理提示：①（右肾及输尿管）低级别乳头状尿路上皮癌，局灶浸润黏膜下结缔组织；②（盆腔肿物癌），符合尿路上皮癌伴广泛鳞化。免疫组化结果：（A2）CK7（+），CK20（部分+）；（B1）AE1/AE3（部分+），CK7（少数+），P63（+），CK5/6（部分+），P40（+），P16（+），SMARCA（+），INI-1（+），Ki-67

（70%+）。

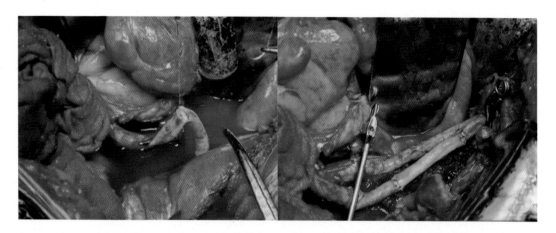

病例28图5　采用5-0滑线将截取的髂内动脉两端分别与髂外动脉吻合

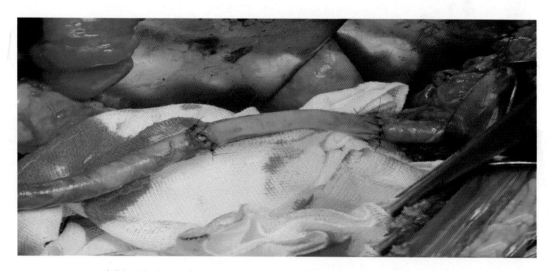

病例28图6　吻合完成的髂外动脉（解除哈巴狗器械阻断无出血）

二、病例分析

患者老年女性，CT提示：右肾及上段输尿管积水，右侧输尿管下段髂血管旁肿块，考虑输尿管癌并周围组织转移。按照输尿管癌诊断治疗原则，需行右侧输尿管癌根治术。考虑到输尿管癌侵犯周围组织，所以我们选择了开放手术。术中见输尿管癌与周围粘连明显，尤其是和髂外动脉分离困难。如果切除受侵犯的髂外动脉，将影响下肢血供。面对这种情况，可以考虑用人工血管替代。但是人工血管费用较高，术后需要长期口服抗凝药物，因此我们考虑采用髂内动脉替代髂外动脉。在切除输尿管肿物后，我们将截取的髂内动脉与髂外动脉进行吻合，取得了良好的效果，为以后此种情况提供了参考。

三、疾病介绍

上尿路尿路上皮癌（UTUC）占所有尿路上皮恶性肿瘤的5%～10%，男性的发病率是女性的3倍。超过50%的UTUC在诊断时为肌层浸润性或局部晚期，许多患者最终死于该疾病。输尿管癌的病因尚不明确，但一些研究认为长期吸烟、工作接触某些化学物质、慢性尿路感染、尿液中的某些致癌物质等因素可能与其发生有关。

输尿管癌的临床表现主要包括以下几个方面：①血尿：是最常见的症状，尤其是出现无痛性血尿，需引起警惕；②腰痛：当癌肿堵塞输尿管引起尿液滞留时，患者可能会出现腰痛或腹痛；③尿路梗阻症状：如尿频、尿急、尿痛等，也可能出现在输尿管癌的早期。

诊断输尿管癌通常需要结合临床症状、体格检查、尿液检查、腹部超声、CT、MRI等影像学检查，并最终通过输尿管镜检查和组织病理学检查来确诊。

治疗方式通常根据输尿管癌的分期、大小、位置和患者的身体状况而定。以下是一些常见的治疗方式：①手术切除：对于早期诊断的输尿管癌，手术切除通常是首选的治疗方式。手术可以包括肾脏、输尿管和膀胱"袖套状"切除。根据肿瘤的位置和大小，可以采用机器人手术、腹腔镜手术或开放手术；②放疗：使用高能射线破坏癌细胞，可以用于术前辅助治疗、术后辅助治疗或作为单独治疗。放疗可以通过外部放射治疗或内部放射治疗（放射性种植物）进行；③化疗：使用药物通过静脉输液或口服。化疗可以用于术前辅助治疗、术后辅助治疗或作为单独治疗。常用的化疗药物包括顺铂、吉西他滨等；④免疫治疗：通过激活患者自身的免疫系统来攻击癌细胞。目前，免疫检查点抑制剂如替雷利珠单抗、特瑞普利单抗等已被用于一些输尿管癌的治疗。

四、专家点评

输尿管癌是泌尿系统常见的恶性肿瘤。输尿管癌来源于输尿管的尿路上皮，与肾盂癌合称上尿路尿路上皮癌，输尿管癌更倾向于累及老年人，尤其在50～80岁。其发病率的高峰年龄为60～65岁。由于输尿管癌发病比较隐蔽，其表现的症状往往和其他泌尿生殖系统感染结石等没有什么差别，所以往往被忽视。虽然有些患者会表现为典型的间断无痛肉眼血尿，但是仍然很多患者仅表现为腹痛等非特异性临床表现。

根治性肾输尿管切除术仍然是UTUC治疗的金标准，手术范围应包括肾、输尿管全长及膀胱"袖套状"切除。术中应注意完成输尿管膀胱壁内部分和输尿管口的切除，并尽量保证尿路的完整性。随着腹腔镜技术的广泛应用，目前多数研究结果显示开放手术与腹腔镜手术在肿瘤控制方面没有明显差异，因此大部分医院选择腹腔镜手术。关于采用经腹腔入路还是经腹膜后入路，对于肿瘤控制的效果亦无差异，主要还是依据医生的经验和习惯。随着机器人手术的普及，有些单位也开始开展机器人辅助腹腔镜输尿管癌根治术。

对于病情复杂的输尿管癌，尤其是合并周围组织侵犯，采用腹腔镜或机器人手术难以完成，开放手术仍然具有不可替代的作用。因此，我们术前会仔细评估患者的情况，有些患者可以采取腹腔镜手术，有些和髂血管粘连严重的患者，采用开放手术更为安全。一旦发现输尿管肿瘤侵犯髂血管，髂内动脉和髂内静脉可以离断，而髂外动脉必须保留。如果髂外动脉离断，影响下肢血供，可能导致下肢缺血坏死。如果术中遇到这种情况，可以请血管外科会诊，采用人工血管替代。近年来，我们遇到过许多例血管受侵犯的患者，在血管重建方面也积累了丰富的经验。考虑到人工血管费用及抗凝药的问题，本例患者我们这次创新性采用髂内动脉替代髂外动脉，在节省患者费用的同时，也避免了患者长期口服抗凝药物。

对于晚期输尿管癌患者，将肿瘤完整切除只是一方面，后续还需要进一步的化疗、免疫治疗等综合辅助治疗，这样可能减少肿瘤复发，延长患者生存时间。UTUC化疗优先推荐以铂类为基础的方案；对于晚期UTUC，目前的治疗与膀胱癌类似，以联合化疗为主。一线治疗方案为吉西他滨＋顺铂（GC）或氨甲喋呤＋长春碱＋阿霉素＋顺铂（MVAC），前者的耐受性更佳。肾功能不全患者可以考虑采用紫杉醇或吉西他滨的方案化疗。近年来PD-1/PD-L1通路的免疫治疗在尿路上皮肿瘤领域中取得了很大的突破，有望改善晚期尿路上皮癌患者的总生存率。

（病例提供者：张雪培　朱照伟　郑州大学第一附属医院）

（点评专家：张雪培　郑州大学第一附属医院）

参考文献

[1]Rouprêt M，Babjuk M，Burger M，et al.European Association of Urology Guidelines on Upper Urinary Tract Urothelial Carcinoma：2020 Update[J].Eur Urol，2021，79（1）：62-79.

[2]Liu Y，Cai C，Aquino A，et al.Management of large renal stones with super-mini percutaneous nephrolithotomy：an international multicentre comparative study[J].BJU Int，2020，126（1）：168-176.

[3]Dash A，Pettus JA，Herr HW，et al.A role for neoadjuvant gemcitabine plus cisplatin in

muscle-invasive urothelial carcinoma of the bladder: a retrospective experience[J].Cancer, 2008, 113（9）: 2471-2477.

[4]Margulis V, Shariat SF, Matin SF, et al.Outcomes of radical nephroureterectomy: a series from the Upper Tract Urothelial Carcinoma Collaboration[J].Cancer, 2009, 115（6）: 1224-1233.

[5]Moschini M, Zamboni S, Afferi L, et al.Comparing oncological outcomes of laparoscopic vs open radical nephroureterectomy for the treatment of upper tract urothelial carcinoma: A propensity score-matched analysis[J].Arab J Urol, 2020, 19（1）: 31-36.

[6]Pagliaro LC, Millikan RE, Tu SM, et al.Cisplatin, gemcitabine, and ifosfamide as weekly therapy: a feasibility and phase Ⅱ study of salvage treatment for advanced transitional-cell carcinoma[J].J Clin Oncol, 2002, 20（13）: 2965-2970.

[7]Seisen T, Granger B, Colin P, et al.A Systematic Review and Meta-analysis of Clinicopathologic Factors Linked to Intravesical Recurrence After Radical Nephroureterectomy to Treat Upper Tract Urothelial Carcinoma[J].Eur Urol, 2015, 67（6）: 1122-1133.